Tanja Baumgartner

VERWANDLUNGSKRÄFTE DER EURYTHMIE

Tanja Baumgartner

Verwandlungskräfte der Eurythmie

Die Evolutionsreihe im Alltag

FUTURUM

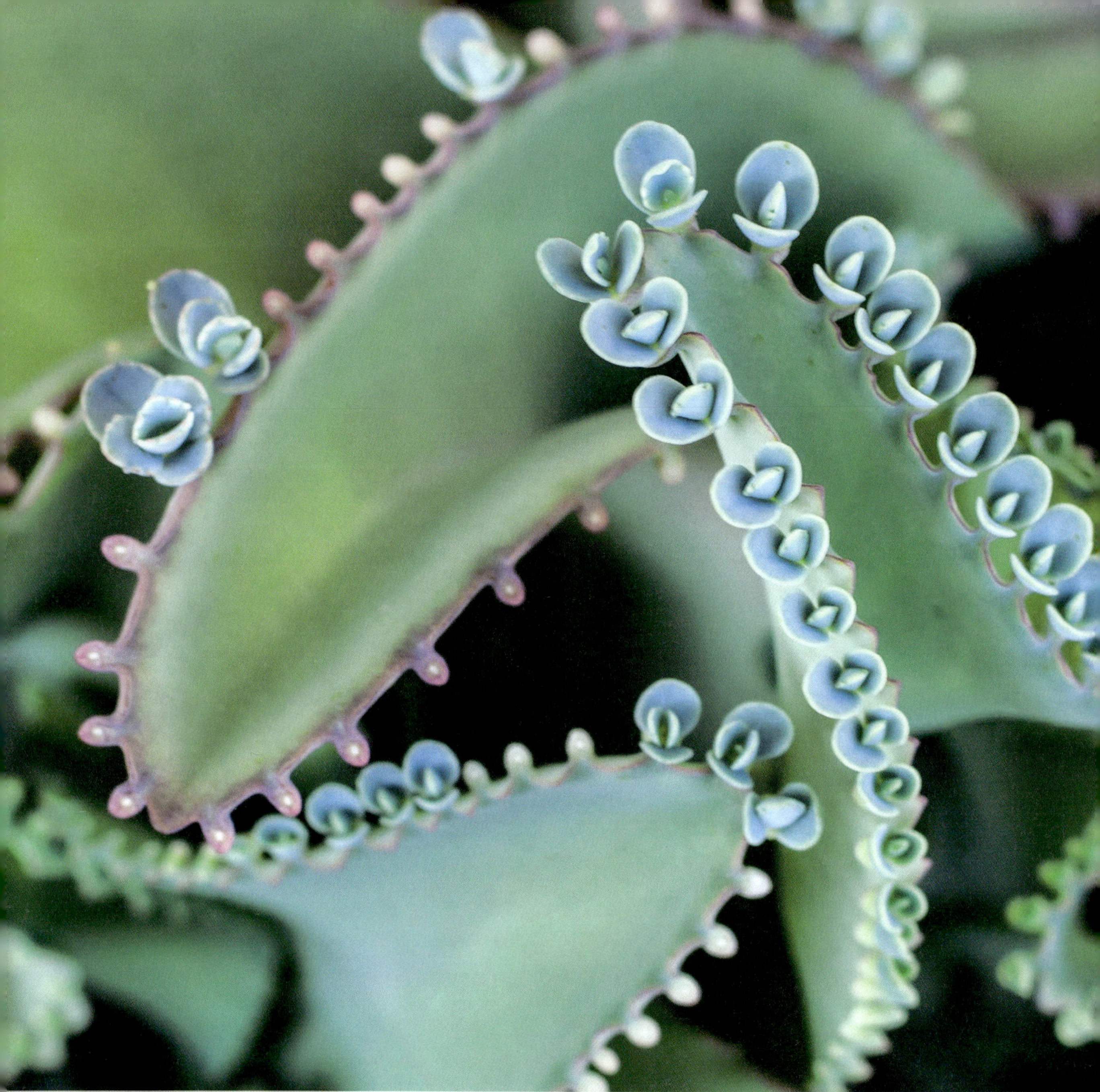

Dieses Buch widme ich meinem Lebenspartner Eckart Grundmann, der mich über viele Jahre in der praktischen Ausarbeitung der eurythmischen Grundlagen unterstützt hat. Über die Wertschätzung und das Interesse an der künstlerischen Umsetzung hinaus hat er es mit möglich gemacht, dass die Lebenskräfte in den Lautbewegungen auch im wissenschaftlichen Kontext dargestellt werden können.

INHALT

Zum Geleit

Der Mensch ist nur Mensch, indem er sich entwickelt. Menschliches Sein ist mit menschlichem Werden untrennbar verbunden.

Diese Einsicht kann in uns die Frage aufwerfen, ob wir Entwicklung und Entwicklungsarbeit ernst genug nehmen. Dass sich etwas entwickelt, auch ohne unser Zutun, das erleben wir. Wir sind uns oft nicht bewusst, dass wir gewollt oder ungewollt immer ein Teil davon sind und nicht ein bloßer Zuschauer. Ja, jede Begegnung mit Menschen, aber auch mit der Natur macht uns zum Entwicklungshelfer oder -hemmer oder -lenker des uns Begegnenden. Ungewollt und meist unbewusst werden wir zu Pädagogen unserer Mitmenschen. Was wir als Vorbild manchmal herausheben, ist nur eine besonders auffällige, persönliche Prägekraft. Aber etwas genauer besehen sind wir alle immer Vorbild. In dem lateinischen Begriff der Evolution wird das, betrachten wir seine Übersetzung, noch augenfälliger: herausrollen, auswickeln, entwickeln, und erinnert uns etwas mehr an unsere aktive Beteiligung.

Es lohnt sich also, Entwicklung, Evolution, anzuschauen und Bilder und Begriffe zu finden, mit denen wir sie beschreiben und erinnern können.

Wir denken bei Entwicklung zu schnell an die Entwicklung aus einer Vergangenheit und übersehen, dass Entwicklung in der Gegenwart nicht nur kausal, sondern auch final, also aus der Zukunft, bedingt ist. Ja, wir wissen von der Quantenphysik, dass wir nicht beobachten können, ohne zu verändern. Und umgekehrt verändert jedes Beobachten uns. Wir leben nicht nur als Menschen untereinander, sondern auch mit der Welt darüber hinaus in einem *Wegeneinander* – wir bedingen uns –, in einem *Miteinander* – wir begegnen uns – und einem *Füreinander* – wir bauen aufeinander auf.

Vielleicht haben wir eine Erwartung im Kopf, die uns Entwicklungen nicht einfach erkennen lässt: Wir denken allzu gern in einfachen Linien oder Kurven, am liebsten in Geraden, die schnurstracks auf unser Ziel hin gerichtet sind oder es mit dem gedachten Ausgangspunkt verbinden. Wenn dann ein Auf und Ab erscheint und die Bewegungen um diese von uns erwartete Linie herum weit pendeln und sie nur mehr oder weniger oft berühren oder streifen, dann verlieren wir in unserer Ungeduld den Zusammenhang schnell. Aber Entwicklung im Lebendigen vollzieht sich in Rhythmen und in Spiralen.

Was hat das mit Eurythmie und der Evolutionsreihe zu tun? Der ganze Kosmos hat mitgewirkt, die Erde als Entwicklungsraum für die Menschheit zu bereiten. Wir wissen, dass die Sternenkräfte uns begleiten und mitgestalten. Wir ahnen, dass die Kraft der Sterneeinwirkung früher stärker war und dass mit der Entwicklung der Menschheit aus dem einseitig gestaltenden Wirken der Sterne allmählich ein Dialog wird. Wir gehen zu den Sternen. Die Kraft ihrer Sprache leugnen auch viele Menschen nicht, und sie kümmern sich intensiv um ihr Horoskop, ohne gleichzeitig zu akzeptieren, dass sie damit an reale kosmische Wirkungen glauben. Wenn wir in den Dialog mit den Sternen gehen und ihre Kräfte verstehen wollen, dann müssen wir ihre Sprache lernen. Eurythmie ist Sternensprache, die wir lernen können, besser zu verstehen und zu gestalten.

Zu Sternen sprechen heißt hören, was die inneren, eigenen Kräfte sind. Da ihnen alle Menschen gegenüberstehen, ist es auch ein gemeinsames Sprechen und Hören. Die ganze Natur ist in Kommunikation mit dem Firmament. Das kann uns lehren, dass wir Menschen und die Natur über diese Kräfte auch kommunizieren können. Das ist es, was die Eurythmie anbietet, ermöglichen kann: ein Hineinversetzen in und ein Verständigen mit der Natur. Vielleicht war das ein Teil des allgemeinen Verständnisses vor der babylonischen Sprachverwirrung. Was bis dahin gottgegeben war, sollen wir jetzt bewusstseinsmäßig ergreifen. Da kann die Eurythmie und insbesondere ihre Evolutionsreihe ein Mittel zur bewussten Wahrnehmung und daraus gestalteten Antwort sein. Tanja Baumgartner hat uns durch ihre Forschung und durch dieses Buch den Zugang dazu verbessert. Sie hat besonders auch durch ihre Arbeit mit den Menschen helfend, heilend und ausbildend die Wirksamkeit gezeigt und auch die Pflanzen dabei einbezogen.

Ich kann aus eigener Erfahrung sagen, dass durch die Arbeit mithilfe der Eurythmie über einen langen Zeitraum hinweg der soziale Prozess in der Herzberger Bäckerei und jetzt in unserem Forschungsinstitut KWALIS günstig beeinflusst wurde. Einzelne Menschen konnten überraschende Entwicklungsschritte gehen. Was über unsere sehr verstandesmäßige Sprache nicht zu Herzen gehen kann, wird oft durch die Mittel der Eurythmie erlebbar. Die Evolutionsreihe ist dabei das Werkzeug, durch welches zunächst ein differenziertes

Verständigen möglich wird. Darüber hinaus sind ihre Laute zwölf Werkzeuge, um mit den oben beschriebenen Kräften der Natur in ein gemeinsames Gestalten zu kommen.

Wolfgang Gutberlet, im April 2020

Einleitung

«Würden wir an diesen zwölf Lauten richtig eurythmisch arbeiten, dann würde er es nicht nötig haben, uns seine Vorträge zu halten.»

Tatiana Kisseleff über eine Aussage Rudolf Steiners[1]

In diesem Buch soll ein Weg aufgezeigt werden, anhand von zwölf grundlegenden Bewegungsprinzipien, die jeder Mensch gedanklich und praktisch nachvollziehen und selbstständig umsetzen kann, eigene Entwicklungsschritte zu machen. Ich selbst beschäftige mich seit über 30 Jahren mit diesen Bewegungsprinzipien, die hier anhand der Evolutionsreihe vorgestellt werden. Während dieser Auseinandersetzung konnte ich sehr eindrücklich beobachten, wie das Arbeiten mit der Evolutionsreihe nicht in eine langweilige Wiederholung gerät, sondern sie die Möglichkeit bietet, immer tiefer in das Geheimnis und in die Phänomene der Entwicklungsgesetze einzutauchen.

Entwicklungsgesetze erkennen mithilfe der Evolutionsreihe

Diese Auseinandersetzung kann auf zwei Weisen geschehen. Erstens kann jedes Bewegungsprinzip zu einer immer differenzierteren Wahrnehmung verhelfen. Ich nenne diesen Aspekt ein Bewegungsprinzip als Wahrnehmungsbrille anwenden. Durch diese spezifischen Bewegungsprinzipien wird man im Erkenntnisprozess unterstützt. Zweitens kann man lernen, die Urphänomene der Bewegung im Alltag anzuwenden. So werden sie praktische Gestaltungsprinzipien in allen Prozessen, in denen wir tätig sind.

Rudolf Steiner hat die Evolutionsreihe als Abfolge von zwölf Bewegungen in der von ihm entwickelten Bewegungskunst der Eurythmie gegeben. Es gibt darüber hinaus nur eine weitere Angabe zu dieser Reihe im sogenannten «Apollinischen Kurs». Ich habe die Zusammenhänge, die im vorliegenden Buch beschrieben werden, aus den Bewegungsqualitäten der Laute erarbeitet. Dies geschah immer unter der Perspektive, dass sich urbildhafte Entwicklungsprinzipien in dieser Reihe aussprechen.

In diesem Buch wird nicht grundlegend auf die Entstehung und Vielseitigkeit der Eurythmie eingegangen. Dazu gibt es schon einige Veröffentlichungen.

Es ist von großem Vorteil für das Verständnis dieses Buches, an der eigenen Erfahrung anzuknüpfen, wenn man schon etwas von Eurythmie gehört oder diese eventuell schon einmal selbst ausgeübt hat. Eigene Erfahrungen in dieser Bewegungskunst können helfen, die Ausführungen in diesem Buch im eigenen Bewegen nachzuvollziehen.

Im Folgenden soll ein Publikum angesprochen werden, welches sich mit dem Thema der Entwicklung auseinandersetzen will. Wir alle befinden uns in Entwicklungsprozessen, ob bewusst oder unbewusst. In unserer Biografie, im Jahreslauf, in gesellschaftlichen Veränderungen können wir fortlaufend Entwicklung wahrnehmen. Sie vollzieht sich aber auch dann, wenn wir uns gar nicht für sie interessieren. Und wir gestalten trotzdem ständig Entwicklung mit. Jede unserer Entscheidungen, was wir kaufen, was wir lernen oder studieren wollen, mit wem wir zusammenleben wollen, prägt daraus folgende Entwicklungsschritte. Und bei all dem können wir ein Bewusstsein für die Folgen unseres Handelns haben – oder auch nicht. Hier ist der Moment, an dem wir Verantwortung für unser Tun übernehmen können.

Laute als Gestaltungswerkzeuge

Jede Entwicklung ist Veränderung, jede Veränderung ist Bewegung. In diesem Sinne werden die eurythmischen Laute im Folgenden als Gestaltungswerkzeuge aus dem Bereich der Bewegungen eingeführt. Ein interessanter Aspekt ist, dass die eurythmischen Laute aus jeweils drei Farben aufgebaut sind, die die Bewegung ausmachen. Die Farben, wie sie Rudolf Steiner den von ihm entworfenen Eurythmiefiguren zugeordnet hat, sind für mich die Voraussetzung für das Ergreifen eines Lautes in der Eurythmie. Dabei werden diese Farben *nicht aus der Vorstellung* in Bewegung gebracht, sondern es werden *Bewegungsqualitäten* am Leib erzeugt, die den Farben entsprechen. Dies wird im Kapitel «Farbig bewegen» vorgestellt.

Universelle Anwendungsmöglichkeiten in allen Lebensprozessen

Was mich über viele Jahre im Umgang mit der Evolutionsreihe sehr beeindruckt hat, ist die Möglichkeit, deren Gestaltungs- und Verwandlungskräfte in jedem Lebensprozess aufzufinden und in diesen zu integrieren. Dabei wurden subjektiv-individuelle Erfahrungen erarbeitet, die auf den objektiv-allgemeinen Qualitäten der Laute beruhen. In jeder Berufsrichtung ist es möglich, diese Qualitäten aufzufinden, da sie immer mit dem Menschen in Beziehung stehen. Dadurch kann dieser eurythmische Entwicklungsweg ein Fundament für ein zielorientiertes Arbeiten werden. Konkrete Beispiele aus verschiedenen Arbeitsbereichen werden im dritten Teil dieses Buchs erläutert.

Ein übergeordnetes Ziel meiner Ausführungen liegt darin, jedem, der Interesse daran hat, ein Mittel an die Hand zu geben, um bewusst und selbstständig mit den jeweiligen Möglichkeiten in seiner individuellen Lebenslage umgehen zu lernen oder sich differenzierter orientieren zu können.

Wesensglieder des Menschen

Mit dem Ziel der allgemeinen Verständlichkeit werden in diesem Buch die anthroposophischen Bezeichnungen für die Wesensglieder des Menschen von mir durch folgende Begriffe ergänzt:

physischer Leib → physischer Körper, physisch
Ätherleib → Leben, lebendig, Bildekraft
Astralleib → Seele, seelisch

Es ist *ein* möglicher Weg, der hier beschrieben wird! Damit ist nicht der Anspruch verbunden, dass es der einzige Weg ist. Meine größte Freude wäre es, wenn man sich gegenseitig unter Kollegen immer differenzierter die individuellen Zugänge mitteilen würde. Das Rechtfertigen einer allein gültigen Methode gehört der Vergangenheit an.

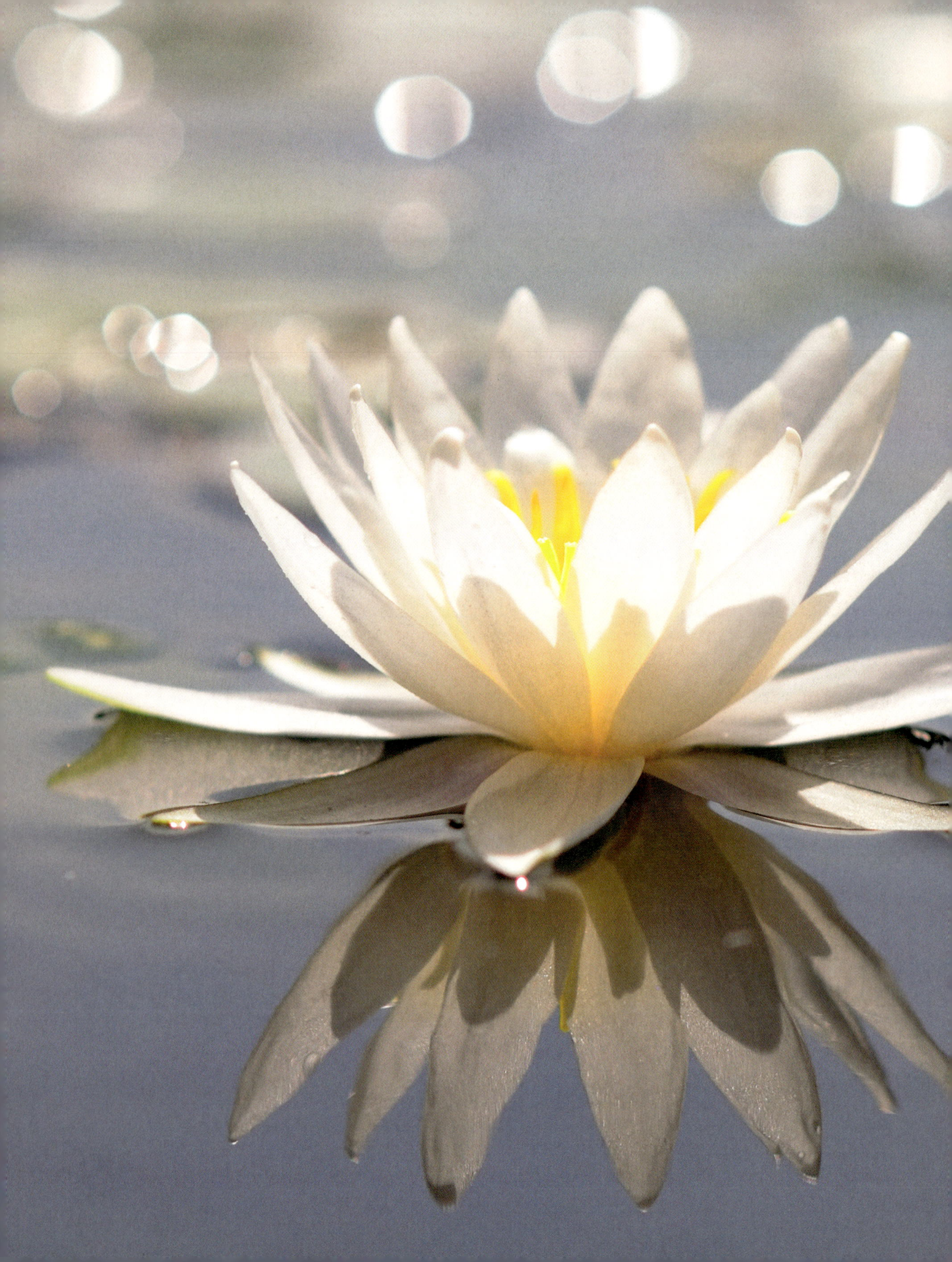

Teil I.

GRUNDLAGEN

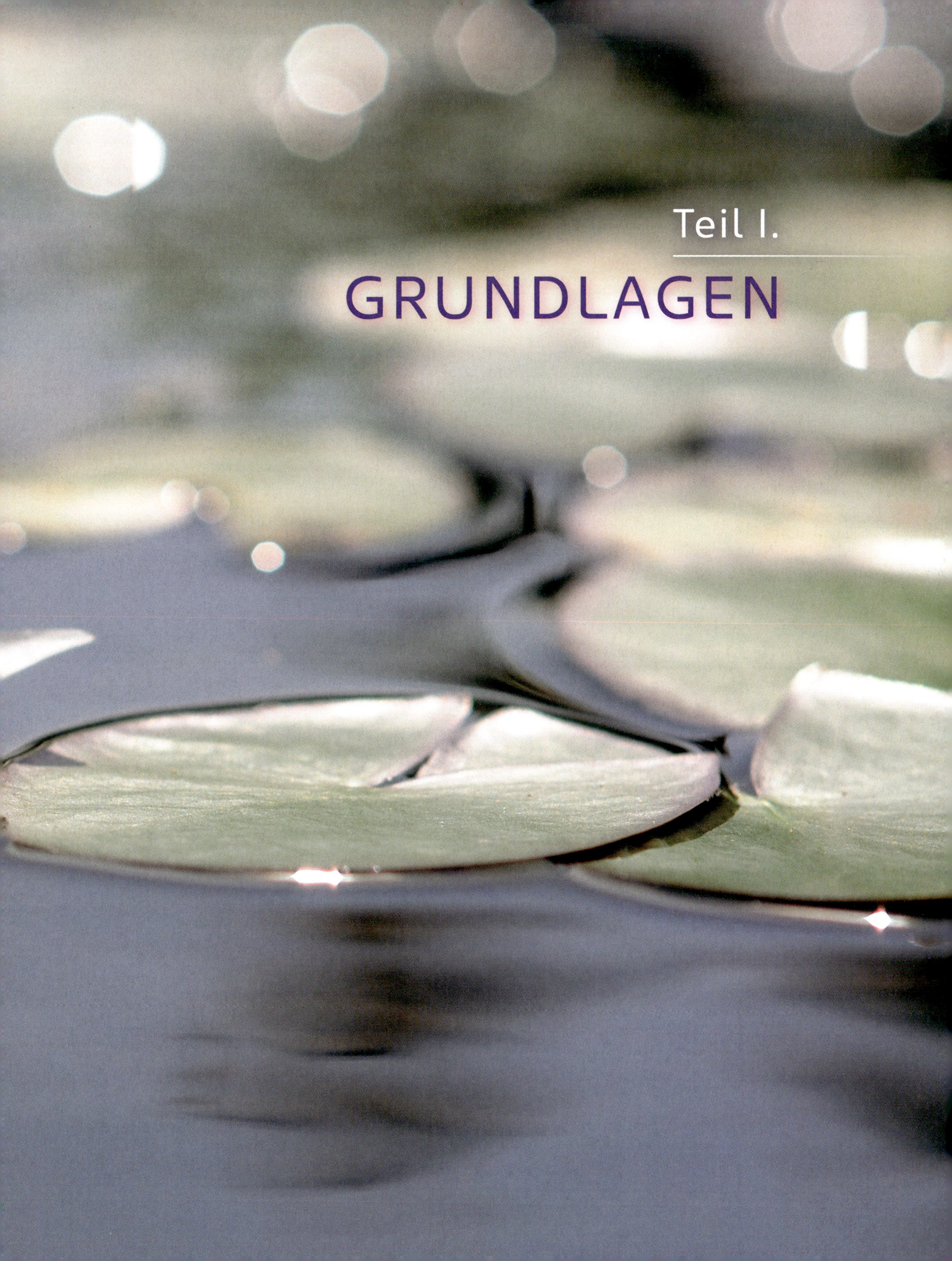

Eurythmie – Bewegung wahrnehmen und gestalten

Eurythmie macht Grundprinzipien des Lebendigen sichtbar

Die Eurythmie ist eine Bewegungskunst, die Rudolf Steiner, der Begründer der Anthroposophie, im Jahr 1912 mit ein paar wenigen Frauen zu entwickeln begann. In ihr werden in vielseitigster Weise Gesetze, Grundprinzipien und Urphänomene des Lebendigen aufgegriffen, um sie durch Bewegungen in die Sichtbarkeit zu bringen. Im anthroposophischen Kontext spricht man deshalb von einer Kunst im Ätherischen, das heißt im Lebendigen.

Individuelle und allgemeine Bewegungsmuster

Wenn ich Menschen, die mit den anthroposophischen Bezeichnungen nicht vertraut sind, dies erkläre, nehme ich die vielseitigen Bewegungsabläufe, -typen und -muster zu Hilfe, die jeder Mensch zeigt – unabhängig davon, ob er sich dessen bewusst ist oder nicht. Beobachtet man Menschen, so kann man feststellen, dass sie in Alltagsbewegungen wie Gehen, Laufen, Gestikulieren oder auch bei Bewegungen im Haushalt wie Abwaschen, Staubsaugen etc. ihre Bewegungsabläufe nach allgemeinen Grundmustern ausführen. Und dennoch kann man bei jedem Einzelnen eine individuelle Art der Bewegung beobachten. Es ist sogar möglich, im Halbdunkel bestimmte Menschen an ihren Bewegungseigenarten zu erkennen.

Ur-Bewegungsprinzipien in alltäglichen Handlungen

Nun kann man die Vielfalt an Bewegungen zu gliedern beginnen und in ihnen Ur-Bewegungsprinzipien finden. So drückt sich im Ergreifen oder Umfassen eines Gegenstandes ein anderes Prinzip aus als im sorgfältigen Sortieren verschiedener Gegenstände. Das Auswählen einzelner Elemente aus einer größeren Menge, zum Beispiel beim Einkaufen, das Aufräumen in der Wohnung, Gegenständen ihren Platz geben oder Ausräumen und Raum für Neues schaffen – das sind alles Handlungen und Bewegungen, die jeder aus dem Alltag kennt. An ihnen lassen sich Grundprinzipien ablesen: auswählen, ordnen, auf den Punkt kommen, loslassen, unterscheiden, abwägen, hin- und herbewegen etc. Bei genauerer Betrachtung können wir feststellen, dass unsere Alltagshandlungen konkrete Ausführungen der allgemeinen Grundprinzipien sind. Das Prinzip des Auswählens kann in vielen Handlungen angewandt werden, die sich dann jeweils auf konkrete Situationen beziehen wie zum Beispiel beim Einkaufen.

Ähnliche allgemeine Prinzipien findet man auch in der Sprache. Die Konsonanten formen den Sprachfluss, sie geben Kontur und Deutlichkeit. Dagegen kommt die Sprache durch die Vokale zum Klingen. Sie vermitteln die seelische Stimmung des Sprechenden. Diese Wirkungen lassen sich bei genauer Betrachtungsweise bis in die einzelnen Buchstaben bzw. Laute hinein differenzieren. In der Eurythmie werden diese Qualitäten der Laute in gestische Bewegungen «übersetzt». Somit hat jeder Laut eine für ihn typische Bewegung.

Bewegungsprinzipien in der Sprache …

Dieselben Bewegungsqualitäten finden sich auch in der Natur wieder: in Wellenbewegungen, in der Wolkenbildung, in den Formen der Pflanzen und Tiere, in den oben genannten Bewegungen der Menschen. Aber auch in sozialen Prozessen finden wir diese Bewegungs- und Formqualitäten: sich zurücknehmen im Zuhören oder sich selbst einbringen, indem man etwas Eigenes zum Gespräch beiträgt.

… in der Natur und in sozialen Prozessen

Es ist eine Tatsache, dass wir uns im Alltag zumeist un- oder halbbewusst bewegen. Dies hilft uns bei unseren Verrichtungen. Man denke nur ans Autofahren: Wenn wir an jeder Ampel grundsätzlich überlegen und entscheiden müssten, welchen Muskel wir wie betätigen, würden wir kaum losfahren können. Das heißt, Bewegungen aus Gewohnheit bilden eine wichtige Grundlage für unser Leben. Es kann jedoch das Bedürfnis auftreten, einzelne Handlungen mit einem gesteigerten Bewusstsein durchzuführen und sich zu vergegenwärtigen. Man kann zum Beispiel beim Tischdecken für einen festlichen Anlass die Anordnung der Teller, des Bestecks und der Dekoration bewusst und achtsam ausführen. Dabei trägt die Gewohnheit des Alltags nur bis zu einem bestimmten Punkt. Es sind bei bewusst ergriffenen Handlungen eine höhere Konzentration, Phantasie und ein stärkerer Gestaltungswille erforderlich. Jede «schlechte Gewohnheit», die man ablegen möchte, bedarf einer Änderung zum bewussten Handeln hin.

Die Eurythmie ist ein Weg, auf dem wir Bewegungen bewusst wahrnehmen und gestalten lernen können. Er beginnt damit, dass wir uns in unseren Bewegungen beobachten. Wie bewege ich mich? Habe ich überhaupt ein Bild davon, wie ich mich bewege? Ist mir bewusst, wo ich steif bin oder gar keine Spannung vorhanden ist? Sind meine Bewegungen introvertiert oder extrovertiert? Bewege ich mich gerne?

Bewegungen bewusst wahrnehmen durch Eurythmie

Der Bezug zu den Bewegungen, den wir durch diese Fragen aufbauen, wird durch die Eurythmie aufgegriffen und gestaltet. Das bewusste Sich-Verbinden mit eurythmischen Bewegungen ist ein Mittel, durch welches man seine eigenen Bewegungsabläufe deutlicher wahrnehmen und neu gestalten kann. Hier wirkt die Eurythmie konsequent bis in die Alltagsabläufe hinein.

Zwölf Laute als Werkzeuge in Entwicklungsprozessen

In diesem Buch werden zwölf eurythmische Gesten, das heißt Bewegungsprinzipien, die zwölf verschiedenen Lauten entsprechen, aus der Vielfalt eurythmischer Bewegungen herausgegriffen. Die zwölf Laute werden in der hier aufgeführten Reihenfolge als *Evolutionsreihe* bezeichnet, und die mit ihnen verbundenen Bewegungen kann jeder durchführen, da er sie in sich trägt. Sie sind ein Werkzeug, das jeder Mensch im Alltag anwenden kann. Durch das Erlernen der Bewegungen kann man einen geschärften Blick für Prozesse im eigenen Inneren, im sozialen Umfeld und in der Natur entwickeln. Zu der geschärften Beobachtung kommt dann ein weiterer Schritt im Handeln hinzu. Die Wahrnehmung und das eigene Handeln können also durch diese Bewegungsinstrumente bewusst ergriffen und entwickelt werden.

Vorbereitungen

Laute als Wahrnehmungsbrillen und Gestaltungswerkzeuge

Der Mensch handelt grundsätzlich innerhalb einer Polarität. Er nimmt entweder wahr, das heißt, er nimmt etwas entgegen, oder er wirkt auf die Welt ein, er gibt etwas. In beiden Bereichen kann der Mensch entweder unbewusst oder bewusst agieren. Viele Sinneseindrücke nehmen wir im Alltag gar nicht bewusst wahr. Dies nutzt zum Beispiel die Werbeindustrie. Wir können jedoch unsere Aufmerksamkeit auf dasjenige lenken, was uns wichtig ist. Damit kommen wir in das Feld der bewussten Wahrnehmung. Wir können diese steigern, etwa indem wir eine schöne Blume bewusst betrachten, ihren Duft intensiv riechen oder die Stimmung eines Menschen wahrnehmen. Wir finden also in der Wahrnehmung einen unbewussten und einen bewussten Teil, wobei Letzterer stetig intensiviert werden kann.

Wie bewusst nehmen wir wahr?

Ein weiterer Aspekt der Wahrnehmung liegt darin, inwieweit wir uns durch äußere Eindrücke innerlich berühren lassen. Dieses Berührt-Werden dringt in unser inneres Erleben ein. Es ist eine Frage der inneren Offenheit und Bereitschaft, das bewusst Wahrgenommene mit unserem Innersten zu verbinden. Lassen wir uns durch Wahrnehmungen anregen, uns Gedanken zu machen, Gefühle zu entwickeln oder sogar zu handeln? Zusammengefasst könnte man fragen: Lassen wir uns durch Wahrnehmungen bewusst innerlich bereichern? Bei diesem Vorgang lassen wir uns von etwas beeindrucken, wir lassen eine Impression, einen Eindruck zu.

Wie stark verbinden wir uns mit einer Wahrnehmung?

Dieser Vorgang ist im eurythmischen Erfassen von Lautqualitäten maßgebend. Sind wir wirklich jedes Mal bereit, eine Lautgestaltungskraft existenziell auf uns einwirken zu lassen? Wenn dies gelingt, kann man in jedem Neu-Ergreifen einer eurythmischen Bewegung etwas Neues entdecken. Dadurch werden der Wahrnehmungsgehalt und die Erfahrung immer reicher und differenzierter. Man lernt es immer mehr zu schätzen, sich von allen möglichen

Vorgängen anregen und bereichern zu lassen. In diesem Sinne werden die eurythmischen Laute zu Wahrnehmungsbrillen.

Gewohnheiten prägen uns, Handlungen hinterlassen Spuren

Schauen wir in den Bereich des Gestaltens, können wir feststellen, dass jeder handelnde Mensch andauernd gestaltend in die Welt eingreift. Es schwingt ein Alltagsbewusstsein in diesen Handlungen mit, sie werden aber überwiegend durch die – meist unbewusst wirkenden – Gewohnheiten geprägt. Im Haushalt sind viele Tätigkeiten Routine, wir müssen nicht viel nachdenken, um einen Boden zu putzen. Jede solcher Handlungen hinterlässt Spuren, die uns besonders dann auffallen, wenn sie sich im eigenen Lebensumfeld zeigen. Bei anderen Entscheidungen nehmen wir die Folgen nicht unmittelbar wahr – etwa wenn wir Obst aus Neuseeland kaufen, das aufwändig transportiert werden muss. Man kann in allen Lebensbereichen immer Bewusstsein für seine Handlungen aufbringen. Und es steht jedem frei, zu entscheiden, wie viel Bewusstheit er auf welchem Gebiet aufbringen möchte. In vielen Lebensbereichen ist es wichtig, aktives und bewusstes Handeln einzubringen: in den medizinischen Berufen, in der Pädagogik, in der Forschung etc. Möglich ist es jedoch in allen Situationen, in denen wir uns entscheiden, bewusst zu handeln.

Sich mit der Bewegung verbinden und Gestaltungskräfte freisetzen

In der Handhabung eines eurythmischen Lautes kann die Bewusstheit über viele Stufen gesteigert werden. Wenn in diesem Buch über das bewusste Anwenden dieser Laut-«Werkzeuge» gesprochen wird, möchte ich damit einen besonderen Moment beschreiben. Man beobachtet beim bewussten Ergreifen einer Geste nicht nur sich selbst. Das Wesentliche liegt darin, dass wir uns bewusst mit der Bewegung (mittels der drei Farben) verbinden und diese an uns und durch uns zum Ausdruck bringen. Wir drücken uns nicht nur subjektiv-persönlich aus. In unserem Tun findet eine objektiv-überpersönliche Gestaltungskraft ihren Ausdruck. Hier wird die eurythmische Geste zum expressiven Gestaltungswerkzeug.

Blüte-Prinzip und Knospe-Prinzip in der Bewegung

Eine der Herausforderungen bei der Beschäftigung mit den Bildekräften, den unsichtbaren Lebens- und Gestaltungskräften, liegt darin, dass sich diese Kräfte und Prinzipien in einer grundlegenden Zweiheit zeigen. Man kann das Prinzip des Lebendigen verdeutlichen, indem man sich eine Blume anschaut.

Das Lebendige wirkt dem Physischen entgegengesetzt

Rudolf Steiner betonte – gemeinsam mit Ita Wegman in ihrem Grundlagenwerk über die anthroposophische Heilkunst[2] sowie in seinen Vorträgen –, dass das Lebendige immer dem Physischen entgegengesetzt wirkt. Ich veranschauliche dieses Entgegengesetzt-Sein hier am Beispiel von Blüte und Knospe, um die Polarität von Physischem und Lebendigem als Grundlage für die Bewegung zu entwickeln. Durch das Eintauchen in diese Zusammenhänge wird der Einstieg in die praktische Umsetzung der einzelnen Lautbewegungen unterstützt.

Gesten der Knospe und der Blüte

Wenn wir eine Blume anschauen, die noch im Knospenzustand ist, dann ist für jeden sichtbar, dass die Kelch- oder Blütenblätter ein Inneres geballt zusammenhalten. Man kann beobachten, wie die Blätter einen Innenraum umschließen. Die Geste der Knospe entspricht einem von außen nach innen gerichteten Halten, und wir bewegen uns im Nachvollziehen von außen nach innen mit, um das Innere zu halten.

Wenn die Blüte aufgeht, öffnen sich die Blütenblätter. Sie zeigt dann die Staubblätter sowie den Stempel, und der Duft verströmt. In Bezug auf die äußere Form können wir sagen: Die Blüte öffnet von innen nach außen ihre Gestalt. Somit wird im Physischen die *Knospe* von außen nach innen gehalten, und die *Blüte* öffnet sich von innen nach außen. Das ist einfach nachzuvollziehen.

Wenn wir nun das Lebendige, das Wachstum, die Bewegung, die Veränderung an den Knospen und Blüten verfolgen, so stellen wir fest, dass sich an den Bäumen schon im Sommer die Knospen für die Blätter und Blüten des nächsten Jahres bilden. Die sind im Vorjahr alle schon da. Über viele Monate hinweg besteht der Knospenzustand, bis dann die Blüte oder das Blatt aufgeht. Im Hinblick auf das Lebendige oder die Bewegungsqualität ist in der Knospe, im Winter natürlich ruhend, immer latent die Bereitschaft da, aufzugehen, sobald es warm wird.

Auch im Ruhezustand sind Bewegungsprinzipien wirksam

Die Knospe ist aber nicht einfach im Schlafzustand, in dem nichts passiert. Es besteht ein «An-sich-Halten» der Bewegung, welches, wenn es wärmer wird, in die Entfaltung übergeht, immer mehr nach außen schiebt, bis die Blüte aufgeht. Und wenn sie aufgegangen ist, kommen die Luft, der Wind, die Sonne und die Insekten von außen herein. Die Blüte wird dann bestäubt und kann neue Samen bilden. Sie ist in Bezug auf die Bewegung aufnehmend, verinnerlichend. Die Samen sind dann wieder in einem Knospenzustand, in dem sie sich zunächst nach innen konzentrieren, bis sich ihre Bewegung durch einen neuen Impuls wieder in ein Nach-außen-Streben verwandelt.

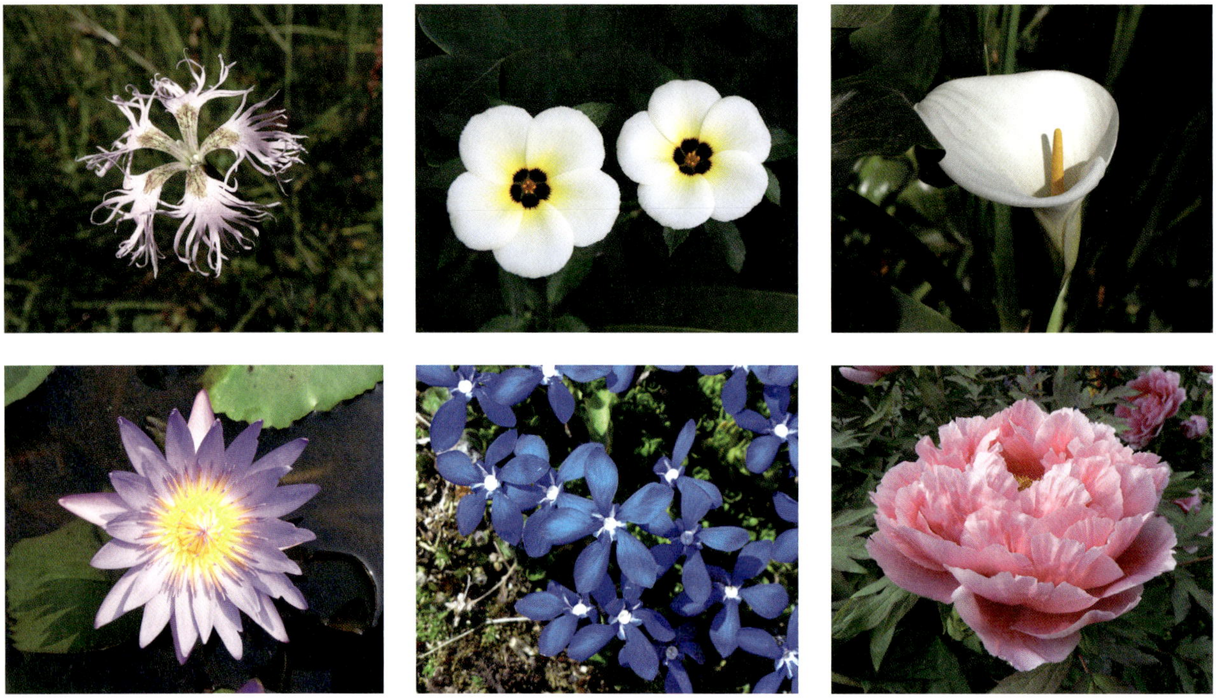

Blüte

Prachtnelke – Safranmalve – Kalla – Stern-Seerose – Rundblatt-Enzian – Strauch-Pfingstrose

Entgegengesetzte Bewegungsprinzipien im Lebendigen und im Physischen

Nun ist das, was ich gerade in Bezug auf das Lebendige beschrieben habe, das genaue Gegenteil von dem, was zuvor im Hinblick auf das Physische dargestellt wurde. Im Physischen ist die *Knospe* ein Gebilde, welches von außen nach innen gehalten wird. Vom Gesichtspunkt des Lebendigen repräsentiert sie die nach außen strebende Kraft: *Ich will mich entfalten!*

Im Gegensatz dazu weist die *Blüte* in ihrer physischen Form von innen nach außen. Im Lebendigen, im Wachstumsprozess geht der Bewegungsimpuls von außen nach innen, und die Blüte nimmt ihn auf.

Wenn man diesen zweiten Prozess im Lebendigen durchdenkt, merkt man zunächst gar nicht, dass er das genaue Gegenteil vom Ersteren ist. Diesen

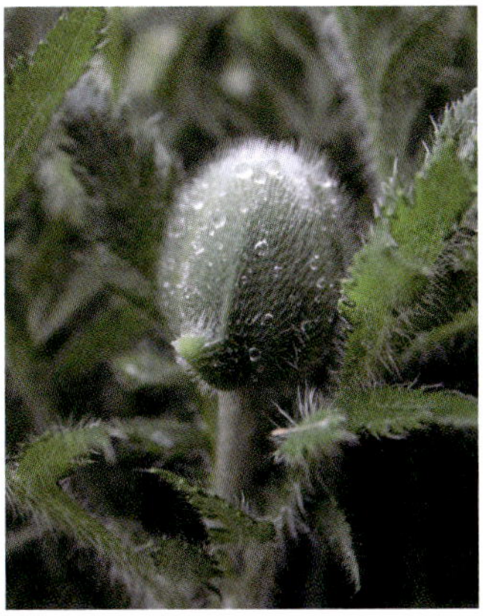
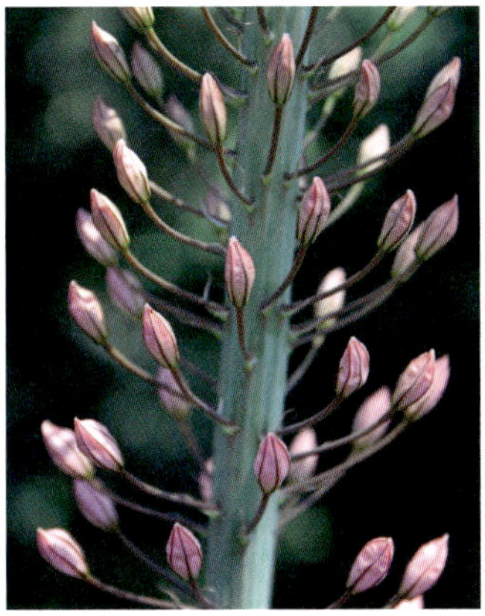
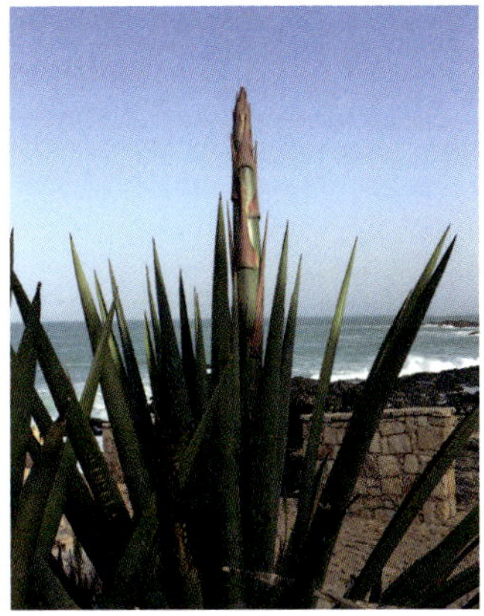
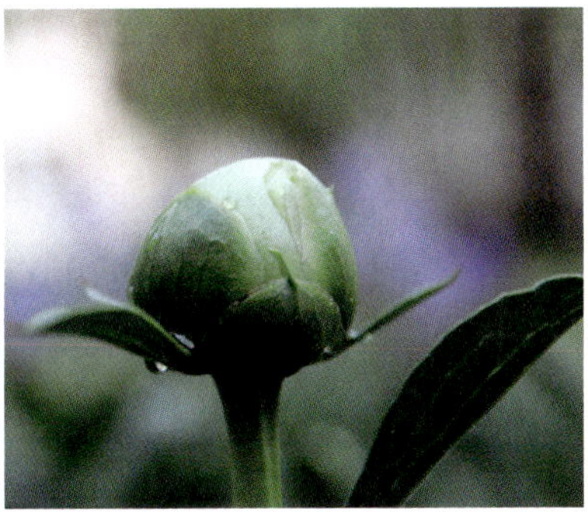
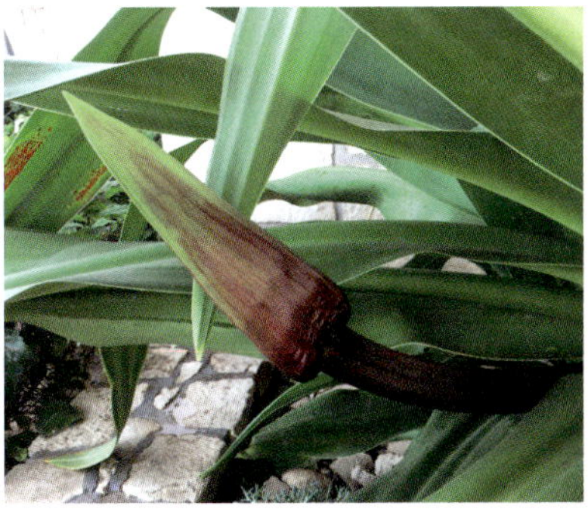
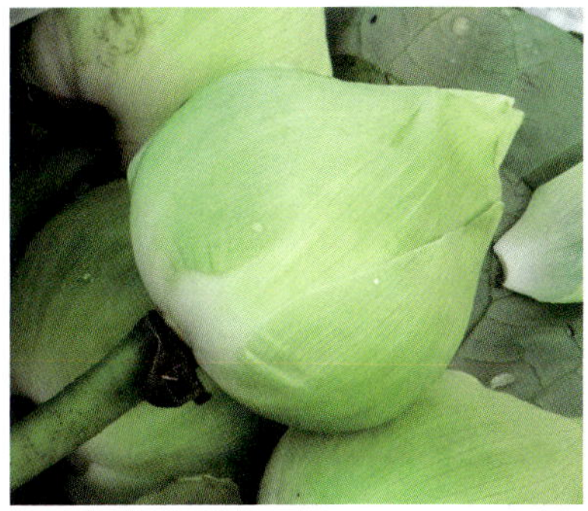

Knospe

Riesenmohn – Steppenkerze – Agave – Pfingstrose – Hakenlilie – Lotos

Unterschied muss man im Bewusstsein aufrechterhalten, wenn man sich in diese zwei polaren Qualitäten, den physischen und den lebendigen Prozess, hineinversetzt. Da geht es nicht um ein Festhalten von Fakten, sondern um ein fortwährendes inneres Mitbewegen. Das Bewusstsein im Mitbewegen entgleitet einem dabei immer wieder wie «rutschige Fische». Man muss es sich immer wieder neu erarbeiten.

Analogie zur menschlichen Aktivität

Diese an Knospe und Blüte erfahrenen Qualitäten können wir auf menschliche Bewegungen übertragen. Ich beziehe mich dabei in meiner eurythmischen Arbeit auf den Bereich des Lebendigen. Wir haben im Bewegen grundsätzlich die Möglichkeit, von innen knospig etwas zu entfalten oder von außen etwas blütig entgegenzunehmen. Das heißt aber nicht, dass es sich, wie in anderen Zusammenhängen, um ein Aktives und ein Passives handelt. Nein, sowohl Entfalten als auch Entgegennehmen sind zwei aktive Bewegungsprinzipien. Aber sie haben zwei grundsätzlich verschiedene Richtungen und Gesetzmäßigkeiten. Es sind zwei unterschiedliche Aktivitäten. Beim Sprechen zum Beispiel strebe ich von innen nach außen, ich bemühe mich, auf das Gegenüber zuzugehen. Beim Zuhören nehme ich wach und aktiv etwas entgegen. Ich habe nicht die innere Haltung: «Lass ihn jetzt mal reden, ich hör' ja zu», dann würde ich es nur an mich heranplätschern lassen, sondern ich nehme das Gesagte aktiv in mich herein. Das aktiv «gefüllte» Sprechen entspricht dem Knospenprinzip, das aufmerksame Zuhören der Blüte. Jeder hat schon erlebt, dass enorm viel in einem selbst ausgelöst werden kann, wenn jemand aktiv zuhört. Dadurch kann man erstaunlicherweise Dinge sagen, die man von alleine nie gefunden hätte. Somit wird das aktive Zuhören zum Mittel, neue Gedanken auch aussprechen zu können. Beide Tätigkeiten – blütiges Zuhören und knospiges Sprechen – sind aktiv.

Blüte und Knospe als Grundbewegungen in der Eurythmie

Diese zwei Bewegungen nennen wir auch in der Eurythmie *Blüte* und *Knospe*. Aus diesen beiden Grundqualitäten haben sich die bekannten Grundbewegungen Ballen und Spreizen (Beugen und Strecken) entwickelt. Sie sind die Qualitäten, die in allem Lebendigen als Urpolarität leben und wirken.

In jedem der Laute können wir Bewegungsqualitäten finden, die von innen nach außen wirken, und solche, die von außen nach innen gehen. Wir können aber auch jeden Laut als Ganzheit knospig oder blütig bewegen. Im knospigen Nach-außen-Stellen finden wir expressiv gestaltende Qualitäten und im blütigen Hereinnehmen die wahrnehmende, impressiv-aufnehmende Tätigkeit.

Verständnis und Handhabung der Eurythmiefiguren

Für jeden Buchstaben oder Laut wurde von Rudolf Steiner in Zusammenarbeit mit der Bildhauerin Edith Maryon eine circa 30 cm große, farbige Eurythmiefigur entwickelt. Jede der Figuren zeigt einen eurythmischen Laut als Bewegungsprinzip. Die Figuren haben die Gestalt eines Menschen. An dieser Gestalt entdeckt man jeweils drei unterschiedliche Farben, die charakteristisch für die Bewegung dieses Lautes sind.[4]

Führt man einen Laut mit drei Farbaspekten aus, sind alle vier Wesensglieder daran beteiligt. Die *Kleidfarbe*, die jeweils vom Scheitel bis zur Sohle über den ganzen Menschen ausgedehnt ist, ist die zugrunde liegende Bewegungsfarbe. Steiner sagt, darin drücke sich ein *Denkaspekt* der Bewegung aus. Das Denken wird hier als die beweglichste seelische Fähigkeit im Ätherleib dargestellt. Das heißt, Kleidfarbe, Denken und Ätherleib haben eine innere Kongruenz. Sie machen die Grundmotivation der Bewegung eines Lautes deutlich.

Kleidfarbe steht für den Denkaspekt

Rudolf Steiner bezeichnet die Schleierbewegung als Ausdruck des Gefühls in Bezug auf die Grundmotivation der Bewegung. Durch die jeweilige *Färbung des Schleiers* wird die *Gefühlsqualität* zum Ausdruck gebracht. Das Gefühl ist prinzipiell ein Vermittler zwischen Innen- und Außenwelt, indem wir ein Gefühl für eine Sache haben, Sympathie oder Antipathie. Die Stimmungen und Gefühle entspringen der Seele, deren Träger der Astralleib ist. – Die drei Aspekte Schleier, Fühlen und Astralleib gehören zusammen.

Schleier bringt Gefühlsqualität zum Ausdruck

Als drittes Element sieht man auf der Figur an verschiedenen Stellen eine weitere, gestrichelte Farbe. Dass diese Stellen gestrichelt sind, hat keine besondere Bedeutung. Dies kann man bei den ersten Entwürfen von Steiner und Maryon sehen. Das Gestrichelte bringt den Vorteil, dass man die darunterliegenden Farben besser durchscheinen sieht. Diese Stellen sind Akzente in der Bewegung, das heißt, es ist eine besondere Aufmerksamkeit gefordert, an diesen Stellen eine Muskelspannung zu erzeugen oder von dort den Bewegungs*impuls* zu geben. Sie werden als *Charakterstellen* bezeichnet. Der Charakter eines Menschen ist immer sehr individuell, ist ich-geprägt. Deshalb kann man die Charakterstellen, die Orte, an denen der Impuls gegeben wird, mit dem Ich der ausführenden Person in Beziehung bringen. Nun ist das Besondere, dass dieser Ich-Impuls bis in die Muskelspannung gebracht wird. Das heißt, der physische Leib nimmt den Impuls im Muskel auf. Zusammengefasst bedeutet dies, dass die Charakterfarbe der *Willensausdruck* des Ich im Physischen ist.

Eurythmiefigur T

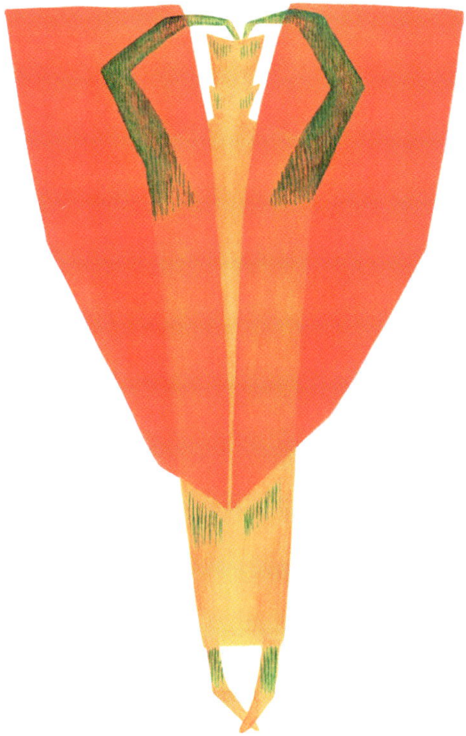

In der Lautbewegung sind alle Wesensglieder tätig

Somit sehen wir, dass in einer Lautbewegung alle vier Wesensglieder des Menschen tätig sind. *Bewegung, Gefühl* und *Charakter* sind die Mittel der Eurythmie, aus ihnen sind die eurythmischen Bewegungen der Laute aufgebaut.

Die drei Farben stehen für

Bewegung	Denken	Ätherleib
Gefühl	Fühlen	Astralleib
Charakter	Wollen	Ich und physischer Leib

Steiner betont: «So muss mit Bewegung, Gefühl und Charakter der Eurythmiker alles dasjenige erreichen, was zu erreichen ist. [...] Mit diesen Mitteln muss alles erreicht werden.»[3]

«Farbig bewegen»

Die Farben der Eurythmiefiguren stehen für verschiedene Aspekte der Bewegung, auf die ich ausführlich bei den einzelnen Lauten in der Evolutionsreihe eingehen werde.

An dieser Stelle ist es wichtig zu beschreiben, wie man aus der sinnlichen Beobachtung der Farben zu einer inneren Bewegungsqualität finden kann. Die folgenden Zusammenhänge bauen auf Goethes Farbenlehre auf.

Urphänomene der Farbentstehung

Gelb, orange, rot

Es gibt zwei polare Prozesse am Himmel, die man beobachten kann und an denen die Ur-Phänomene der Farbentstehung leicht nachvollzogen werden können. Bei einem Sonnenuntergang wandert die Sonne zum Horizont. Wenn sie noch hoch am Himmel steht, ist das Licht weiß, und man kann nicht in die Sonne hineinschauen. Je tiefer sie sinkt, desto mehr wird das Licht gelb, geht über in ein Orange, und bei besonders intensiven Sonnenuntergängen wird es leuchtend rot. In die orange oder rote Sonne kann man leicht hineinschauen. Die Luft zwischen ihr und dem Betrachter ist von Dunst, Rauch oder Smog erfüllt und bildet ein trübes Medium, wodurch sich die Farbe der Sonnenscheibe ins Rötliche verändert. Und je tiefer die Sonne steht, desto länger wird der Weg, den ihr Licht durch die Atmosphäre nimmt, und desto intensiver wird dieser Effekt. Das gleiche Phänomen tritt auf, wenn wir mehrere Blätter Butterbrot-Papier vor eine Taschenlampe halten oder mit einer starken Lampe durch eine trübe Flüssigkeit in einem Aquarium leuchten. Dies ist das Urphänomen der Entstehung der gelben, orangen und roten Farben.

Violett, dunkelblau, hellblau

Auch das Phänomen der blauen Farben kann man gut am Himmel beobachten. Wenn wir an einem sonnigen Tag nach oben schauen, sehen wir eine einheitliche hellblaue Farbe. Es mag uns zunächst befremdlich erscheinen, dass wir dabei eigentlich ins Weltall, das heißt in die Finsternis schauen. Aber dabei muss unser Blick eine Luftschicht durchdringen. Diese wird durch die Sonne beleuchtet, und je stärker sie mit Dunst und Staubpartikelchen angefüllt ist, desto trüber ist sie. Es erscheint auf den ersten Blick erstaunlich, doch wenn diese Trübe vom Licht beschienen wird, erscheint sie hell. Goethe formuliert in seiner Farbenlehre: «Die vollendete Trübe ist das Weiße [...].»[5]

Durch diese – vom Licht erhellte – Trübe betrachtet, erscheint die Dunkelheit des Kosmos blau, und je stärker die Luftschicht ist und je intensiver sie beleuchtet wird, desto heller wird der Blauton, den wir wahrnehmen. Daher hellt zum Horizont hin das Blau des Himmels immer mehr auf, während es mit zunehmender Höhe, etwa wenn wir einen Berg besteigen, immer dunkler wird, bis hin zu einem Enzianblau. Aufgrund der Höhe wird die von der Sonne angestrahlte, trübe Luftschicht, die sich zwischen uns und der Dunkelheit des kosmischen Hintergrundes befindet, immer dünner. Die Dunkelheit dringt ungehinderter zu unserem betrachtenden Auge vor. Sitzen wir im Flugzeug, kann es vorkommen, dass der Himmel violett erscheint. Auf 10 000 Metern Höhe ist die Luftschicht noch dünner und enthält noch weniger Partikel, die das Licht der Sonne reflektieren. Die Dunkelheit wirkt noch unmittelbarer. Auf Bildern aus einer Raumstation sieht man, dass der Himmel ganz schwarz ist, obwohl die Sonne scheint. Wir können also die verschiedenen Farben am Himmel nur von der Erde aus sehen.

TRÜBE:	WENIG	MITTEL	STARK	
Betrachter schaut in die Lichtquelle (Sonne)	gelb	orange	rot	Sonne *durch*-scheint die Trübe
Betrachter schaut in die Finsternis (Kosmos)	violett	dunkelblau	hellblau	Sonne *be*scheint die Trübe

Bei diesem Modell der Farbentstehung kann man von vier verschiedenen Faktoren sprechen: das *Licht* als Bewegung (Zeit) im Durchscheinen bzw. Bescheinen, die *Finsternis* als aufnehmend-wirksame Hülle (Raum) und die *Trübe* als Medium, der Ort, an dem alle drei ineinanderwirken. Und wir sind die *Betrachter* dieses Schauspiels.

Übersetzung der Farben in Bewegungen des Leibes

Für die Eurythmie können wir diese Qualitäten nun in Bewegungen des Leibes «übersetzen». Das Ziel für das Bewegen von Farben in der Eurythmie ist, dass wir lernen, von innen ein Licht in Bewegung zu bringen. Wir können sagen, das Licht ist lebendige Bewegung, ist innere Aktivität. Unser Leib ist der Raum, der Mikrokosmos, in den das Licht hineinstrahlt. Es ist ein verstofflichter Raum (im Gegensatz zum entstofflichten Raum im Makrokosmos). Nun können wir ein Bewusstsein davon entwickeln, wie stark wir uns mit dem Leib verbinden oder auch nicht. Dieses Bewusstsein entspricht der Trübe. Es ist das Mittel, durch welches der Leib ergriffen und dadurch die Farbe als Bewegung am Leib sichtbar gemacht wird.

Das Licht ist der Bewegungsimpuls, die Dunkelheit die Leiblichkeit und die Trübe der Bewusstseinsgrad, wie stark der Leib ergriffen wird.

Eurythmisches B als Beispiel

Am *Beispiel des eurythmischen B* möchte ich dieses Farb-Ergreifen am Leib kurz veranschaulichen. Gelb empfinden wir als strahlend. Maler sprechen davon, dass Gelb ein Zentrum hat und nach allen Richtungen strahlt. Gelb will nicht irgendwo in der Ecke des Bildes sein, es will keine abgeschlossene Form haben, es will strahlen. Wenn wir nun versuchen, diese Qualität am eigenen Leib umzusetzen, uns das Gelb nur vorstellen und aus dieser Vorstellung heraus strahlen möchten, dann ist die Gefahr sehr groß, dass man von außen an der Bewegung nur die Anstrengung des Vorstellens sieht, aber keine «gelbe» Bewegung. In diesem Falle produzieren wir das Gelb in der Vorstellung und legen es auf die Gliedmaßen, auf unseren ganzen Körper. Man kann aber beobachten, dass wir das Gelb so nur in der Vorstellung festhalten.

Entstehung der Farbqualität aus der Bewegung heraus

Es geht in der eurythmischen Bewegung nicht darum, über das Gelb nachzudenken oder es sich vorzustellen, sondern darum zu versuchen, von innen eine Leichte, ein Strahlen in alle Richtungen, nach hinten, nach vorne, nach oben, zur Seite, bis in die Fingerspitzen hinein, zu bewegen. Das ist eine ganz andere Bewegungsqualität, als wenn wir versuchen, die Vorstellung «Jetzt will ich strahlen!» zu bewegen. Im Bewegen einer Vorstellung werden wir tendenziell ein wenig steif. Und es geht nicht wirklich durch den Leib hindurch. Beim

B soll das Gelb von den Fußsohlen bis zum Scheitel durchstrahlen (Farbe des Kleides). Es soll ein Erhellen, ein Leuchten, ein Greifen in den Umkreis sein. Das Gelb erfordert eine knospige Bewegung nach außen. Den Eurythmisten ist diese Qualität vertraut, es ist die Grundbewegung im B sowie überall dort, wo «gelb» bewegt wird.

Antwort aus dem Umkreis

Dann kommt im B seelisch eine Hülle hinzu, ein Echo, eine Antwort aus dem Umkreis, die uns als Blau entgegentritt. Diese Hülle, das Blau, das uns da entgegenkommt, versuchen wir, an uns heranzulassen und mit uns innerlich zu verbinden. Wir geben dieser Bewegung «innerlich die Hand» und sagen: Jawohl, das will ich, ich nehme die Hülle an. Dieses Annehmen, diese Verbindlichkeit ist bereits die Tätigkeit des Rot.

Zur Bedeutung der Farben für das Bewegen in der Eurythmie sagt Rudolf Steiner:

«Und dabei werden dieselben Bewegungen gemacht, sodass man, ebenso wie man aus den Lauten heraus arbeitet, aus den Farben heraus arbeitet. Dadurch werden die eurythmischen Bewegungen ganz besonders geschmeidig, und Sie werden wahrnehmen können, wenn das gemacht wird, dass dann wirklich die eurythmischen Bewegungen stilvolle werden.»[6]

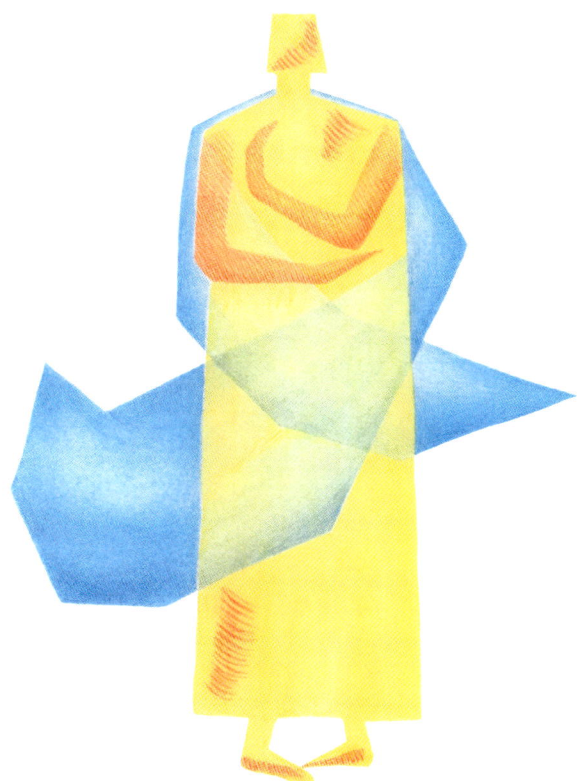

Eurythmiefigur B

Das Lebendige als bewegte Erfahrung

Der menschliche Organismus kann in vier Leiber gegliedert werden. Wir haben den physischen Leib, das Lebendige (Ätherleib), die Seele (Astralleib) und das Ich. Vier verschiedene Ebenen, vier verschiedene Qualitäten. Diese sind aber nicht getrennt, sondern sie sind Wirksamkeiten, Gliederungen, die ineinanderweben, sich gegenseitig steigern, sich formen. Kräfte, die von unten nach oben und von oben nach unten wirken.

Wenn wir nun versuchen, die Lebensebene, das Lebendige an uns zu beobachten, stehen wir ganz schnell vor dem Problem, dass wir es entweder als Eigenschaft des Physischen interpretieren oder als Gefühl. Über Gefühle wie Sympathie oder Antipathie, ob uns etwas gefällt oder nicht gefällt, kann man schnell ins Gespräch kommen. Über das Physisch-Materielle zu sprechen ist noch einfacher. Man kann das Physische anschauen, man kann es anfassen, probieren, man kann mit allen Sinnen Erfahrungen machen.

Das Lebendige als eigenständige Qualität und Erfahrung

Dass man nun dieses webende, nicht ganz fassbare Lebendige so anschaut und ergreift, dass es eine eigene Qualität bekommt, die in sich selbst besteht, die nicht am Physischen oder am Seelischen haftet, das ist die große Herausforderung in der Beobachtung des Lebendigen. In der Ausbildung nehme ich immer als Bild, das Lebendige sei wie «rutschige Fische». Kaum hat man es mal erwischt und eine Erfahrung damit gemacht, ist es einem schon wieder entglitten. Man muss immer wieder neu ansetzen, dessen Qualitäten immer wieder neu greifen, bis man zielbewusst zu der Erfahrung kommt, durch das wiederholte Neu-Ergreifen sicher im Umgang mit den Eigenschaften des Lebendigen zu werden. Man kann sie zunächst nicht so sicher erfassen wie einen Gegenstand. Bei diesem wissen wir, jetzt haben wir ihn in der Hand, und jetzt lassen wir ihn wieder los. Beim Lebendigen, Bewegenden – es handelt sich immer um Bewegungsprinzipien – müssen wir uns *selbst* innerlich in Bewegung bringen, damit wir dessen Qualität deutlich an uns ergreifen und beobachten können. Und so können wir in der Sache selbst eine Beziehung zwischen uns und dem Lebendigen herstellen, um das Wesen dieser Bewegung zu erfassen.

Der Mensch in Bewegung

Eins-Sein mit der Bewegung

Im Alltag sagen wir, dass wir «in Bewegung» sind, und meinen damit, dass wir uns bewegen. Bei anderen Beschäftigungen betonen wir jedoch nicht, dass wir «in» der Tätigkeit sind. Wir sind nicht «in Sprechung», «in Laufung» oder «in Kochung». Das weist bereits darauf hin, dass wir uns mit der Tätigkeit des Bewegens so intensiv verbinden können, dass wir eins damit werden. Was heißt das?

Nehmen wir das Beispiel des Tanzen-Lernens. Ob Walzer, Rock 'n' Roll oder Hip-Hop, jedes Mal beginnt man mit einem Schema oder den Grundschritten, welche einem Tanz zugrunde liegen. Man passt sich mit seinem Leib erst einmal diesem Schema an. Nach und nach werden die Form und die Tanzschrittabfolge verinnerlicht, bis man spielerisch und freier damit umgehen kann. Der Höhepunkt ist dann erreicht, wenn man überhaupt nicht mehr an Schrittfolgen denken muss, sondern von dem jeweiligen Tanzstil durchdrungen ist und aus ihm heraus in Bewegung kommt. Dann ist man «eins» mit der Bewegung.

Auch im Erlernen der Eurythmie gibt es grundlegende Bewegungsformen, wie zum Beispiel die Laute, die wir erst einmal «vorbewegt» bekommen. Indem wir sie ergreifen und verinnerlichen, verbinden wir uns mit ihren inneren Qualitäten. Und aus meiner Sicht ist es erst dann Eurythmie, wenn wir uns innerlich mit diesen Qualitäten verbinden und sie dann in die Sichtbarkeit bringen können. Im Tanz können die Bewegungen virtuos, äußerlich perfekt sein, und man wird sie vollständig als Tanz anerkennen. Wenn die Tänzer seelisch in ihren Bewegungen mitgehen, wird der tänzerische Ausdruck mit Sicherheit gesteigert. In der Eurythmie sollte die sinnlich sichtbare Bewegung immer Ausdruck der inneren Verbundenheit des Bewegenden mit dem Laut sein. Eine rein nachahmende, äußere Bewegung wird langweilig bei der Ausführung wie auch beim Betrachten.

Verinnerlichen der Bewegung

Innere Verbundenheit mit dem Laut

Rudolf Steiner betont in seinen Worten die Bedeutung des «Eins-Werdens» der menschlichen Seele mit der eurythmischen Bewegung (Technik):

«In der Kunst auf irgendeinem Gebiete tätige Menschen sprechen oft davon, wie die Seele *hinter* der Technik wirken soll; die Wahrheit ist, dass *in* der Technik die Seele tätig sein muss.»[7]

Die Worte «hinter» und «in» sind im Original hervorgehoben. Dies ist ein sehr wertvoller Hinweis, der zum intensiven Nachdenken anregen kann. Denn es liegt ein sehr großer Unterschied darin, ob ich die Bewegungen der Eurythmie äußerlich anwende und mich dabei hinter ihnen «verstecke», während ich sie ausführe, oder ob ich selbst zu diesen Bewegungen werde. Der Unterschied im Verhältnis meiner selbst zu den jeweiligen drei Farben der Laute in der Eurythmie wird von Steiner in diesem Satz zentral angesprochen.

Eurythmie ist keine äußerliche Anwendung …

Weiter spricht Steiner zu Beginn des ersten Vortrages im Laut-Eurythmie-Kurs über die Bedeutung der individuellen Persönlichkeit, die sich in die Technik, in das Mittel hineinstellt:

«Dasjenige, was vor allen Dingen für den Eurythmiker auf jedem Gebiete notwendig ist, das ist, dass er in der eurythmischen Kunst, in der eurythmischen Betätigung mit seiner Persönlichkeit, mit seinem Menschentum leben kann, sodass Eurythmie ein Ausdruck des Lebens wird.»[8]

… sondern Ausdruck des Lebens

Es ist ein Kernanliegen der Eurythmie, dass man *in* der Technik steht und nicht *hinter* der Technik, dass man als Mensch selbst zu diesem Mittel, zu diesen Bewegungen wird. Solch eine Erfahrung in der Bewegung führt zu einem aufbauenden Erlebnis. Die innere Verbundenheit mit der eurythmischen Lautqualität hat eine belebende Wirkung, welche in die äußere Bewegung übergeht und zum individuellen «Ausdruck des Lebens» wird.

Teil II.

DIE EVOLUTIONS-REIHE

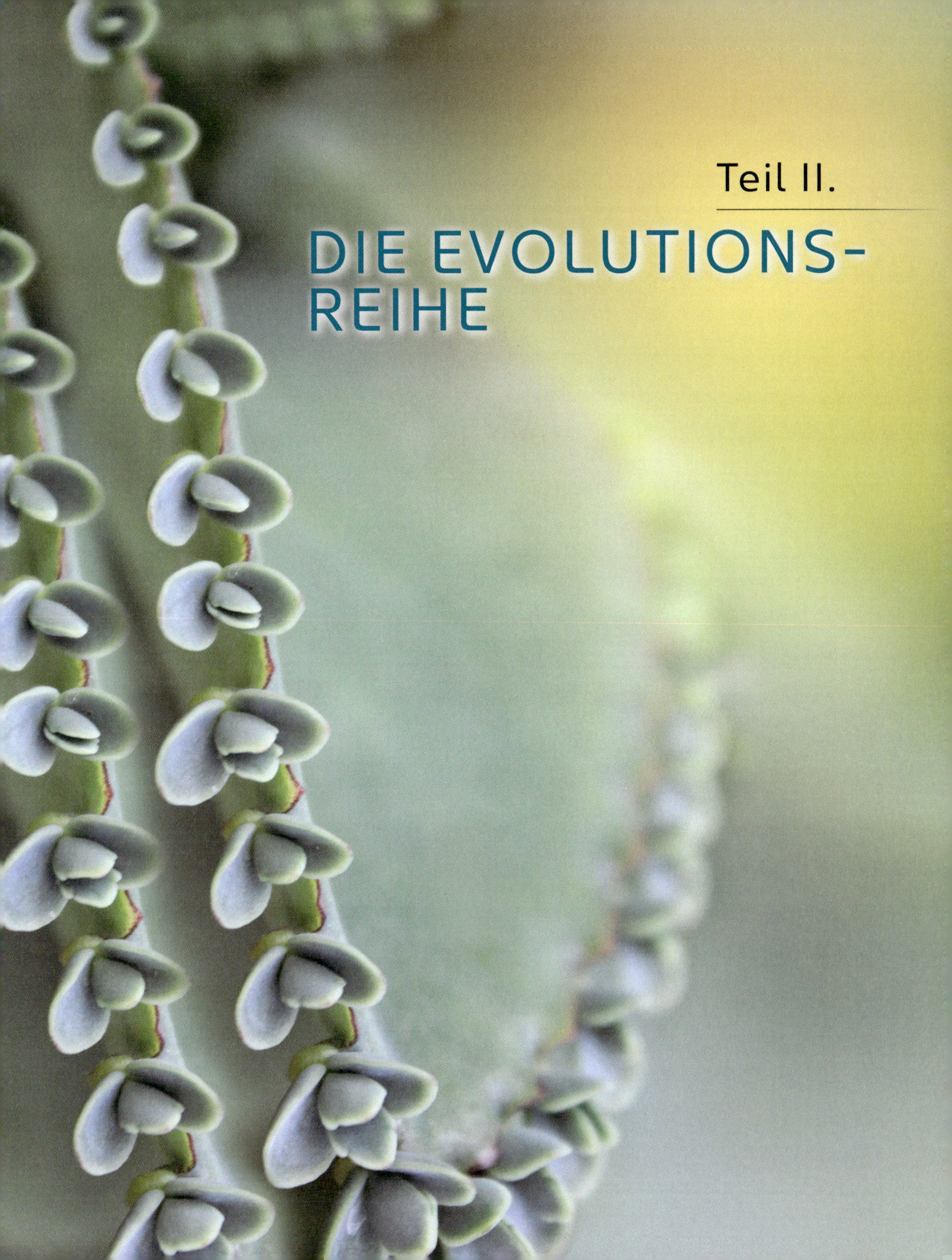

Angaben Rudolf Steiners zur Evolutionsreihe

Rudolf Steiner hat im Jahr 1914 eine Lautfolge von zwölf Konsonanten ins Notizbuch der Eurythmistin Tatiana Kisseleff geschrieben.[9] Diese hat sie in ihrer Autobiografie unter der Überschrift «Konsonanten in der Reihenfolge der Menschheitsevolution» veröffentlicht. Im sogenannten «Apollinischen Kurs» von 1915 findet sich eine Anleitung zu einer Gedichtgestaltung mit den Lauten der Evolutionsreihe anhand der Angabe: «Konsonanten der menschlichen Evolution».[10]

Meines Wissens gibt es keine weiteren Angaben von Rudolf Steiner zu dieser Lautfolge.[11] Im Laut-Eurythmie-Kurs,[12] dem grundlegenden Vortragszyklus zur Eurythmie, machte Steiner keine Angaben zur Evolutionsreihe.

Die besondere Bedeutung der Evolutionsreihe zeigt sich jedoch in der Autobiografie von Tatiana Kisseleff, in der sie schreibt, dass Rudolf Steiner «ungefähr» sagte: «Hierin sei eigentlich alles, was zur Entwicklung der Menschheit gehört, enthalten. Würden wir an diesen zwölf Lauten richtig eurythmisch arbeiten, dann würde er es nicht nötig haben, uns seine Vorträge zu halten.»[13]

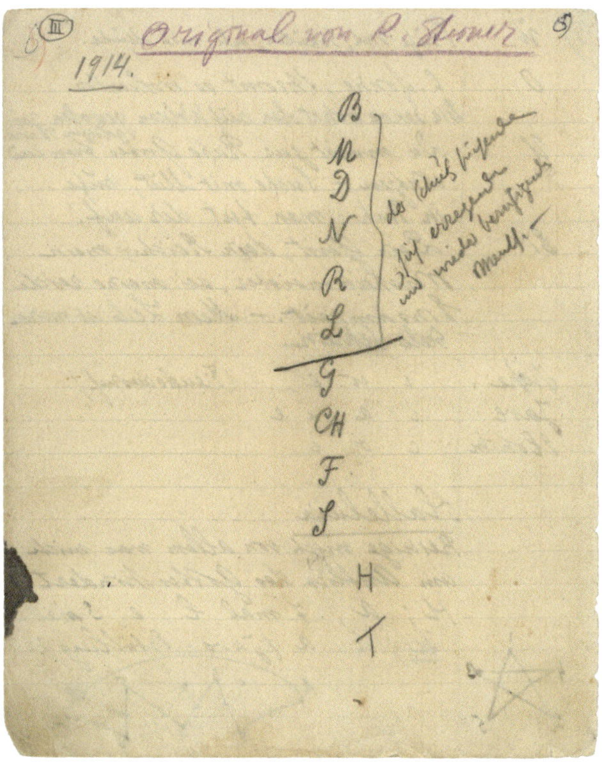

Notizblatt von Rudolf Steiner für Tatiana Kisseleff[14]

Entwicklungsprozesse erkennen und gestalten

Man kann sich nun fragen, weshalb man in seiner spezifischen Lebenssituation nach einer solchen Bewegungsreihe greifen sollte.

Ich begleite viele Menschen in den unterschiedlichsten Lebenslagen. In den ersten Gesprächen stellt sich oft heraus, dass sich jeder in ganz eigenen Gewohnheiten, die den Alltag und zwischenmenschliche Beziehungen prägen, wiederfindet. Entweder ist man sich dieser Gewohnheiten nicht bewusst, oder man spürt, dass man sich nicht von ihnen befreien kann und ist deshalb verzweifelt. Die Verzweiflung rührt meistens daher, dass man keine Alternative findet. Beziehungsweise man wüsste schon, *was* zu ändern sei, aber nicht *wie*. Der Schritt, in die Handlung zu kommen, gelingt nicht.

Wo befinde ich mich in einem Entwicklungsprozess?

Wenn ich selbst in solch einer Situation bin, kann ich die Evolutionsreihe Schritt für Schritt durchgehen und mit dem dynamischen Angebot dieses Bewegungs-Sets herausfinden, wo ich mich in meinem Prozess befinde, wo ich festhake oder aus dem Prozess ausgestiegen bin. In solch einem Moment kann man die letzten zwei, drei Entwicklungsschritte erinnernd aufgreifen und mittels seiner Phantasie und dem nächsten Laut in der Evolutionsreihe versuchen, einen realistischen, praktischen Schritt zu entwickeln. Oft nützt es schon, wenn man sich in die Bewegung des Lautes versetzt, bis man diese Dynamik mit dem Alltagsgeschehen praktisch verbinden kann.

Impulse zur Weiterentwicklung aus der Lautbewegung

Es ist ein sehr befriedigender Weg, sich mit einem Laut oder einer Bewegungsdynamik zu verbinden, um dann aus sich heraus eine eigene Lösung zur Weiterentwicklung zu finden. Man muss keine gut gemeinten Ratschläge von außen oder übergestülpten Vorstellungen von anderen zu Hilfe nehmen. Man findet selbst eine Lösung. Somit werden diese Lautbewegungen zu einer Möglichkeit der selbstständigen Problemlösung.

Innere Ruhe finden

Das Leben überrollt einen des Öfteren mit wuchtigen und betäubenden Wellen, und man ist von ihnen übermäßig beeindruckt und oftmals hilflos ausgeliefert. Nimmt man genügend Abstand und findet innere Ruhe mittels der zwölf Bewegungen der Evolutionsreihe, kann man darin reale Lebenshilfen erkennen.

Im dritten Teil dieses Buchs werden einige Beispiele aus verschiedenen Berufsrichtungen vorgestellt, bei denen die Evolutionsreihe als Werkzeug eingesetzt wurde. Sie sollen hier nur exemplarisch verstanden werden, um viele weitere Möglichkeiten der Anwendung anzuregen. Ich bin der festen Überzeugung, dass man sie überall und jederzeit einsetzen und anwenden kann. Die Evolutionsreihe wird somit zu einer grundlegenden, praktischen Lebenshilfe und Werkzeugkiste.

Ich habe wiederholt Seminare mit Managern durchgeführt. Dabei wurde der Wunsch geäußert, dass die Gruppe innerlich sensibilisiert und mit Hilfe der Evolutionsreihe in Bewegung gebracht wird. Die Manager hatten zumeist keine Erfahrungen mit Eurythmie oder Anthroposophie. Es war eine große Herausforderung, die Qualitäten der Laute so zu vermitteln, dass die Teilnehmer diese verstehen und ernst nehmen konnten. Wenn wir in der heutigen Zeit im Alltag Eurythmie anwenden wollen, gerade auch mit Menschen, die diese noch nicht kennen, ist der Einstieg anhand der Eurythmiefiguren für die meisten zu schwierig, vielleicht auch auf den ersten Blick zu abgehoben, zu wenig relevant für die konkrete Umsetzung einer Bewegung. Aus diesem Grund habe ich Symbole als Verständnishilfe für die Laute entwickelt. In der vorliegenden Arbeit sind die Symbole jeweils mit einer kurzen Erläuterung bei den einzelnen Lauten aufgeführt.

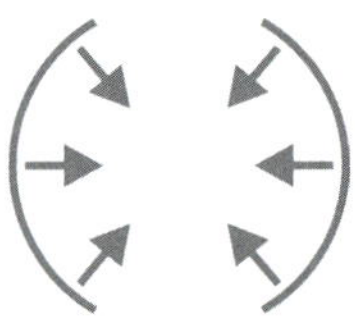

Symbol B

Es wird zum Beispiel beim B in Kurzform gezeigt, dass aus dem Umkreis zum Zentrum hin fokussiert wird und die Bewegungskräfte zu diesem Punkt hin geballt werden. Es ist ein Griff aus dem Umkreis zum Zentrum, und dabei entsteht ein Innenraum.

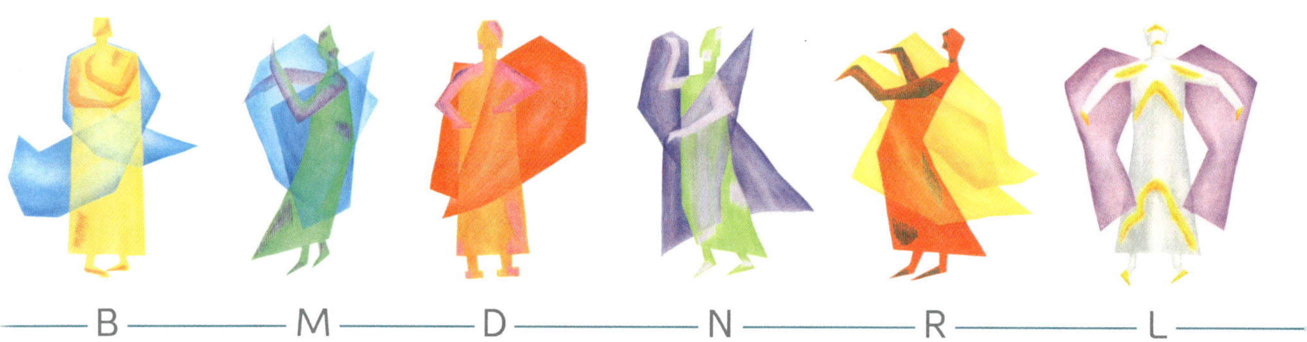

Einige der Symbole haben eine gestrichelte Linie. Diese soll vereinfacht die Wirbelsäule der ausführenden Person darstellen. Ein Beispiel ist das M, bei dem sich der eine Arm vom Ausführenden wegbewegt und der andere auf ihn zu. Ein gegenläufiger Bewegungsprozess bildet eine Einheit, ein gegenseitiges Sich-Durchdringen.

Es sind zunächst vereinfachte Zusammenfassungen eines Bewegungsprinzips. Die gegenläufige Bewegung des M kann auch von oben nach unten umgesetzt werden oder von innen nach außen. Dann spielt die Lage der Wirbelsäule in diesem Symbol eine weniger wichtige Rolle. Das Ziel jeder Bewegung ist, dass bei der jeweiligen Umsetzung entweder der Situation oder dem Individuum angepasste Variationen innewohnen. Das heißt, im Idealfall sieht jede Bewegung in ihrer Ausführung einzigartig aus. Es sollte nie stereotyp einer der Laute wiederholt werden. Dies führt in der Konsequenz dazu, dass es hunderte und tausende verschiedener M gibt, die aber alle auf demselben Grundprinzip beruhen. Gleiches gilt natürlich für alle anderen Laute.

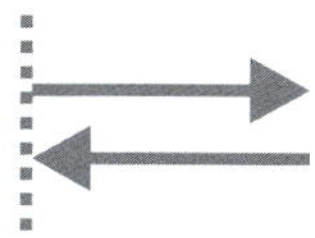

Symbol M

Aus diesen Ausführungen sollte klar werden, dass wir zwar von Buchstaben und Lauten sprechen, sie aber in einen weit größeren Zusammenhang gebracht haben und somit das Verständnis eines Buchstabens über das eines bloßen Schriftzeichens hinausgeht. Es geht hier also gar nicht darum, dass wir Schriftzeichen durch menschliche Bewegungen darstellen wollen. Die Gesten der Eurythmie sind keine «Geheimzeichen», die sich entziffern lassen. Es geht bei der Eurythmie um den äußeren Ausdruck eines inneren Prozesses.

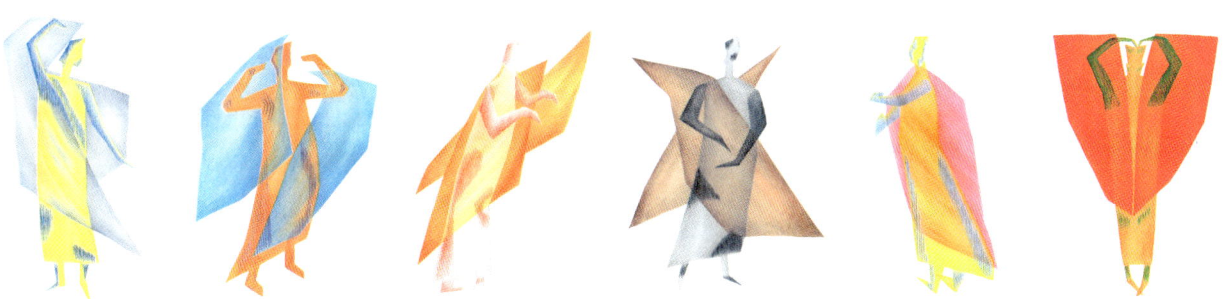

G — CH — F — S — H — T

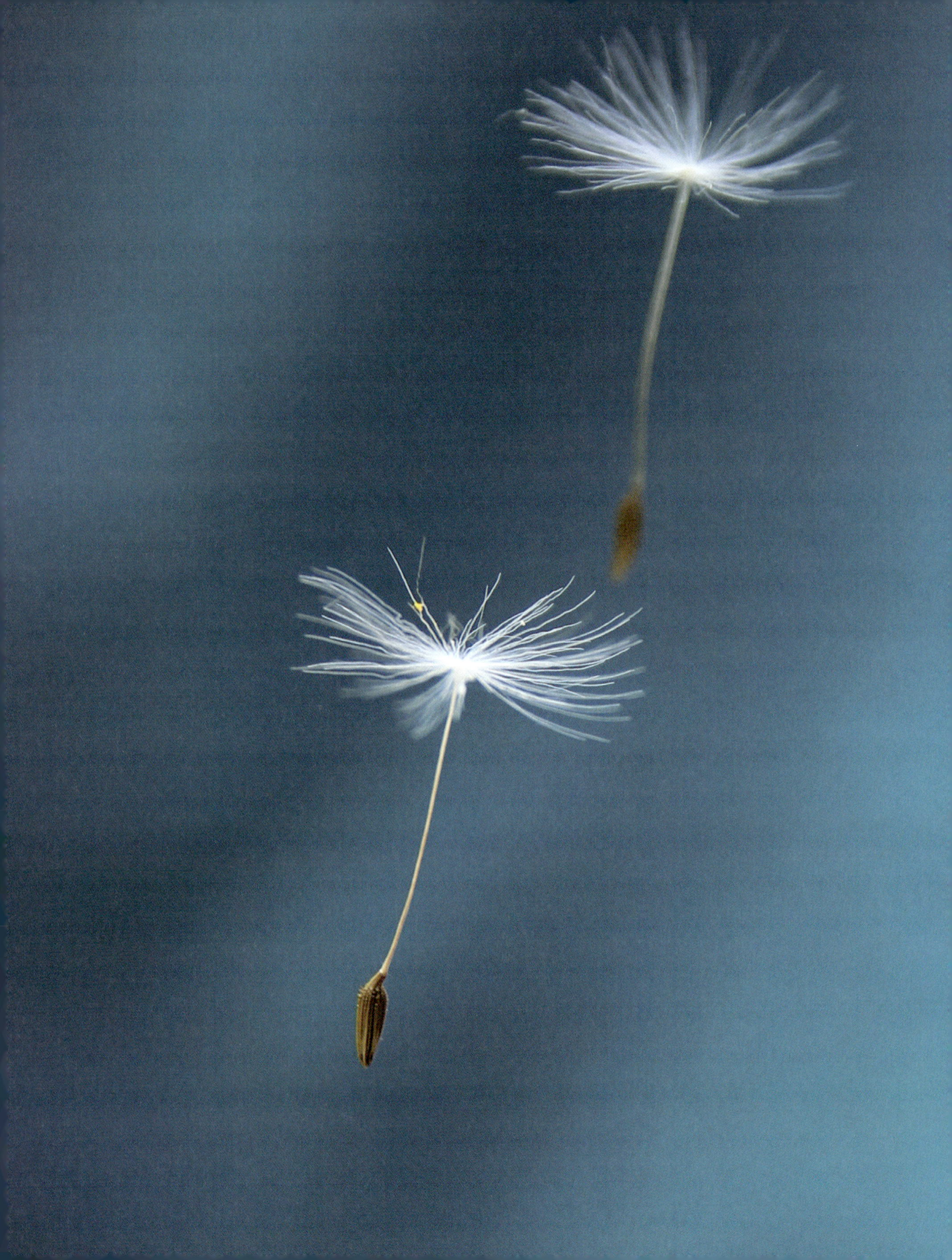

Die Laute der Evolutionsreihe

Methodisches zum Ergreifen der Laute der Evolutionsreihe

Das Ineinanderwirken dreier spezifischer Bewegungsqualitäten (Farben) mündet in einer eurythmischen Geste und lässt auf diese Weise einen Laut am Leib zur Erscheinung kommen. Die drei Farben jeder Figur werden in den folgenden Kapiteln in einem Bewegungsablauf nacheinander entwickelt. Es scheint mir am einfachsten zu sein, von der Gesamtbewegung der Kleidfarbe über die umhüllende Schleierfarbe hin zu den impulsierenden Farben der Charakterstellen zu gehen. Wer geübt ist, kann bei jeder Farbe beginnen. Ziel ist es, dass die drei Farben nicht wie drei Einzeltöne gehandhabt werden, sondern in einem Dreiklang wie in einem musikalischen Akkord enden. Alle drei bilden eine Einheit. Man kann eine dieser drei Klangfarben betonen, das heißt aber nicht, dass die anderen völlig verschwinden.

Drei Farben werden im Bewegungsablauf zu einem Laut

In einer Lautfolge wie der Evolutionsreihe bildet ein Laut immer die Grundlage für den nächsten Laut. Dabei ist es entscheidend, tatsächlich aus den aufeinanderfolgenden Lauten heraus die jeweiligen Übergänge zu finden und nicht Zwischenräume ohne Bewegungsimpuls einzuschieben. Auf Grundlage der Laut-Qualitäten und der Übergänge kann die Evolutionsreihe als innerer Prozess entdeckt werden. Die Laute und Übergänge werden in diesem Kapitel ausführlich dargestellt.

Bruchloser Übergang zwischen den Lauten

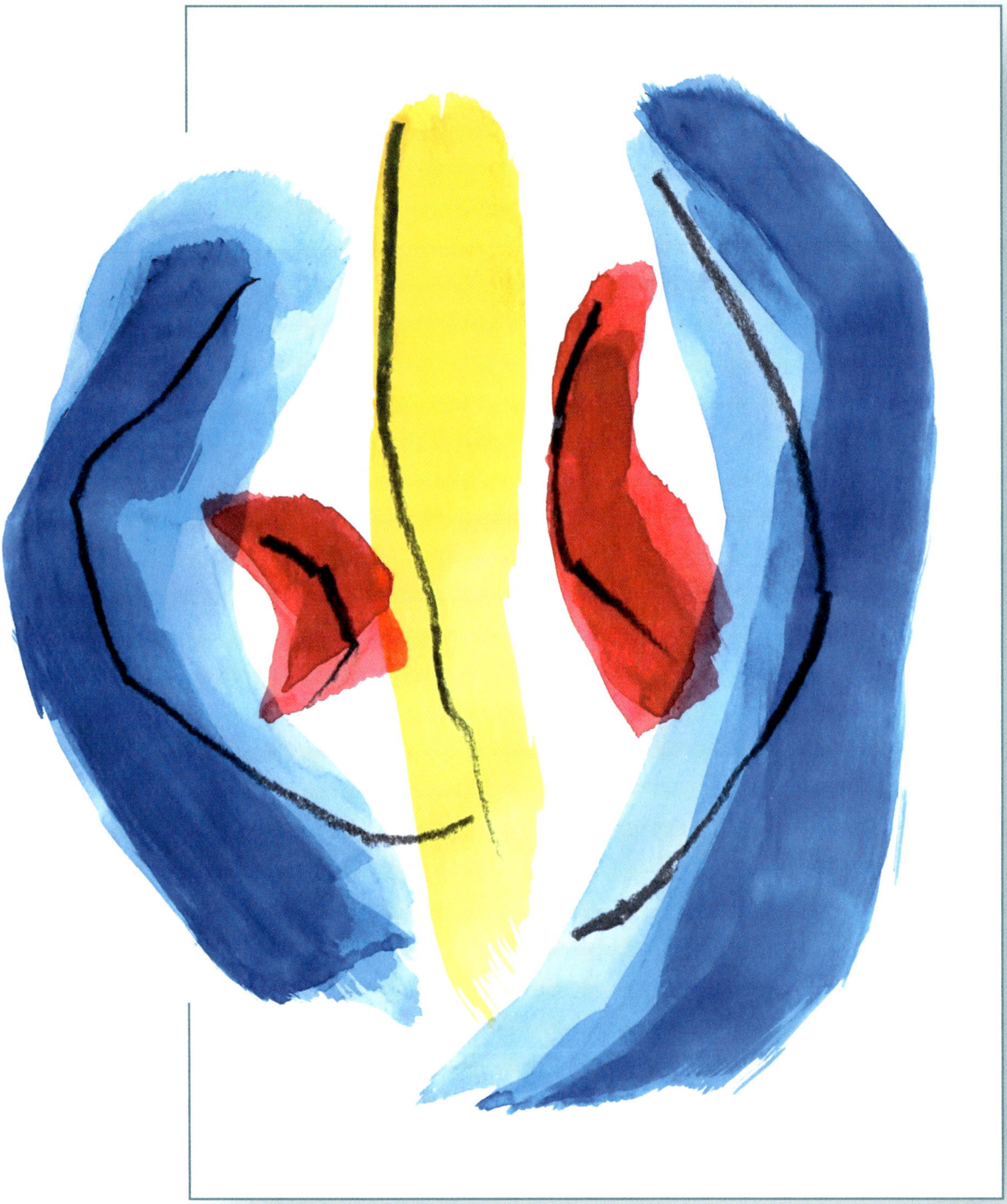

Der Laut B

Der erste Laut in der Evolutionsreihe ist das B. Er ist aus den drei Primärfarben Gelb, Blau und Rot aufgebaut. Aus diesen können wir alle anderen Farben mischen. Diese drei Urfarben bilden im ersten Schritt der Evolutionsreihe das B. Gleichzeitig beginnt mit dem B die erste Dreiergruppe, die das Ergreifen und Führen des physischen Leibes am stärksten unterstützt.

B als Keimzustand der Entwicklungsreihe

Dies ist der Keimzustand, der Ausgangspunkt, aus dem sich die ganze Entwicklungsreihe gestaltet. Der Name «Evolution» kommt aus dem Lateinischen: *evolvere* = auseinanderrollen, entwickeln. Auf der ersten Stufe der Reihe ist schon die Ganzheit im Verborgenen veranlagt. Es ist keimhaft schon alles im ersten Laut enthalten wie in einem Samen.

Und jedem Anfang wohnt ein Zauber inne,
Der uns beschützt und der uns hilft, zu leben.
Hermann Hesse

Bewegungsprinzip von Knospe und Blüte

Im Kapitel «Farbig bewegen» (Seite 26) habe ich die Bewegungsprinzipien des Gelb und des Blau beschrieben. Das Gelb bewegt sich in seiner Eigenart knospig von innen nach außen, und das Blau bewegt sich blütig von außen nach innen. Im Gelb ist immer ein Bewegungsimpuls von einem Zentrum in die Peripherie wirksam, welcher leicht und ungebremst durch den Leib hindurchgeht.

Zum Blau sagt Rudolf Steiner, «dass es vom Rande nach innen einstrahlt».[15] Dies können wir selbst am blauen Himmel erleben. An einem klaren Tag mit blauem Himmel sind wir heiter gestimmt und fühlen uns gleichzeitig von dem blauen Himmelszelt umhüllt wie von einer großen Kuppel. Aus dem Umkreis der eurythmischen Bewegung kommend lauschen die Arme wie nach innen, die Muskelspannung lässt nach. Es ist wie eine blaue Hülle, ein Schleier, eine Fläche, die sich um einen legt.

In einem dritten Schritt der Bewegung verbinden wir uns von innen konkret mit dem Blau. Dieses Verbinden und Durchdrungen-Sein entspricht der

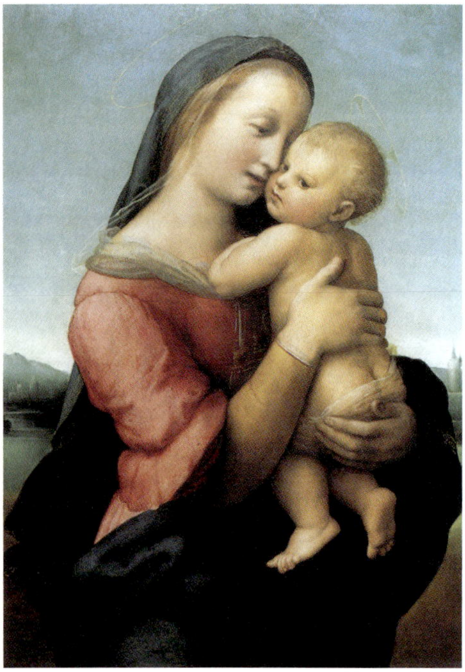

Raffael,
Madonna Tempi

Farbe Rot. Durch eine wache, innere Bereitschaft kann man den Impuls von außen ergreifen. Diese Tätigkeit des Ergreifens erschafft die Qualität des Rot. Es wärmt und rundet den Bewegungsdreiklang in einem Innenraum ab. Durch die Eigenwärme, könnte man bildhaft sagen, wird die weiche Modelliermasse zur festen Terrakotta-Form. Dies entspricht der liebenden Verbundenheit mit der Welt. Das Rot kennen wir ja auch als Farbe der Liebe.

Die Gelb-Bewegung im B können wir in die verschiedensten Richtungen ansetzen. Sie wird immer durch die Gegenbewegung des Blau gesteigert und mit der Wärme des Rot in eine innere Form gebracht. Wir müssen in einem Hin-und-Her-Bewegen von Gelb und Blau tätig sein, um diese Polarität dann im Rot zu verbinden und zu verinnerlichen.

Wir werden bei jedem Laut sehen, dass die Eurythmiefiguren Archetypen, Urbilder, Grundgesetze sind. Und diese Grundgesetze bringen wir beim Eurythmisieren mit uns selbst in eine Verbindung, um unser ganz persönliches B spezifisch für eine konkrete Situation zu realisieren. Wichtig ist, dass wir ganz bewegend in die Farb-Qualitäten eines Lautes eintauchen, auch wenn wir ihn zum Beispiel nur mit einer Hand ausführen, die in der Faust im Rot ihre Form findet. Die Erscheinungsformen der Laute werden in verschiedenen Situationen jeweils anders sein.

Ein Beispiel aus dem Alltag: Wenn man eine Faust macht (im Sinne von: «Jawohl, ich hab's!» oder: «Ich ringe um etwas») heißt das nicht, dass man damit Aggressivität ausdrücken möchte. Man hat, bevor man die Hand zur Faust geballt hat, nach etwas gesucht, nach einer Richtung oder einer Lösung, man war ganz offen (gelb). Aus dem Umkreis oder einem umfassenden Prinzip (Idee) heraus kommt es zum Fokussieren, zum Impuls des Verdichtens und Zusammenziehens (blau), und in der Faust wird das Zentrum als Ballung, als Tätigkeitsansatz ergriffen (rot). In der Alltagsbewegung verschmelzen diese drei Qualitäten blitzartig ineinander, sodass man die differenzierten Einzelschritte gar nicht mitbekommt.

Die Faust mit einer aggressiven Komponente zu ballen, kann ebenfalls aus dem B heraus entstehen, nur nimmt dabei die Ballung des Rot überhand. Das

Rot dringt bedrohlich durch das Blau und Gelb nach außen – im extremsten Fall bis zu einem Schlag. Auch diesem Rot geht blitzartig ein Gelb und Blau voraus: *Du musst mir nicht sagen, wie es ist (gelb), ich habe es kapiert (blau), und das lasse ich dich spüren (rot)!*

Hier nun ein weiteres Beispiel, bei dem die Farben in einer anderen Abfolge beschrieben werden können: Wir bilden mittels des Blau einen Schutzmantel. Blau verdichtet sich nach außen an der Oberfläche und ist wach nach innen. Es schützt einen Innenraum, und in diesem Innenraum leuchtet neues Leben auf. Das Leben strahlt gelb vom Zentrum in den Umkreis hinaus. Die Röte innerhalb des Blau gibt dem neuen Leben eine satte, warme Grundlage. Malerisch umgesetzt finden wir dies urbildhaft in den klassischen Madonnendarstellungen: umhüllend der blaue Mantel, innen strahlend das Licht, das Kind, und im roten Kleid die mütterliche Liebe. Ein wunderschönes Urbild für das B. Dieses Urbild lebt in jeder menschlichen Seele als Veranlagung.

Es zeigt sich, dass wir auf jeweils drei verschiedenen Ebenen aktiv sein müssen, wenn wir mit den Farben der Eurythmiefiguren arbeiten. Und durch diese Aktivitäten, die wir innerlich selbst erzeugen, entsteht eine Bewegungsqualität und eine Stimmung, bei der wir ahnen lernen, was das Wesen des B ausmacht. Es ist zum Beispiel unglaublich intensiv, wenn eine Gruppe in eine B-Gestaltung kommt – äußerlich eurythmisch sichtbar oder als innere Haltung –, dann wird die ganze Stimmung im Raum von einer B-Qualität erfüllt. Es entsteht eine völlig neue, andere Stimmung, wenn alle Teilnehmer in eine M-Bewegung übergehen. Diese Qualitäten können wir in ihrer Wirksamkeit ergreifen und in einer geführten Berührung oder Bewegung – zum Beispiel bei der *Eurythmie Massage* – auch auf einen anderen Menschen übertragen und ihm erlebbar machen. Entscheidend ist – wie oben bei den Farb-

Eurythmiefigur B

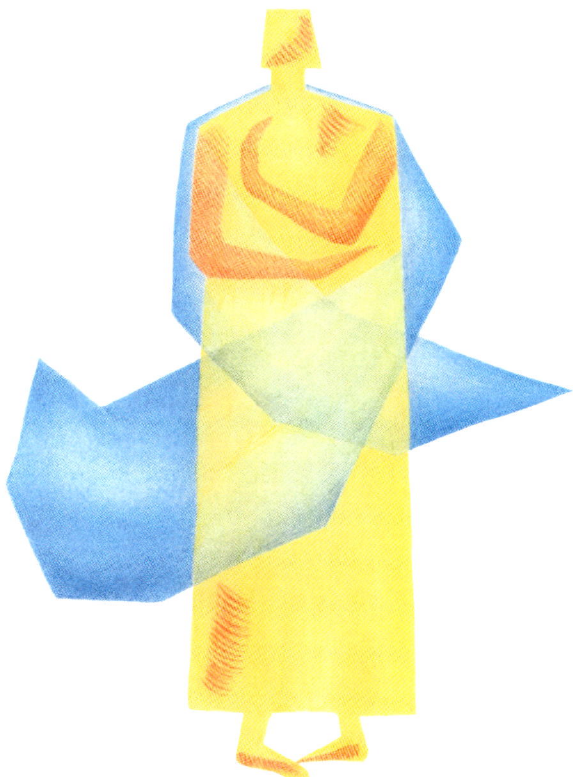

Bewegungen beschrieben –, diese Übertragung nicht wie eine äußere Bewegungstechnik anzuwenden. Wir kommen durch unsere eurythmische Aktivität bei der Berührung mit dem anderen in Korrespondenz, in Kommunikation, in eine qualitativ differenzierte Bewegungsbeziehung.

Beim *Symbol* für das B ist mir vor allem wichtig darzustellen, dass man im Umkreis beginnt, von dort aus auf ein Zentrum hin fokussiert und einen Innenraum bildet. Das Symbol ist die vereinfachte, zeichnerisch-statische Umschreibung dieses Prozesses.

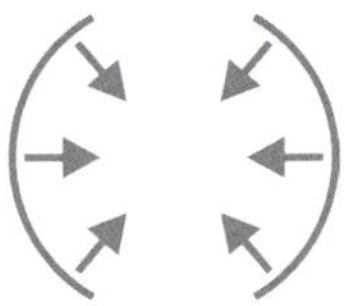

Symbol B

Wenn man beim B einen Raum bildet und diesen mit Konzentration festhält, kann man der Frage nachgehen: Wie lange schaffe ich es, das Interesse an diesem Festhalten zu bewahren? Das ist auch eine Frage der Mentalität. Es kann nach einer gewissen Zeit die Regung auftauchen: Jetzt reicht es, ich weiß nun, ich habe hier zentriert. In diesem Raum finde ich Schutz, Selbstsicherheit, da ist Wärme. Darin kann ich mich selbst finden oder etwas anderem Raum geben. Ich veranlasse und erfahre Hüllebildung, Selbstfindung.

Bei meiner Unterrichtstätigkeit, bei der die Laute eine zentrale Aufmerksamkeit bekommen, füge ich zu jeder Farbe eine Lautbeschreibung hinzu, die entweder von Rudolf Steiner selbst stammt oder von einer der ersten Eurythmistinnen überliefert wurde, die Steiners Erläuterungen aufgeschrieben haben.

Keimender Löwenzahn

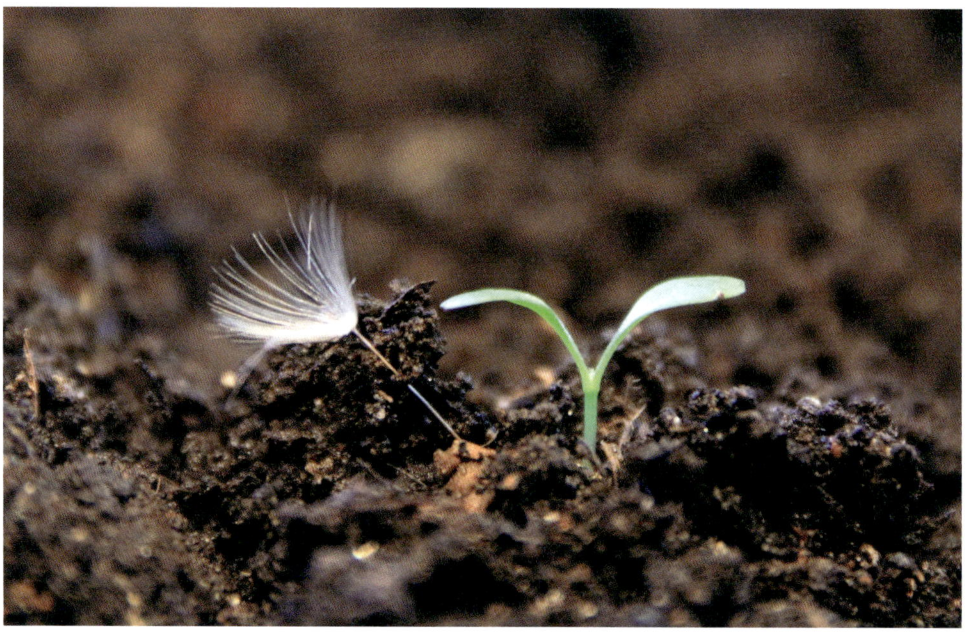

Bewegung	gelb	«So stehen wir in der eigentlichen B-Gebärde und empfinden in der eigentlichen B-Gebärde dasjenige, was gerade in dieser Haltung des einen und des andern Armes liegt. Wenn Sie erleben, was da drinnen liegt, so werden Sie sich sagen: Stelle ich mir vor, ich habe irgendetwas, was ich erfassen will, sagen wir, ein kleines Kind, das ich vor mir habe irgendwie, das sitzt irgendwo, ich will es erfassen.»[16]
Gefühl	blau	«Das B bildet immer eine Hütte, ein Haus nach.»[17]
Charakter	rot	«Sie werden wirklich fühlen müssen, dass Sie – hier – etwas halten (im Hohlraum).»[18]

Angaben von Rudolf Steiner zu den Mitteln des Lautes B

Die folgenden Zitate habe ich aus dem eigenen Erleben heraus, dass sie die jeweiligen Farbqualitäten treffend charakterisieren, ausgewählt. Folgendes ist als Anregung zu verstehen – es möge jeder seine eigene Zuordnung suchen.

Zusammenfassung zum B
Ich greife in die Welt, um eine schützende Hülle um etwas zu bilden und es wärmend zu halten.

Übergang vom B zum M
Aus dem roten, festigenden Wärmeprozess heraus im Charakter des B zeigt sich das Bedürfnis nach der Weiterentwicklung des Evolutionsprozesses im Sich-Entfalten-Wollen der grünen Bewegung im M.

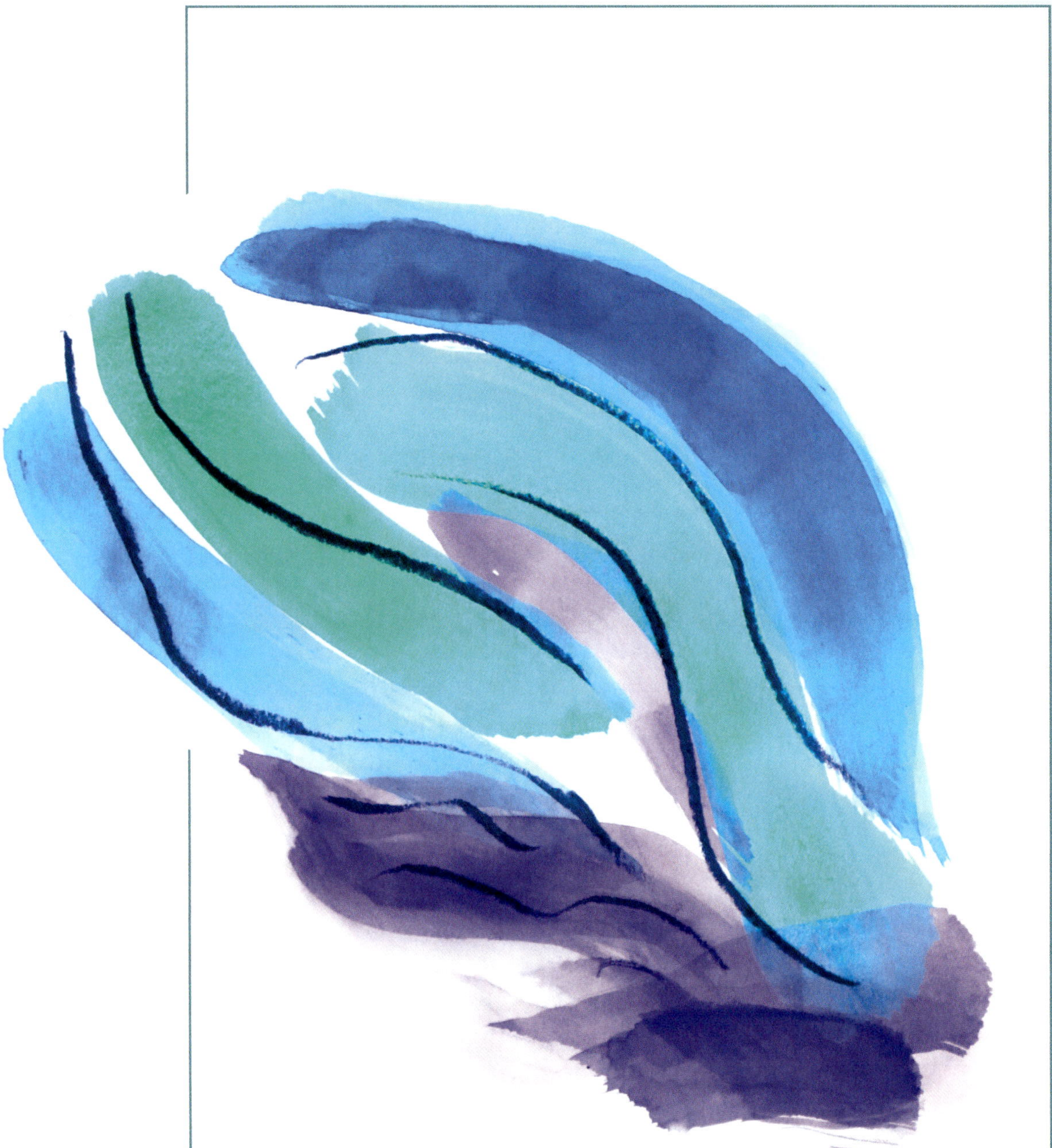

Der Laut M

Im B fanden wir innere Ruhe und Stärke. In diesem zufriedenen Erfüllt- und Zentriert-Sein entsteht das Bedürfnis, nicht nur bei sich zu bleiben, sondern es taucht Interesse an der Welt auf. Wo möchte ich in meinem Umfeld anknüpfen? Was machen denn die anderen? Was geschieht in der Welt? Habe ich da eine Aufgabe?

Wir nehmen von innen einen Bezug zur Umgebung auf. Die Grundrichtung ist, dass wir vom Innenraum des B ausgehen und wahrnehmend, tastend das Umfeld erforschen. Mit den Ergebnissen, den Früchten des Wahrnehmens in der Welt gehen wir dann wieder in unseren Innenraum zurück. Mit dieser Bewegungsdualität des Wahrnehmens und Zu-sich-Kommens erfahren wir das M.

Das M hat die Qualität, Innen und Außen in eine Beziehung, in einen Zusammenhang zu bringen. Man kann diese Doppelbewegung auch in zwei einzelne Bewegungen aufteilen, sodass wir zunächst mit beiden Händen wahrnehmend in ein unbekanntes Äußeres eintauchen, bis wir eine Wahrnehmung, eine Berührung haben. Im nächsten Schritt holen wir diese Wahrnehmung zu uns zurück, indem wir sie verstehen, das heißt, mit uns und unseren bisherigen Erfahrungen in eine Beziehung bringen. Dies kann auch den Prozess der Begriffsbildung beinhalten.

Innen und außen in Beziehung bringen

In jeder Wahrnehmung, in jeder Bezugnahme zur Außenwelt steckt M. Ohne M könnte niemand verstehen, worüber ich in diesem Buch spreche. Ohne M würde man auch nicht von einem Ort zum anderen kommen, weil auch dafür ein ständiges Wahrnehmen und Reflektieren, Begriffe-Bilden notwendig ist. Im M liegt ein dauerndes Hinausgehen, Wahrnehmen und wieder mit sich verknüpfen, eigene Urteile, eigene Begriffe bilden. Das ist die Qualität des zweiten Lautes in der Evolutionsreihe, des M, dass Innen und Außen in eine Beziehung gebracht werden.

Ein Bild aus der Natur für einen M-Prozess in eine Richtung ist der Okavango-Fluss im südlichen Afrika. Zunächst fließt das Wasser ruhig, regelmäßig und träge im Flussbett (grün). Die Ufer halten das Wasser und formen den

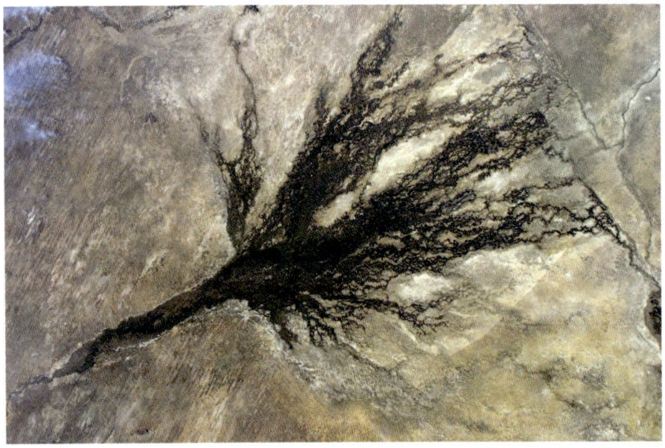

Versickern des Wassers im Sand: Delta des Okavango in Botswana

Flusslauf (blau). Im Delta versickert das Wasser in der Landschaft, im Sand, es wird eins mit dem Boden (violett).

In einer zwischenmenschlichen Bewegung kann man den M-Prozess sehr gut verdeutlichen. Wenn ich jemandem etwas erklären möchte, erläutere ich ruhig und fließend die Sachlage (grün). Dabei achte ich darauf, dass ich den Prozess auf das Wesentliche lenke und dabei nicht abschweife und ausufere (blau).

Der achtsamste Moment liegt darin, mitzuvollziehen, ob mein Gegenüber meiner Erklärung folgen kann und sie aufnimmt und versteht (violett). Habe ich bemerkt, dass er sie verstanden hat, ist dies der Rückfluss im M. Wie unangenehm fühlt es sich an, wenn man etwas verstanden hat und die erklärende Person im Redefluss bleibt. Dann bemerkt sie nicht, dass man es bereits verstanden hat.

Auch im Heilungsprozess geht es – je nach Krankheit mehr oder weniger – darum, Innenwelt und Außenwelt in eine harmonische Beziehung zu bringen. Ich kann Medikamente einsetzen. Ich kann aber auch der Krankheit eine seelische Aufmerksamkeit schenken und versuchen, sie zu verstehen und so das Wahrgenommene mit mir in Verbindung zu bringen. Diese Hin-und-her-Bewegung macht schon einen großen Teil der Wirkung eines Heilprozesses aus. Genauso wichtig ist es, dass man jemanden um sich herum hat, der zuhört. Wenn selten oder nie jemand da ist, der mich spiegelt, der mal etwas zu mir sagt, ist die Gefahr groß, einseitig zu werden. Es geht also darum, dass und wie ich mit meinem Umfeld gesund in eine Beziehung trete.

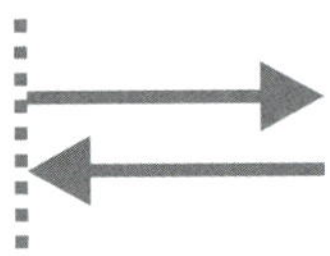

Symbol M

Wichtig ist beim M, dass beide Prozesse ausgeglichen sind. Es darf nicht geschehen, dass wir uns verlieren, dass wir nur herausgehen, oder, im anderen Prozess, dass wir nur hineingehen und verinnerlichen. Wenn wir *nur* in uns hineingehen, schließen wir uns von der Welt ab. Dann entsteht etwas Depressives. Wenn wir *nur* herausgehen, dann fließen wir aus. Ob ich dann eher hysterisch werde oder Burn-out bekomme und mich verliere, ist eine Frage der Persönlichkeit. Auf alle Fälle bin ich dann mit mir und der Welt nicht im Gleichgewicht.

Das M ist auch ein Werkzeug im Seelischen, um sich selbst zu beobachten. Wenn ich mich viel zu stark seelisch aktiv nach außen richte, dann muss ich

Bewegung	grün	«das Etwas zu erfühlen, in welchem man sich bewegt»[19]
Gefühl	blau	«dass das M etwas hat, was auf alles eingeht, die Form von allem annimmt»[20]
Charakter	violett	«Das M ist das Verstehen, das verständige Eingehen auf eine Sache.»[21]

Angaben von Rudolf Steiner zu den Mitteln des Lautes M

den Rückweg wieder stärker betonen. Wie gehe ich wieder hinein? Wie halte ich die Beziehung zu diesem Anfangs-Innen-B-Raum? Oder bleibe ich von Anfang an in diesem Innenraum und schaffe es gar nicht, in die Welt zu gehen? Dann wäre die Frage, wie ich in eine seelisch öffnende, der Welt zugewandte Bewegung hineinkomme. M ist die Erweiterung, das Reicher-Werden meiner Kräfte und seelischen Erfahrungen an der Welt.

Symbol-Erklärung
Wenn man das Prinzip des M in ein Symbol übersetzt, kann man das «Raus und Rein» darstellen (Pfeile) – und links stehe ich (gestrichelte Linie – Wirbelsäule). Ich stehe nicht in der Mitte, es geht nicht durch mich hindurch, sondern es geht von mir in den Umkreis und wieder zurück. Die Darstellung kann vermitteln: Hier stehe ich und gestalte die Beziehung nach außen und nach innen.

Zusammenfassung zum M
Wahrnehmend Interesse an der Welt haben und das Erfahrene verinnerlichen und verstehen.

Übergang vom M zum D
Aus dem violetten «Ich habe es verstanden, ich bin eins geworden!» im M lockt die orange Bewegung des D zum nächsten Entwicklungsschritt.

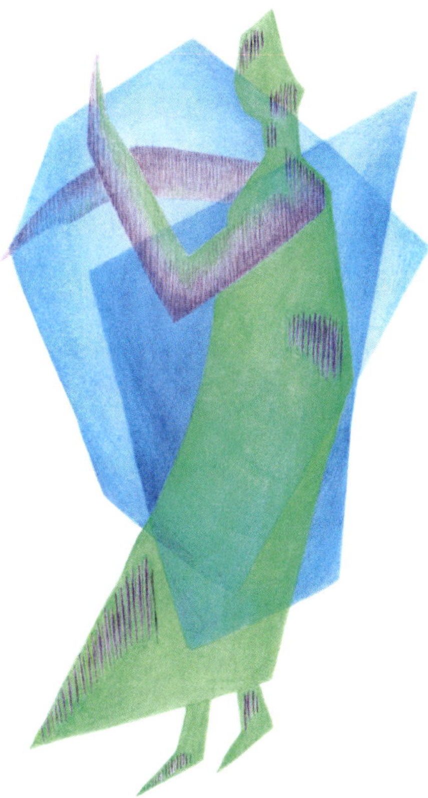

Eurythmiefigur M

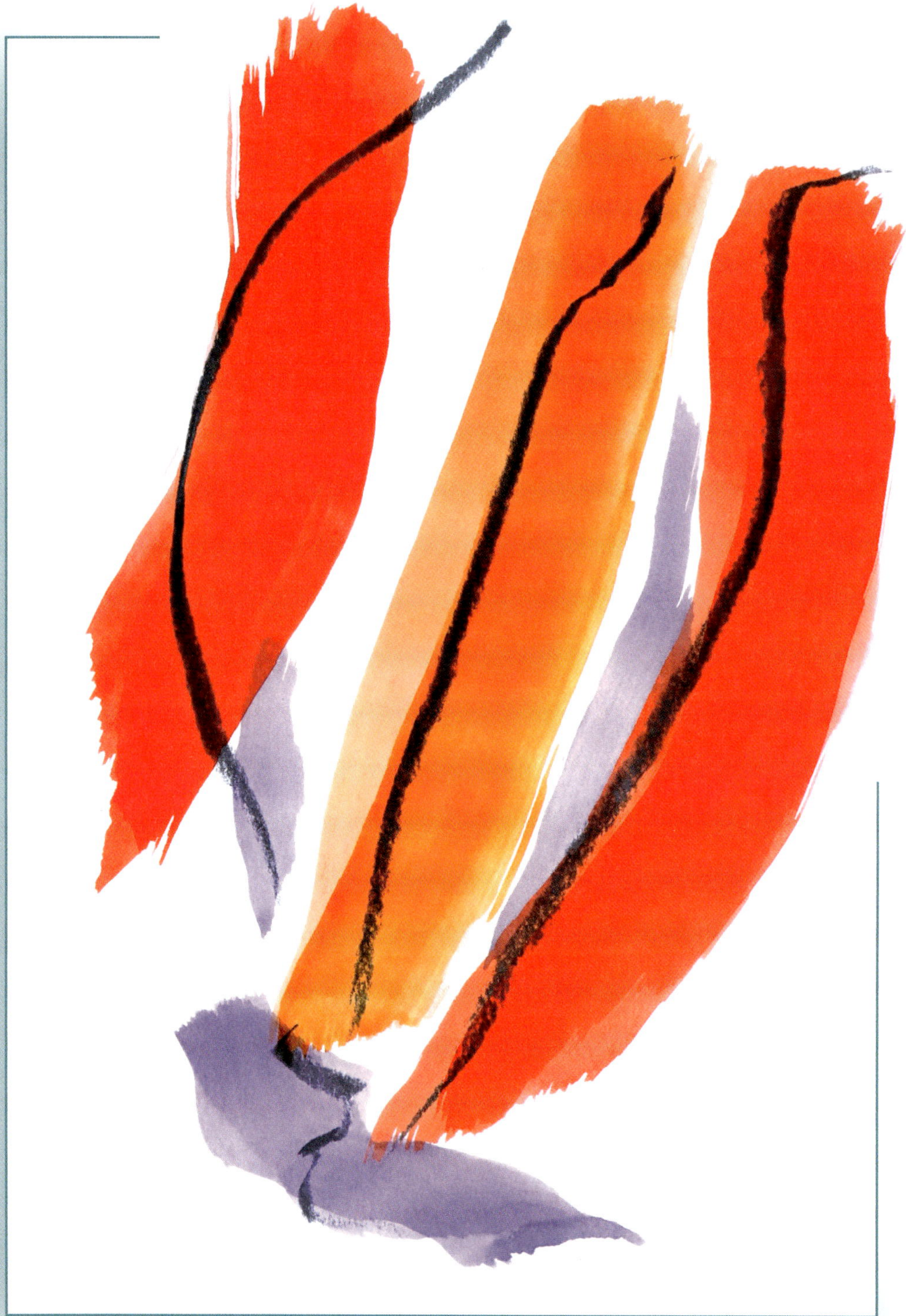

Der Laut D

Wenn die M-Tätigkeit lebendig umgesetzt wird, dann kann aus dem Austausch des Hin und Her ein Gefühl der Sättigung entstehen. Daraus geht das Bedürfnis hervor, die Bewegung zur Ruhe zu bringen und dann bestimmt zu sagen: Genau so, wie es jetzt ist, möchte ich das Verhältnis von außen zu innen, von innen zu außen belassen: *Genau so* ist es gut. Ich bin diese Beziehung eingegangen und bin erfüllt von all diesen Eindrücken – daraus entspringt jetzt *mein* Standpunkt.

Bewegung zur Ruhe bringen

Dieser Standpunkt gibt mir sicheren Boden unter den Füßen. Entschieden ergreife ich einen aktuellen Moment oder eine Sache (orange), verbinde mich mit meiner ganzen Begeisterung und Herzenskraft mit dieser Sache (zinnober) und lasse in der Entscheidung los (lila). Das Loslassen hilft mir, nicht zu verkrampfen, sondern bringt eine Gelassenheit und einen Überblick in die Entscheidung. Dadurch entsteht meine Selbstsicherheit.

Das kann als eine Einschränkung erlebt werden. Man entscheidet sich für eine Sache und muss dann die anderen Möglichkeiten beiseite lassen. Der wichtige Aspekt bei der Auswahl ist das deutliche Zu-sich-Kommen mit der Aussage: *Das* meine ich! Das heißt nicht nur: Ich bin bei mir! Sondern: Ich beziehe mich auf etwas – eine Aussage, eine Richtung. Rudolf Steiner charakterisiert den Laut D mit den Begriffen *hindeuten, hinstrahlen.*[22]

Entscheidung für eine Sache aus dem Spektrum der Möglichkeiten

An der Eurythmiefigur kann man deutlich sehen, wie sich der Gefühlsraum oben über der linken Schulter (Gefühlsseite) groß ausdehnt und nach unten rechts in die Spitze (Willensseite) verdichtet. Ich beherrsche meine Seele, meine seelische Konstitution, und sage aus dem Ich heraus: Es ist jetzt egal, was ich lieber tun würde, ich entscheide mich jetzt, und so mache ich es. Ich muss es auf den Punkt bringen.

Wenn ein Lehrer mit seiner Klasse eine Exkursion unternimmt und in entscheidenden Momenten klipp und klar zum Ausdruck bringen kann, wie man sich zu verhalten hat, kann er mit diesem D-Vorgang Klarheit in die Führung der Gruppe bringen. Je unmissverständlicher er eine Anweisung gibt, desto deutlicher kommt sie bei den Schülern an. Diese werden wach und gewinnen an Orientierungssicherheit. Wischi-waschi-Durchsagen sind das Gegenteil von D, durch sie entsteht Chaos. Angenommen die Gruppe soll in ein Schiff steigen, dann wissen alle durch die Ansage des Lehrers, was nun geschehen soll (orange). Dieser greift liebevoll, aber unmissverständlich nach einem chaotischen Schüler, damit er nicht ausscheren kann, und wenn es mehrere davon gibt, werden sie sanft, aber bestimmt den Begleitern zugeteilt (zinnober), sodass die ganze Gruppe in Ruhe und Gelassenheit (lila) ihren Platz auf dem Schiff findet.

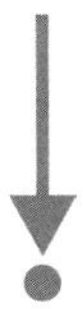
Symbol D

In entscheidenden Momenten deutlich, aber lebensbejahend eine Aufgabe gelassen erfüllen, mit Begeisterung und Ruhe einen Vorgang ergreifen – damit sind wir mitten in der Gestaltungskraft des D. Das Zinnober kann unbewusst oder, wenn es nötig ist, auch bewusst in das Ausüben von Druck übergehen. Im Druck kann man sich auf etwas abstützen. Er sollte aber nie zu Lasten eines anderen ausgeübt werden.

Viele Menschen kennen die Situation, dass sie unangenehme Dinge erst dann erledigen, wenn genügend Druck da ist. Dann hat man den freilassenden Moment zur Tat verpasst. Ein anderes Extrem im Zinnober ist, wenn sich das eigene Gefühl so aufplustert, dass es sich unverhältnismäßig stark in eine Entscheidung einmischt. Das geht dann in Richtung Selbstüberschätzung oder Gefühlsentscheidungen. Das heißt, die Entscheidung wird nicht mehr vom Ich geführt, sondern die Emotionen bestimmen.

In diesem dritten Schritt der Evolutionsreihe bringt man den Prozess einen Moment zur Ruhe. Er ist wie eine Fermate in der Musik. Ein kurzes, zwischenzeitliches Ausatmen wird durch ihn ermöglicht.

Das *Besondere* bemerken, aus der Fülle bewusst *eines* herausgreifen und sich darauf abstützen: das ist D.

Ein wunderschönes *Beispiel* für einen großen Durchgang durch die ersten drei Laute der Evolutionsreihe ist die Entwicklung eines kleinen Kindes: Die schwangere Mutter ist ein Ur-B, ein Umhüllen. Der Keim, das kleine Wesen, der Embryo ist in diesem Raum darinnen und ist geschützt. Es ist ein Schutzraum. Dann kommt es zur Welt, beginnt zu tasten, zu gucken, zu schmecken, sich zu orientieren; es will alles ergreifen. Das ist die Qualität des M. Bald aber kann es sich aufrichten und im D selbst dastehen: So bin ich, und ich gehe meinen Weg!

Bewegung	orange	«Hingewiesen wird man auf alles. […] Worinnen liegt das Wesentliche des D-Lautes? In der Deutebewegung.»[23]
Gefühl	zinnoberrot	«Die Nachahmung dieses Hindeutens, Hinstrahlens, das Aufmerksammachen, dass etwas da ist, das liegt in dem D.»[24] Ilona Schubert: «Wenn man das D ins Irdische hinunterzieht, kommt man zum Druck, man drückt auf etwas.»[25]
Charakter	lila	«Lernen Sie es empfinden als Reaktion auf ruhenden äußeren Einfluss […]: ‹Dies durch dich!›»[26]

Angaben von Rudolf Steiner und Ilona Schubert zu den Mitteln des Lautes D

Symbol-Erklärung
Engagiert und begeistert eine Sache bemerken (Pfeil), darauf zugehen, sich verbinden und auf den Punkt kommen.

Zusammenfassung zum D
Engagiertes, begeistertes Aufmerksam-Machen und sich darauf verlassen.

Übergang vom D zum N
Im Lila des D einen Standpunkt finden. Von da aus führt das Interesse mit dem gelblichen Aspekt in der hellgrünen Bewegung des N in eine ganz neue Richtung.

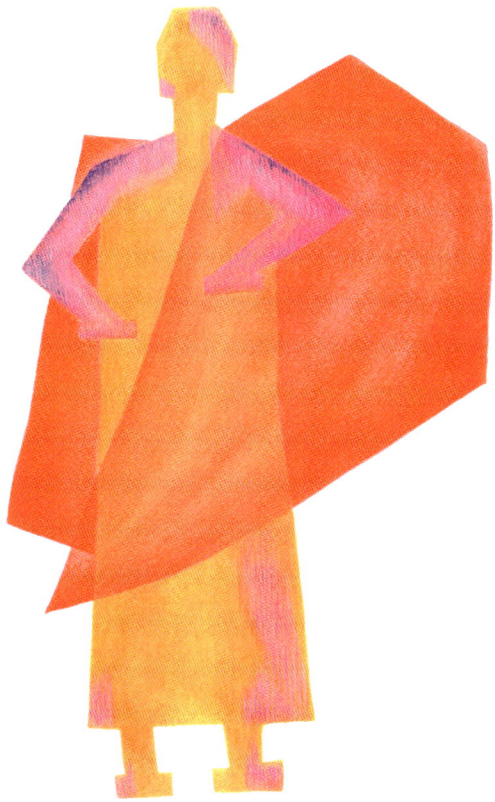

Eurythmiefigur D

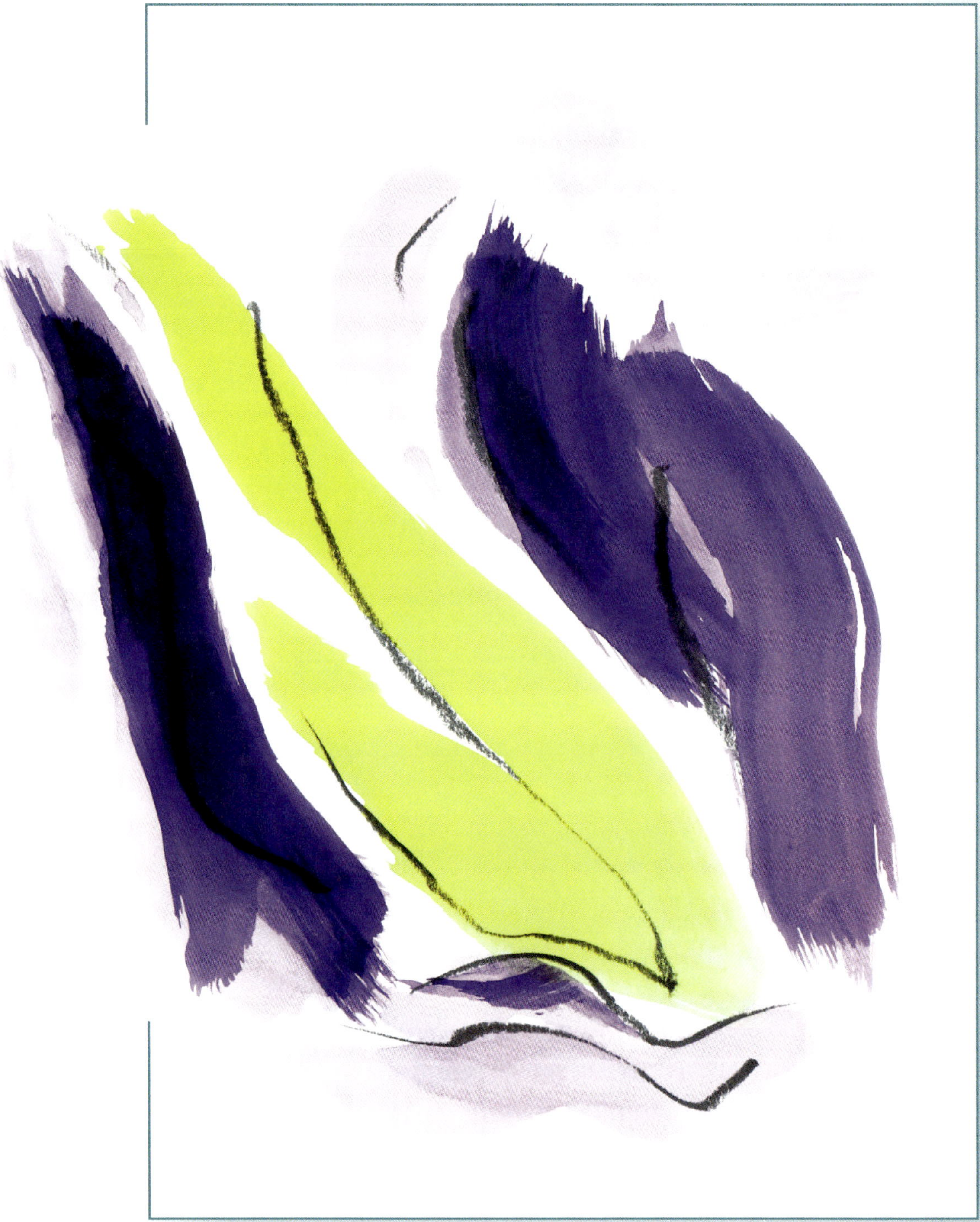

Der Laut N

Die zweite Dreiergruppe der Lautreihe beginnt mit dem N. Diese Gruppe zeichnet sich vor allem dadurch aus, dass viele anregende Aspekte hinzukommen, sich verbinden und Neues entstehen lassen. Es ist sehr viel Bewegung in den drei folgenden Entwicklungsschritten. Deshalb kann man sie in Beziehung zu dem Lebendigen oder Ätherischen bringen.

Neues tritt hinzu

Wenn man in diesem Hindeuten und Festhalten des D drinbleibt, besteht die Gefahr, dass man stark am Stoff, an Formen, auch am Sinnlichen hängen bleibt. Es kann der Augenblick im Leben eintreten, in dem man sich sagt: Ich habe mein Ziel erreicht, ich konnte meine angestrebten Vorsätze umsetzen, oder ich kann auf materielle Errungenschaften stolz sein. Dann besteht die Gefahr, dass man stehen bleibt, dass die Entwicklung aufhört.

Es kann jedoch auch die Regung kommen: Was gibt es denn sonst noch? Es kann eine Neugierde für anderes entstehen: Mein Nachbar hat immer so schöne Blumen im Garten. Wie macht der das? Und der ist manchmal wochenlang nicht da, wo geht der denn hin? Was, der macht Reisen? Es ist doch so schön hier, warum reist der denn herum?

Das entdecke ich aber nur, wenn ich ein Interesse dafür habe, dass man Lebenssituationen verschieden ergreifen kann. Wenn ich das nicht wahrnehme, bleibe ich in meinen Gewohnheiten stecken. Aber wenn ich aufmerksam bin, merke ich, dass um mich herum die Dinge ein wenig anders laufen. Und das ist nur möglich durch die Neugierde, durch das Interesse an anderen Gesichtspunkten neben den eigenen. Das ist die Qualität des N.

Interesse für Neues entfalten, um nicht in Gewohnheiten stecken zu bleiben

Mit dem N haben wir die Möglichkeit, das Liebgewordene, die Sicherheit zu verlassen, eine Lebenssituation zu öffnen. Das ist für die Entwicklung ein wichtiger Impuls. Wir müssen offen sein für neue, andere Gesichtspunkte: Das könnte ich eigentlich auch mal probieren! Wir können und müssen uns anregen lassen. Wir haben bestimmte Muster in uns: Das hat sich bewährt! Das habe ich schon immer so gemacht. Jetzt bloß nicht mit etwas Neuem stören. Never change a running system! Das könnte ja unangenehm werden. Aber

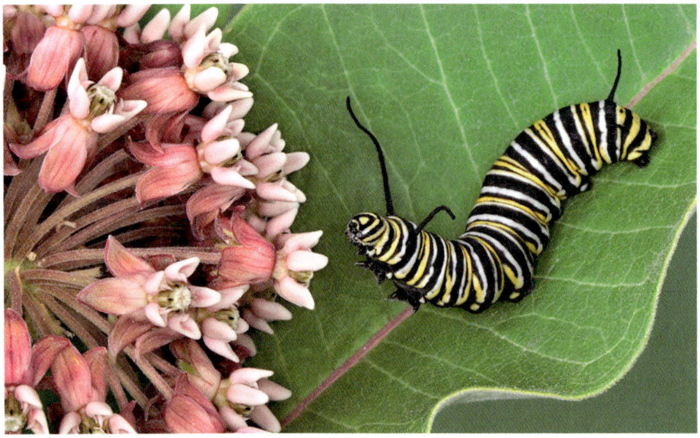

Die Welt entdecken: Raupe des Monarchfalters

wenn wir es zulassen, kommt frische Luft herein. Es geht also darum, dass wir uns mit etwas Unbekanntem in eine Berührung bringen.

Rudolf Steiner macht zum N eine ganz rätselhafte Aussage: «Das habe ich inne.»[27] Also dann ist das Unbekannte ja gar nicht so neu. Aber das Interessante daran ist: Ich habe es schon inne. Eigentlich habe ich eine Ahnung, was nötig wäre, komme aber (noch) nicht darauf. Wir haben ein Grundgefühl, dass wir uns auf etwas Neues einlassen können, obwohl wir noch nicht wissen, was das für Konsequenzen mit sich bringt.

Dafür ein *Beispiel aus dem Alltag:* Es kennt wohl jeder die Situation, dass man einem Familienangehörigen oder guten Freund ein besonderes Geschenk machen will. Man hat aber noch nicht die passende Idee und zieht los in die Geschäfte, um sich anregen zu lassen. Gut gelaunt und interessiert lässt man sich von schönen Dingen beeindrucken (gelb-grün). Auf einmal wird man von einem Gegenstand besonders berührt (blau-violett) – immer vor dem Hintergrund, das Passende für eine bestimmte Person zu suchen. Das besondere Wohlgefallen, was einen mit einer Leichtigkeit erfüllt, bestätigt sich im Inneren: Ja, das ist das Richtige (helllila)!

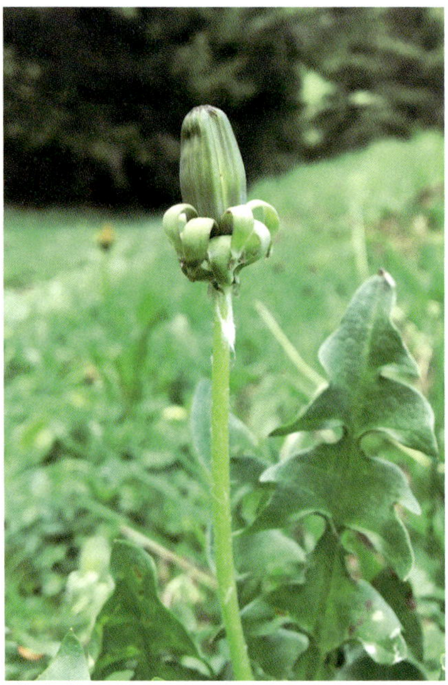

Neues regt sich: Knospe des Löwenzahns

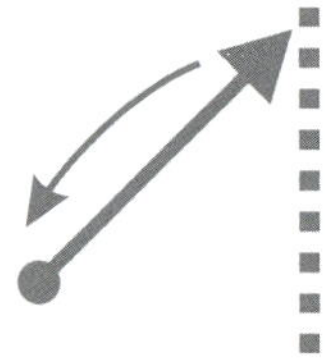

Symbol N

Bewegung	gelb-grün	«wie empfindend etwas berührend»[28] «vorübergehendes Verbundensein»[29]
Gefühl	blau-violett	Ilona Schubert: «Immer bleibt etwas hängen.»[30]
Charakter	helllila	«Das habe ich inne.»[31]

Angaben von Rudolf Steiner und Ilona Schubert zu den Mitteln des Lautes N

Wir haben eine Intelligenz, eine Sicherheit in uns, die sagt: Trau dich doch, geh da mal hin! Schnupper daran, es passiert dir nichts. Wenn wir uns nicht trauen, bleiben wir eben lieber zuhause. Das Rausgehen in ein vermeintlich Unbekanntes ist ein ganz wichtiger Schritt. Ahnungsvoll Neues entdecken wollen für unser Leben, das ist N.

Symbol-Erklärung
Interessiertes Suchen im Umkreis (dünner Pfeil), etwas ergreifen (Punkt) und dieses zu uns nehmen, verinnerlichen (dicker Pfeil).

Zusammenfassung zum N
Eine neue Erfahrung mit der Welt findet statt. Sie macht auf uns einen Eindruck, nach dem wir unbewusst gesucht haben.

Übergang vom N zum R
Sich von etwas Unbekanntem anregen und in Bewegung setzen lassen. Aus dem Verinnerlichen der Erfahrung im Lila entsteht der Drang, diese Erfahrung in der Welt anzuwenden – im Rot des R.

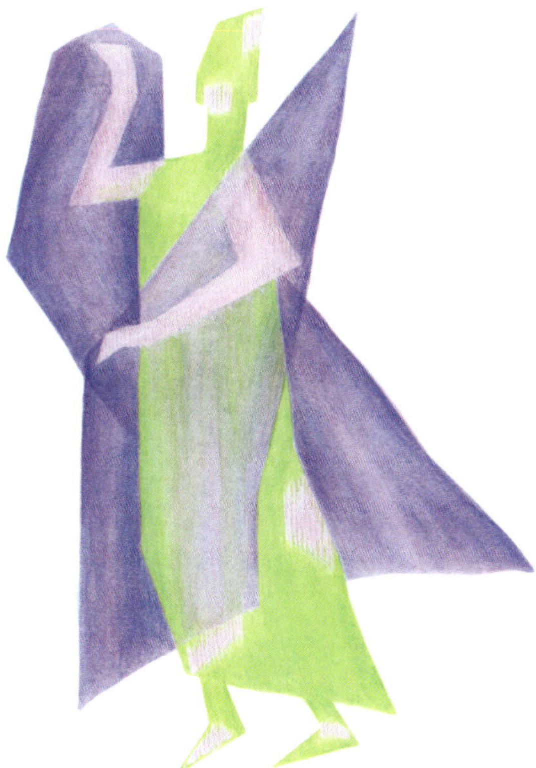

Eurythmiefigur N

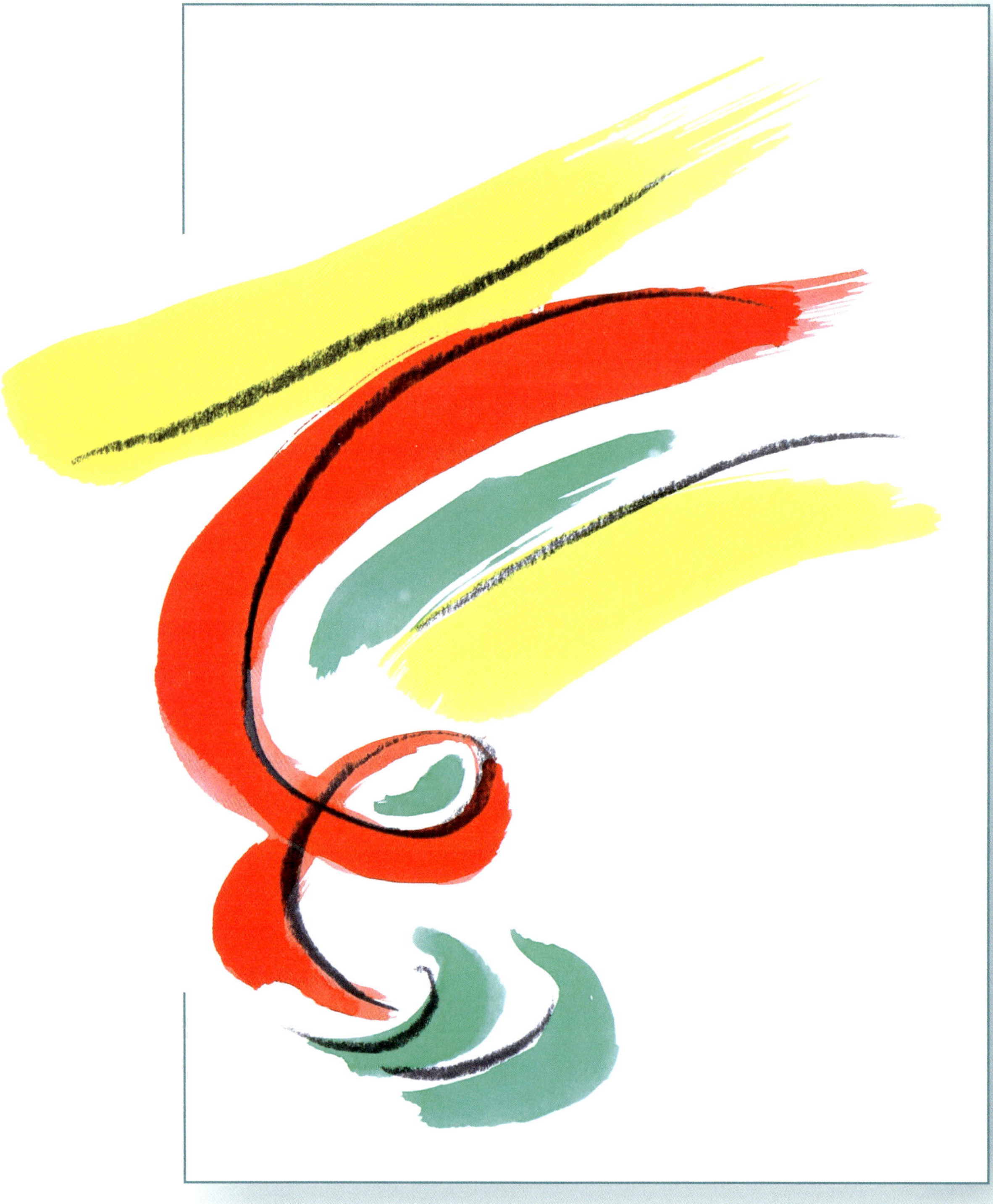

Der Laut R

Im N wurden wir von etwas Neuem angeregt, und jetzt lassen wir diese Anregungen in uns wirken. Sie müssen dabei natürlich irgendwo platziert, in unsere aktuelle Situation integriert werden: Was mache ich denn jetzt mit diesem asiatischen Gewürz? Oder mit diesem neuen Feng-Shui-Buch? Schnuppere ich nur darin herum und stelle es danach wieder ins Regal, oder setze ich die Anregungen um? Das würde konkret heißen, dass ich nach Feng-Shui meine Möbel ein bisschen herumschieben müsste. Das ist aufwändig.

Neues integrieren

Alle neuen Anregungen müssen wir mit uns in Einklang, in ein Verhältnis bringen. Und das gibt ein Durcheinander, vielleicht sogar ein Chaos. Wir müssen die alten Regeln, unsere alten Richtlinien durchlüften, in Bewegung bringen. Da sind wir beim R.

Die Grundbewegung des R ist rot. Man könnte in diesem Zusammenhang sagen: erbarmungslos aktiv. Wir müssen uns innerlich und in unserem Verhältnis zur Umwelt verändern, in Bewegung bringen.

Das R bringt aber auch ganz viel Gelb, ganz viel Luft und Licht herein. Wir können auch sagen: Mit dem R können wir alles von innen belüften und beleben. Es ist interessanterweise der einzige Luftlaut, den Rudolf Steiner angegeben hat. Durch das R können wir Festgesetztes lösen. Wir können auch sagen: Das R ist kreatives Chaos. Das heißt nicht, dass es störend oder sogar schädlich ist, sondern wir müssen innerlich etwas in Bewegung, in Veränderung bringen. Es ist äußerste Tätigkeit im Innenleben gefordert.

«Kreatives Chaos» erfordert äußerste innere Tätigkeit

Das R ist ein Zirkulieren, ein Umfassen, «das Wälzende, Drehende, [...] Rollende»,[32] sagt Steiner auch dazu. Und in diesem In-Bewegung-Bringen bekommen wir einen neuen Einblick, eine Idee: Das könnte ich ja völlig neu und anders angehen, in einen neuen Prozess bringen.

Es ist nicht gesund, wenn wir zu lange im R verharren. Da werden wir verrückt, weil wir gar nicht mehr wissen, wie wir mit den vielen neuen Anregungen umgehen sollen. Ruhe muss einkehren können. Wir müssen zu dem Grün kommen; das Grün im R ist Ruhe. Wenn wir in dem Grün sind – es hat etwas Beruhigendes, Verinnerlichendes – können wir mit Rot und Gelb erneut Belebung zulassen. Ganz wichtig ist aber, dass das Grün immer wieder von Neuem greift. Es ist das Nadelöhr, durch das wir den Prozess neu führen können, bevor er außer Kontrolle gerät.

Im R wirken die drei Dimensionen des Raumes harmonisch zusammen. Beim Kreisen der beiden Arme, im Rechts-Links, Hinten-Vorne und Oben-Unten wird die Armbewegung durch eine Beinbewegung verstärkt. In Resonanz mit den Armen geht man nach oben leicht auf die Zehen und nach unten mit den Fußflächen ganz auf den Boden. Das In-die-Höhe-Gehen verstärkt den Gelb-Aspekt, das In-die-Tiefe-Gehen den Grün-Aspekt, und dass sie dynamisch verbunden werden, dafür sorgt das Rot.

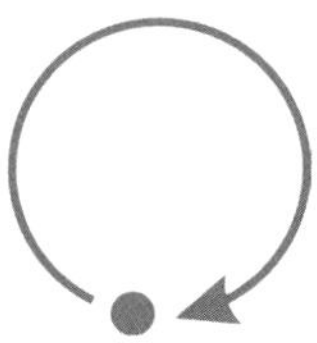

Symbol R

Ein Beispiel aus dem Leben: Wir kommen von einer erlebnisreichen, sehr beeindruckenden Reise zurück nach Hause. Alles lebt und pulsiert noch im Innern (rot). In der Erinnerung blitzen die Highlights, die wachsten Momente in uns auf (gelb). Diese Erlebnisse haben unsere Seele in Schwung gebracht, durchlichtet und bereichert. Nun gilt es, diese zu verinnerlichen, das heißt, dass man ihnen nicht sehnsüchtig nachhängt, sondern den erfrischenden, belebenden Moment ins Hier und Jetzt des Alltags ruhig integriert als einen Keim im Inneren (grün).

Ein zweites Beispiel, welches täglich neu gegriffen werden kann: die Beziehung zu einem anderen Menschen, sei es der Lebenspartner, ein Arbeitskollege oder das eigene Kind. Ich bin täglich gefordert, mich mit diesem aktiv zu verbinden und auseinanderzusetzen. Ob ich will oder nicht, ist dies ein anstrengender Prozess bzw. eine Tätigkeit, die von mir ein «Stoff-Ergreifen» erfordert (rot). Damit es tatsächlich eine Beziehung ist, muss ich bewegend dranbleiben. Dann gibt es lichte Momente, in denen man sich unmittelbar versteht, ergänzt und sich gegenseitig «Sauerstoff» im Zusammenleben gibt. Dies bringt Leichtigkeit und Freude in den Alltag (gelb). Erlebt man nur diese beiden Qualitäten in der Beziehung, drohen sie sich zwischen einem anstrengenden Ringen und schönen Momenten so zu steigern, dass die Erwartungen und Bedürfnisse, Highlights zu erleben, immer stärker werden – so weit, bis man diesen Erwartungen nicht mehr nachkommen kann und die Beziehung scheitert.

Bezieht man jedoch schon früh in solch einen Prozess Ruhemomente ein, in denen man die Augenblicke der Begeisterung ruhevoll betrachten kann, sich besinnend und dankbar daran erfreuen kann, sind dies bewusst herbei-

Bewegung	rot	«Das R ist das Wälzende, Drehende; [...] Rollende.»[33] «vorne beugen, rückwärts beugen»[34] «schwungvoll und schön auf und ab zu bewegen»[35] «Der Mensch wird im R ganz wild, kommt aus sich heraus.»[36]
Gefühl	gelb	«den Moment zu erwischen, wo der Schritt übergeht in den Lauf» «denn auch stehend kann man Mitgerissensein erleben»[37]
Charakter	grün	«Es ist also ein Egoistisches, das aber dasjenige, was es erzeugt, nicht der Außenwelt übergeben will, sodass es drinnen bleibt, sondern es noch in sich behalten will.»[38] «Dass man gleich mit seinem ganzen Menschen in die Bewegung hineingeht, das bringt man zum Stillstand, das hält man auf.»[39]

Angaben von Rudolf Steiner zu den Mitteln des Lautes R

geführte Sammlungs- und Ruhemomente. Je mehr Schwung und Begeisterung in einer Beziehung leben, umso mehr müssen bewusste, innerlich gegriffene Ruhephasen stattfinden (grün), sonst verselbstständigt sich der Rot-Gelb-Prozess.

Zusammenfassung zum R

Alle Gewohnheiten mit dem Neuen durchmischen, begeistert in Schwung kommen und geformt die Bewegung sicher führen und zur Ruhe kommen lassen.

Übergang vom R zum L

Aus der sachlichen Formkraft des Grün im R in ein engagiertes, persönliches Impulsieren im Orange des L hineinkommen.

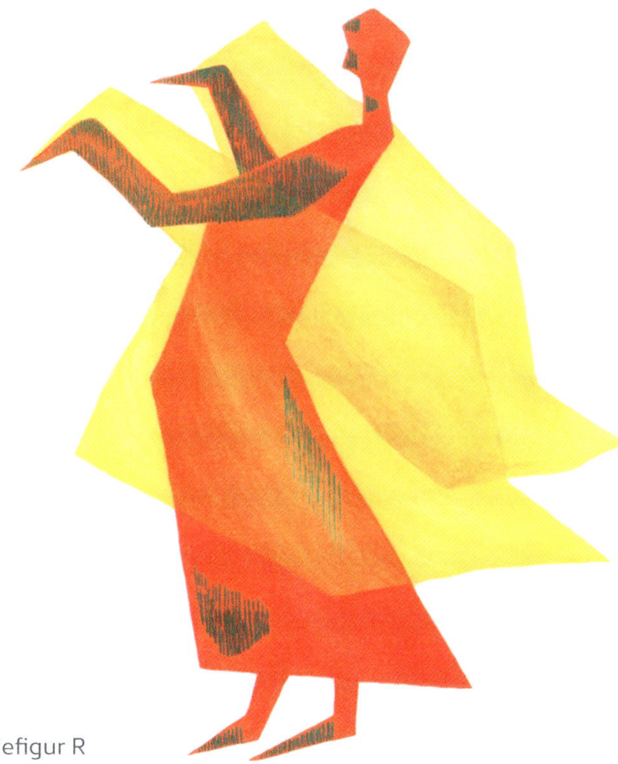

Eurythmiefigur R

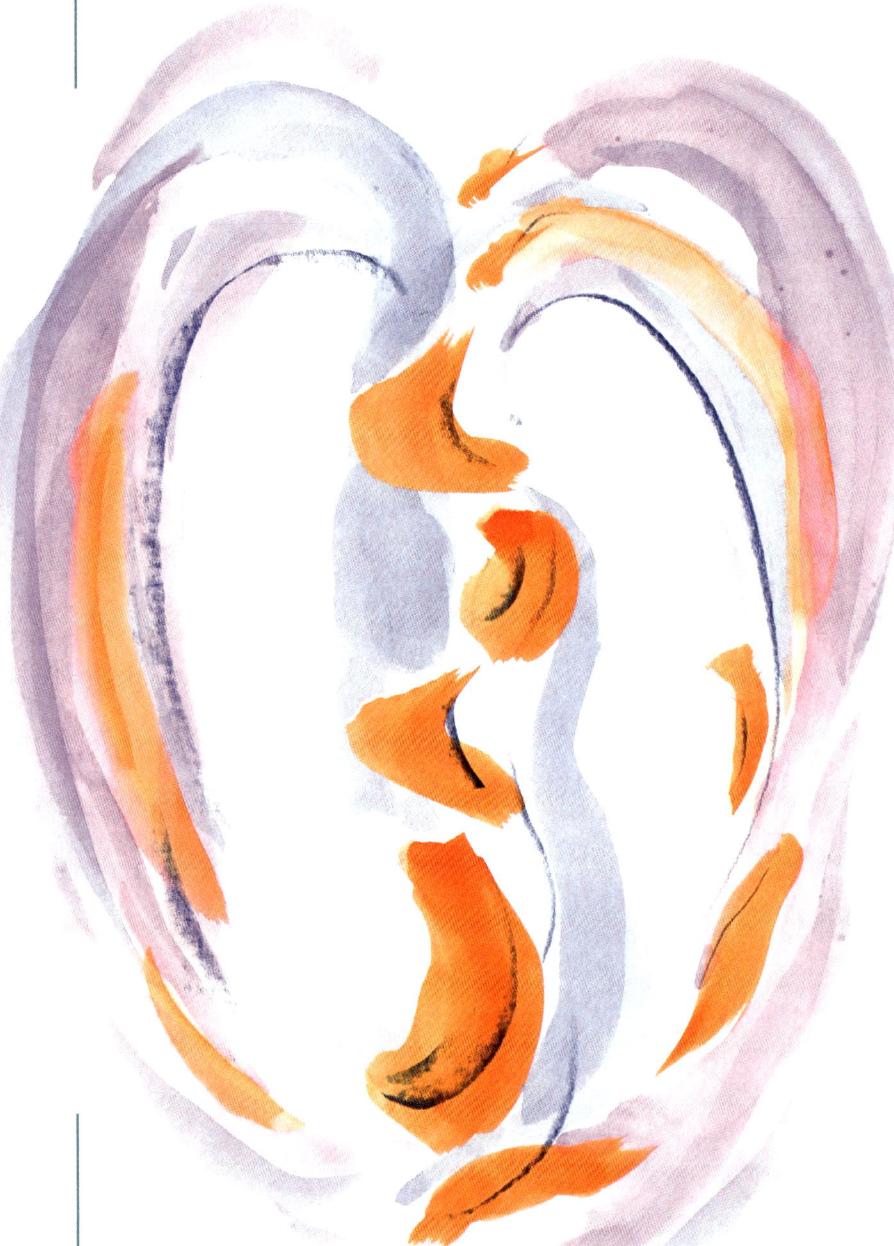

Der Laut L

Beim L tritt ein neues Phänomen am Schleier auf. Im unteren Bereich befinden sich seine Zipfel vor dem Kleid, und oben bei den Schulterblättern sind sie hinter der Gestalt. Im L wird man stark vom Hinten-Vorne umhüllt. Hier besteht also wiederum nicht nur ein Rechts-Links und Oben-Unten, sondern ein Gestalten nach vorne und hinten – was von Rudolf Steiner betont wird –, wobei man mit den Füßen in ein kräftiges Schaukeln kommen soll. Die drei Dimensionen wirken, wie beim R, ausgewogen ineinander. Somit kann man sagen, dass R und L dem Kugelprinzip entsprechen, sie sind Kugelwesen. Im L ist ein stärker vom Zentrum in den Umkreis Wirkendes, welches dann wieder ins Zentrum zurückfließt, wohingegen das R aktiver die Kräfte von außen nach innen holt, um sich im Grün zu verdichten.

Das Fließende, in sich Strömende, sich Entfaltende und in sich Zurückkehrende finden wir im L. Es ist der einzige Laut, der nach Steiner dem Element Wasser zugeordnet ist. Das immerwährend bewegte Wasser ist auch ein Urbild für das Lebendige. Beim L gestaltet man impulsierend aus dem Zentrum heraus in die Peripherie hinein und bildet einen Raum. Diese Bewegung kann zum Beispiel klein mit einer Hand beziehungsweise mit beiden Händen oder groß ausladend mit beiden Armen wie auf der Figur ausgeführt werden. Dies gilt übrigens für alle Laute. Das Fließende in der Bewegung durchrieselt innerlich die ganze Gestalt (silbergrau). In der größten Entfaltung wird die Bewegung bis in den Umkreis geführt und dann nach unten losgelassen (lila). Ich nenne diesen Moment den «Siesta-Moment». Wach, gelöst und ganz blütig nimmt man Erholungskräfte aus dem Umkreis auf. Je mehr man losgelassen hat, umso gestärkter kann die Eigeninitiative (orange) einen neuen Bewegungsimpuls geben. Im Orange ergreifen wir uns selbst. Wenn wir bei diesem fließenden Prozess des L ankommen, ist viel erreicht.

Das Fließende, in sich Strömende, sich Entfaltende und in sich Zurückkehrende im Wasserlaut L

Das L bringt uns in der Evolutionsreihe auf einen Höhepunkt. Es wird die Fähigkeit gebildet, Neues (N) zu verinnerlichen (R), und nun trägt uns die erworbene Fähigkeit zu einem neuen Gipfel. Wir sind aktiv gestaltend im Prozess (L).

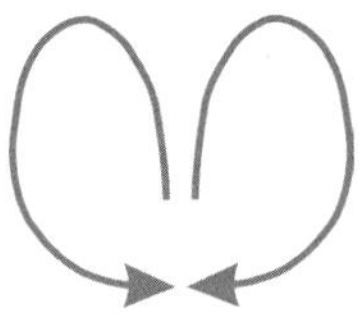
Symbol L

Dafür gibt es viele *Bespiele aus dem Leben*. Ich veranschauliche es hier an einem künstlerischen Prozess, in dem zum Beispiel ein Theaterstück einstudiert wird. Jeder Schauspieler geht in den Prozess des Lernens und sich Identifizierens mit einer Rolle (silbergrau). Dann kommen die einzelnen Szenen, in denen man in ein Zusammenspiel mit den anderen Schauspielern hineinfindet, die Beziehungen herausarbeitet und es zu einer Selbstverständlichkeit werden lassen muss, wo Auf- und Abtritte und Szenenwechsel stattfinden. Man fügt sich in das ganze Geschehen ein (lila). Interessant wird die Darstellung, indem jeder Einzelne charakteristisch sein Eigenes in den richtigen Momenten hinzufügt. Man bringt Spannung, Authentizität und Kreativität in den Prozess (orange). Kommt es zur Aufführung und die Zuschauer applaudieren zum Schluss den Darstellern, befindet man sich auf dem Höhepunkt und erlebt einen Erfolg. Wir kennen den Ausspruch: Nichts ist erfolgreicher als der Erfolg! Mit der Gefahr, dass man diesen Moment immer wieder und wieder erleben möchte. Darin liegt auch das Risiko, an diesem Punkt der Evolutionsreihe festhalten zu wollen. Das L hört von sich aus nicht auf zu bewegen.

Wir sind durch neue Anregungen, durch innere Prozesse, Chaotisierungen, vielleicht auch Trennungen oder einen neuen Beruf in eine aufwühlende Situation gekommen (im R) und bringen nun unser Leben wieder in Ordnung, damit es weiter fließen kann. Man könnte auch sagen, L ist eine Lebensqualität der gestalteten Abläufe: Jetzt läuft es rund! Glück in der geordneten Entfaltung. Zuverlässige Prozesse, die zum Erfolg, zum Gelingen führen. Man darf solche Momente natürlich genießen. Im Alltag sind solche Prozesse tragende, aufbauende Ereignisse und bilden eine wichtige Lebensgrundlage. Es ist wichtig, dass man von dem Strom des Alltags nicht überbeeindruckt und träumend mitgerissen wird.

Beispiele aus der Natur sind alle Lebenskreisläufe, zum Beispiel die Wachstumsprozesse eines Baums durch die Jahreszeiten hindurch: im Frühling aufsteigende Säfteströme, Entfaltung des Blattwerkes bis hin zur Blüten- und Fruchtbildung im Sommer; Reifung und Färbung der Blätter im Herbst bis zur Ruhepause und Rückzug der Säfte im Winter.

Ein Urbild des L-Prozesses ist auch der Wasserkreislauf in der Natur. Wolkenbildung – Regen – Quellen – Bäche – Flüsse – Meere und wieder Verdunstung. Immer ist das Wasser in einen anderen Zusammenhang eingebettet. Es löst sich nie in nichts auf.

Bewegung	silbergrau	Lory Maier-Smits: «Bei ihm, dem L, sollte man versuchen, überall draußen in der Natur freie Entfaltbarkeit gewahr zu werden [...].»[40] «Es ist ein sanfteres zur Ruhe Kommendes, ein sanfteres Erfassen des Nachlaufens, es ist eben eine Welle.»[41]
Gefühl	lila	«Und das L, das ist wiederum der Laut der Überlegung, aber mit Hingabe. Man lässt sich lieber etwas sagen, als dass man selber entscheidet. Man lässt ein anderes entscheiden, man wartet ab, indem man das L innerlich erlebt.»[42]
Charakter	orange	«In den alten Mysterien hat man gesagt: Das L ist das in allen Dingen und Wesen *Schöpferische, Gestaltende,* die die Materie überwindende Formkraft.»[43]

Angaben von Rudolf Steiner und Lory Maier-Smits zu den Mitteln des Lautes L

Symbol-Erklärung

Aus einem gemeinsamen Zentrum entfalten sich Bewegungsströme (Parallelbewegung), dehnen sich aus, werden groß in den Umkreis (große Bögen), um dann wieder zusammenzuströmen, sich zu verdichten, zu ballen (Pfeile).

Zusammenfassung zum L

Schöpferisch einen Prozess zur Entfaltung bringen und hingebungsvoll wahrnehmen, was daraus Neues entsteht.

Übergang vom L zum G

Aus der Hingabe im Lila des L gelöst eine Beziehung zum eigenen Innenraum aufbauen, damit das Eigene in sich erwachen kann. Dies ist das Gelb des G.

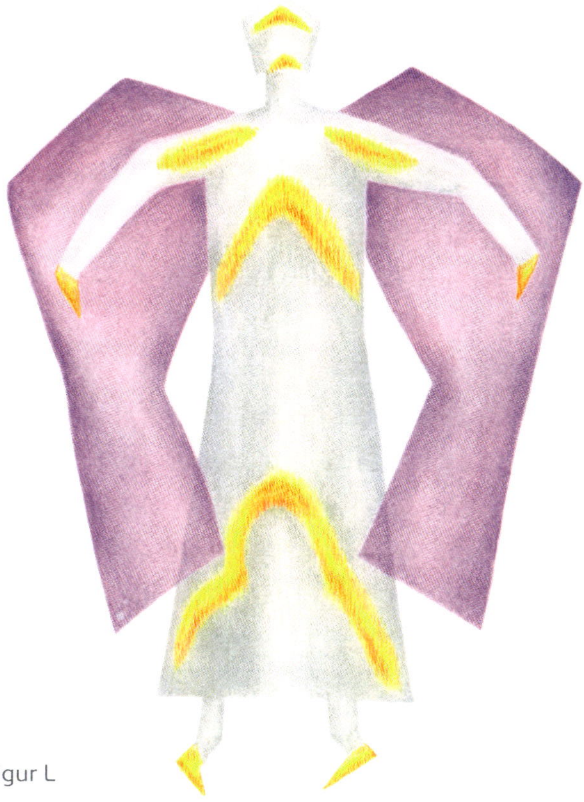

Eurythmiefigur L

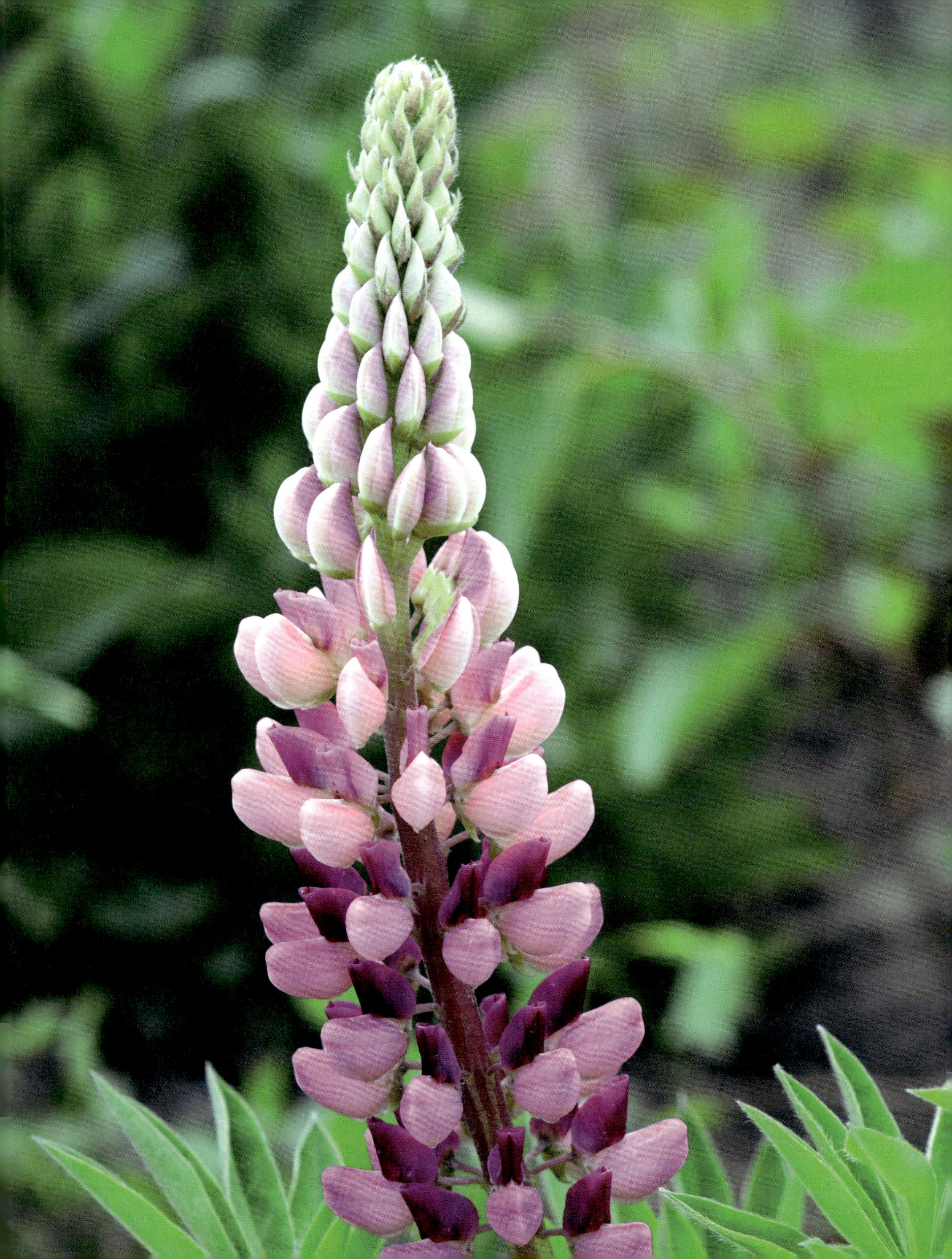

Übergang von der ersten zur zweiten Hälfte der Evolutionsreihe

Die ersten sechs Laute der Evolutionsreihe sind wie Geschenke. Es sind Prinzipien, die uns, obwohl wir uns natürlich in der Bewegung anstrengen müssen, überwiegend von selbst zufließen. Zur zweiten Hälfte der Evolutionsreihe können wir nur dann einen inneren Zugang entwickeln, wenn wir die Laute in einer wacheren seelisch-geistigen Qualität ergreifen. Die Laute der zweiten Hälfte fließen einem nicht so einfach zu.

Laute der zweiten Hälfte fordern eine wachere Haltung

Wenn wir in einem Entwicklungsprozess bei der Qualität des L ankommen – beruflich, wirtschaftlich oder in jedem anderen Prozess unseres Lebens – haben wir einen gewissen Zustand der Vollendung erreicht. Es wurde etwas zu einem Ziel geführt. Und dieses Erreichte kann ein Ausgangspunkt, eine Möglichkeit sein, von Neuem einen Prozess im B zu beginnen. Bis er wieder im L aufblüht.

An dieser Stelle können wir uns fragen, wie wir von dem Höhepunkt im L zu einer neuen Qualität in der Entwicklung kommen. Kann es da überhaupt noch weitergehen? In welchem Verhältnis steht das Erreichte mit unserem Innersten, mit der eigenen Mission, mit unserer individuellen Aufgabe, die wir mitbringen? Möglicherweise hat jemand die Aufgabe, viele Dinge zu initiieren, das heißt immer wieder von Neuem vom L zum B zu gehen.

Aber es liegt im Übergang vom L zum G die Möglichkeit zu sagen: Jetzt habe ich etwas zur Entfaltung gebracht. Ich schaue es an und frage mich: Was mache *ich* jetzt damit? Was hat das mit mir zu tun? Kann ich das steigern? Kann ich da vielleicht noch eine eigene Bewusstseinsnote hineinbringen, die die Entwicklung bereichert und individualisiert?

Wie lässt sich das Erreichte fortführen und steigern?

Man lässt die Fähigkeiten und Erfahrungen der ersten Hälfte nicht hinter sich. Sie bilden die Grundlage, die fortwährend weiterwirkt.

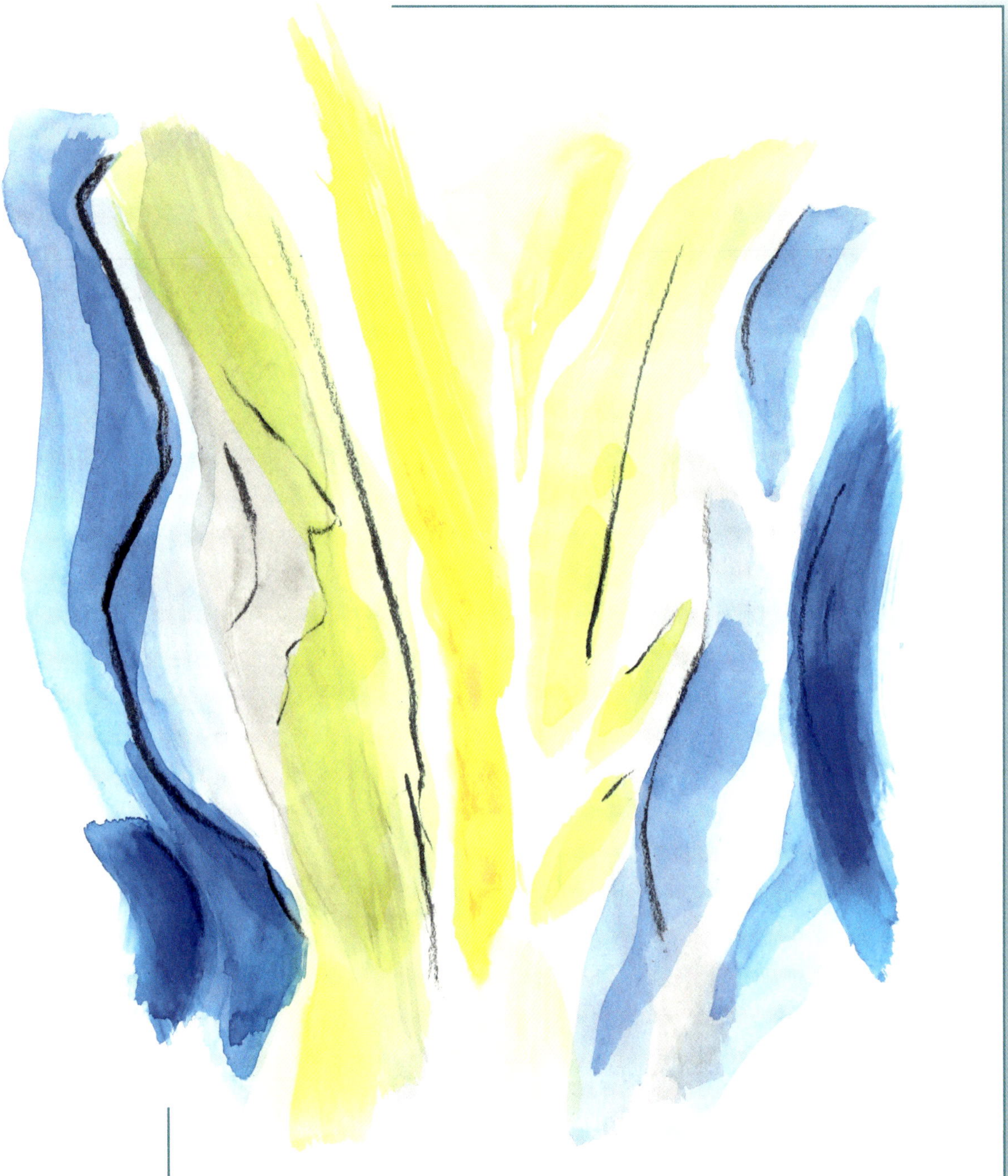

Der Laut G

Am Beginn der zweiten Hälfte der Evolutionsreihe und der dritten Dreiergruppe steht das G. Es kann dem Seelischen, dem Astralleib zugeordnet werden. In ihm taucht eine Qualität in der Bewegung auf, die mit der des B verwandt ist. Die beiden Laute haben etwas Ähnliches. Das B ist die erste Figur der ersten Hälfte, und das G ist die erste Figur der zweiten. Mit dem Gelb im B, welches ich ausführlich beschrieben habe, ist ein Licht gegeben, der Lebensfunke, welchen wir geschenkt bekommen haben.

Verwandtschaft mit dem B in der Bewegungsqualität

Jeder von uns hat die Möglichkeit, mit dem eigenen Licht einen Prozess zu beginnen.

Beim G haben wir wieder ein Gelb von innen. Aber es ist ein Gelb, das selbst hervorgebracht werden muss und dabei nicht nach innen gerichtet und empfangend ist, sondern sich ins Umfeld orientiert, ausstrahlt. Zu Beginn meiner Eurythmieausbildung war ich sehr enttäuscht, dass im G kein Rot enthalten ist. Wenn mich etwas stört, dann schiebe ich es energisch (rot) zur Seite. Das Rot hat aber im G überhaupt nichts verloren.

Das Silbergrau, welches beim L in der Gestalt war, dehnt sich in den Umkreis aus. Das neue, innere, individuelle Licht des G leuchtet, tastet ab, durchdringt die Umgebung, und zwar in das Grau im Umkreis hinein. Es ist, als gehe man mit dem inneren Licht, das heißt mit Aufmerksamkeit durch einen Nebel oder äußere Widerstände hindurch – mit der Frage, wie und wo *ich* jetzt von innen den Raum gestalten kann. Es geht nicht mehr darum, von außen gestalten zu lassen wie in der ersten Hälfte der Evolutionsreihe, sondern wir prägen unser Licht, etwas Individuelles von innen in den Raum hinein. Und diese Bewegung, das Einprägen in die Umgebung mündet in ein Blau, in eine Formkraft, die Innenraum schützend freihält.

Von innen heraus gestalten

Das bedeutet nicht, dass das Licht den silbergrauen Nebel verdrängt, weil dieser keine Berechtigung hat. Es ist keine Bewegung gegen etwas. Sondern ich erspüre, wie viel von mir gefordert wird, wie viel ich von mir einbringen soll, um die Umgebung individuell zu erhellen und zu durchdringen.

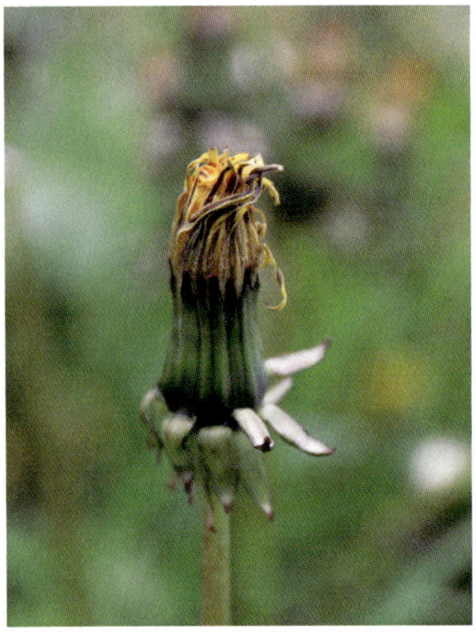
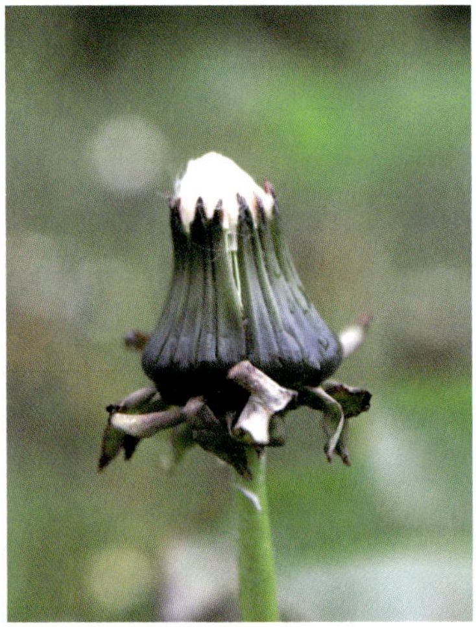
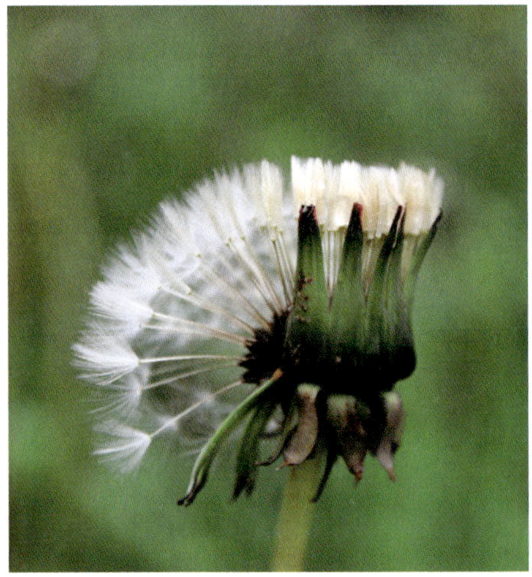

Rückkehr in den Innenraum – neuen Raum schaffen: Nach dem Verblühen schließen sich die Hüllblätter des Löwenzahns und öffnen sich wieder bei Fruchtreife.

Dadurch, dass ich seelisch-geistig aktiv in die Welt wirke, wehre ich äußere Einflüsse ab.

Mein Ich ist gefragt. Nicht wie die Welt mich bildet. Es ist wie eine Umstülpung, eine Umkehrung: *Ich* ergreife eigene Gestaltungskraft, bewirke Gestaltungsform – *ich* übernehme Verantwortung.

In diesem Raum, den ich von innen zu schaffen und freizuhalten versuche, kann ich auch stehen bleiben. Ich weiß jetzt, was ich in meinem Leben will, und ich setze es auch um. Kein anderer muss mir sagen, wie es zu sein hat.

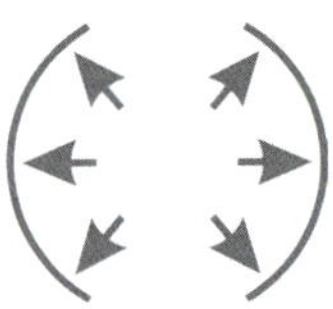

Symbol G

Ein Beispiel aus dem Alltag: Ich gehe als Frau alleine in der Nacht in einer fremden Stadt durch dunkle Gassen. Gehe ich innerlich selbstsicher und bewusst meinen Weg (gelb) und nehme die gesamte Situation um mich herum wahr (silbergrau), begreife bewusst die aktuelle Situation, weiche zu «dichtem Nebel» – Gefahren – aus und gebe mir dadurch einen inneren Schutzraum, in dem ich sicher bin, dass mir nichts passiert (blau), komme ich gut an mein Ziel. Das G ist ein aktiver Schutzraum, den ich aus meinem Inneren entstehen lasse. Er hilft auch außerordentlich vor bösen Blicken oder verbalen Attacken. Ich halte mich selbst aufrecht in meinem Innern.

Bewegung	gelb	Margarete Kirchner-Bockholt: «Das G herrscht mit den Kräften der oberen Welt, und ihm dienen die Kräfte der unteren Welt.»[44]
Gefühl	silbergrau	«Lernen Sie G empfinden als abwehrende Reaktion.»[45]
Charakter	blau	«Ein innerliches Sich-Befestigen, Sich-Befestigen sowohl den Seelenkräften nach wie aber namentlich darauf hin, das ganze natürlich im Menschen sich Ausbreitende in sich zu befestigen.»[46]

Angaben von Rudolf Steiner und Margarete Kirchner-Bockholt zu den Mitteln des Lautes G

Symbolerklärung
Inneres Bewusstsein (Zentrum) in den Umkreis wirken lassen (Pfeile). Diesen Raum aufrechterhalten (Kreislinie).

Zusammenfassung zum G
Vom Zentrum nach außen gestalten, das Höhere in mir in die alltäglichen Prozesse einstrahlen lassen und alltäglich Hemmendes abwehren. Ich gebe mir selbst Halt und einen eigenen Schutzraum.

Übergang vom G zum CH
Durch die Membran des Blau vom G mit dem Orange des CH dringen, um weitere Ideen und Inspirationen aus dem Umkreis an mich herankommen zu lassen.

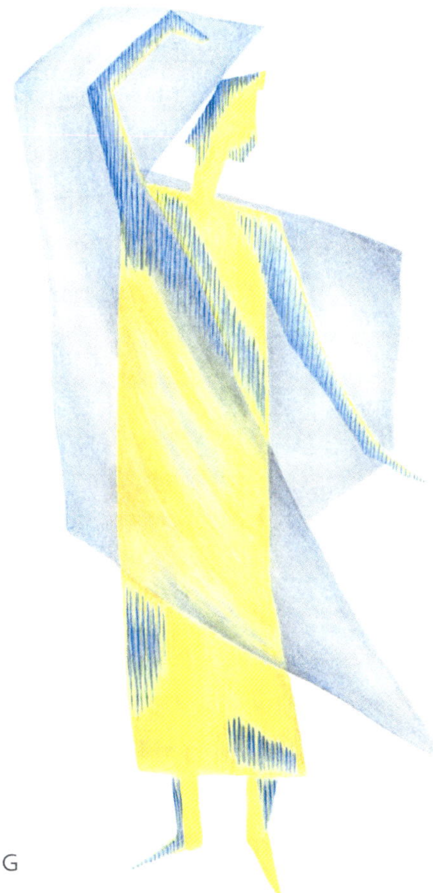

Eurythmiefigur G

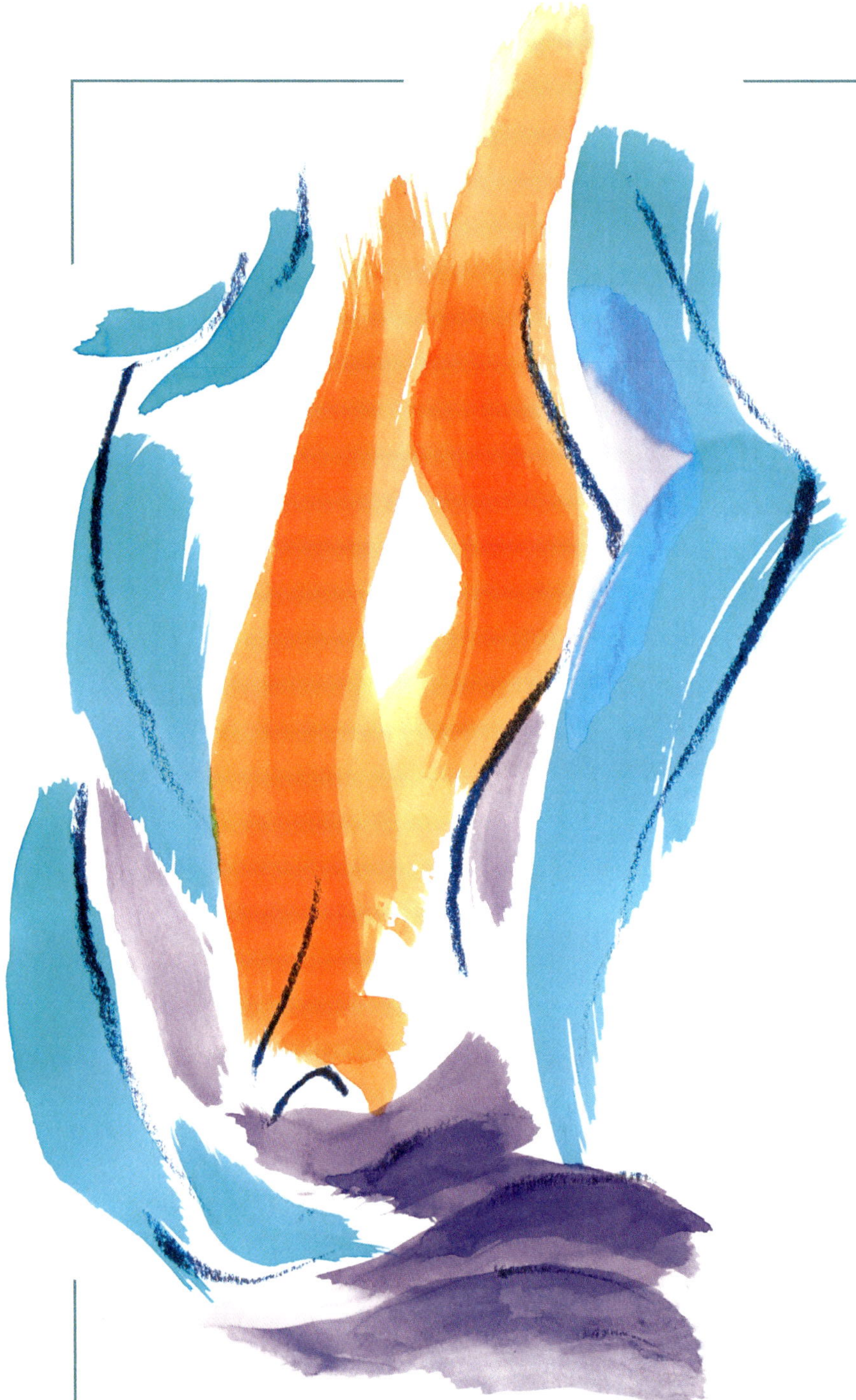

Der Laut CH

Im CH durchstoße ich mit dem nun gesteigerten Selbstbewusstsein – dem Orange – die «Membran» des Blau vom G. Die Geste des CH ist, bewusst über meine Grenze zu gehen, um aus dem geisterfüllten Umkreis ein Inspirierendes, Erfrischendes, Belüftendes, einen Leichte-Moment an mich heranzuholen. Das heißt, ich bin im Dialog mit dem Umkreis, aber ich werde nicht von außen gestaltet, sondern ich gehe von innen Gestalt aufnehmend in die Welt hinein. Das bedeutet, immer offen zu sein für neue Ideen, für Neuinspirationen, während ich mich in die Welt ergreifend hineinstelle. Das ist die Qualität des ICH-Lautes.

Die eigene Grenze bewusst überschreiten

Es ist interessant, dass das CH die Eurythmiefigur mit den meisten Charakterstellen ist. Es sind 13 Charakterstellen, 13 ICH-Impulse, die bis in die physischen Muskeln gehen. Sie sind die höchste ICH-Aufmerksamkeit bis in den Leib hinein. Der Charakter des CH ist dunkelviolett, die am stärksten stofferfüllte Farbe. Das Dunkelviolett ist der Träger der Ur-Stofflichkeit. Es ist die Farbe, die am nächsten der Finsternis ist. Diese Ur-Stofflichkeit lasse ich in mich herein und nehme sie mit bis in das Physische hinein, in den Leib.

Höchste Ich-Aufmerksamkeit bis in den Leib hinein

Es geht in der Bewegung des CH nicht darum, dass man sich Luft heranfächelt. Dieses Heranfächeln sieht zwar sehr schön aus, aber man verweilt dabei beim Herausgreifen im Orange und dem frischen Belüften durch das Grünblau. Das Violett taucht dann nirgends auf. Das kann man durchaus so machen. Nur muss man wissen: Das Violett ist dann nicht dabei.

Bei der vollständigen Bewegung des CH greifen wir mit dem Orange aktiv in die Welt hinaus, lassen es erfrischend grünblau an uns herankommen und verbinden dann die Bewegung durch das Violett mit dem eigenen Innenraum. Es ist wie ein «Schlucken». Es geht darum, die Inspiration Stoff werden zu lassen, *im* Leib ankommen zu lassen. Das CH fordert: Ich werde von einem höheren Prinzip berührt und nehme es in mich auf.

Inspiration soll Stoff werden

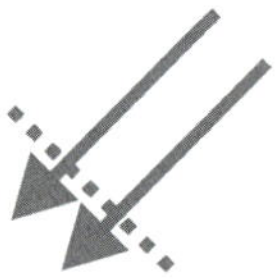

Symbol CH

Symbol-Erklärung

Am Symbol des CH kann man diesen Prozess deutlich darstellen: Die Bewegung ist ähnlich wie beim M, nur dass uns nun von außen etwas entgegenkommt, das wir in unsere Organisation aufnehmen. Interessanterweise endet auch das M im Violett. Die Kraft des Dunkelviolett im CH taucht bis in die Leiblichkeit, in der das Ich aktiv lebt, unter.

Beispiel aus dem Leben

Aus dem G wird mir deutlich, dass mir auf meinem Entwicklungsweg noch etwas fehlt. Ich entscheide mich für eine Weiterbildung. Ich bin mir sicher, dass dies nun an der Reihe ist. Ich gehe aktiv auf die Suche danach, was es

Korrespondenz zwischen innen und außen:
Die «Pusteblume» des Löwenzahns mit den Flugschirmen der Samen

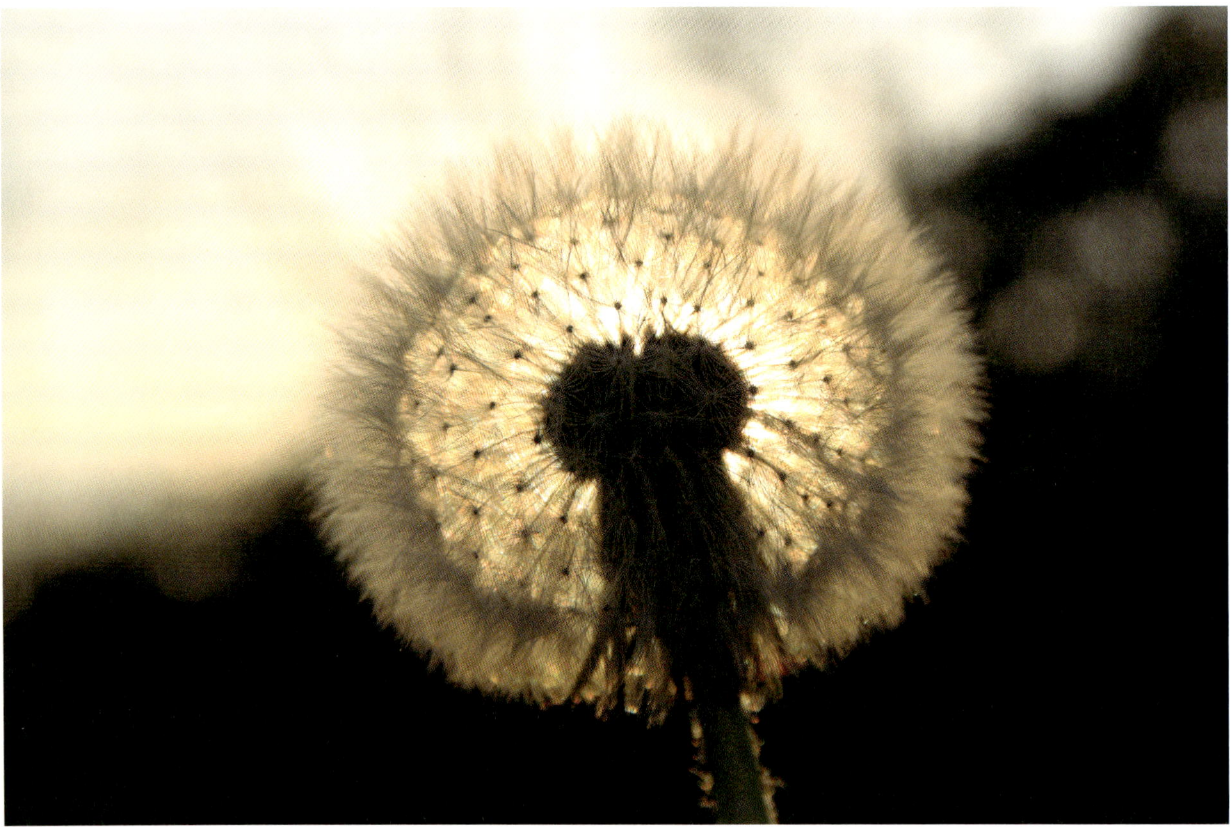

Bewegung	orange	Tatiana Kisseleff: «wie sich Wind zufächeln»[47]
Gefühl	grünblau	«Der Hauch des Höchsten berührt mich.»[48]
Charakter	dunkelviolett	«CH geht mit dem Atem sogar hinein in die Dinge. Es sagt uns: höre zu [...] und gehe hinein in das, was du hörst, nimm es auf.»[49]

Angaben von Rudolf Steiner und Tatiana Kisseleff zu den Mitteln des Lautes CH

sein könnte (orange). Mit einer inneren Offenheit lasse ich mich aus verschiedenen Richtungen inspirieren und anregen. Ich bin nach innen ganz offen (grünlich-bläulich). In dem Moment, in dem ich mir sicher bin, dass ich das Passende gefunden habe, lasse ich die Inspiration mit mir ganz eins werden. Ich bin erfüllt von dieser Entscheidung und zu jeglicher Verschmelzung bereit, um diesen Schritt zu tun (dunkelviolett). Dies ist eine tiefe innere, geistige Befriedigung. Ich komme ganz bei mir an. Obwohl ich noch nicht genau weiß, was in der Aus- oder Weiterbildung konkret geschieht, kann ich eine Sicherheit verspüren, dass es das Richtige ist.

Zusammenfassung zum CH
Sich aus einem umfassenden Zusammenhang etwas Inspirierendes bis in sein Innerstes hereinholen.

Übergang vom CH zum F
Aus dieser innersten Verbindung, welche das Dunkelviolett des CH vermittelt, einen eigenen Zugang zu einer umfassenden Idee im Weiß des F ergreifen.

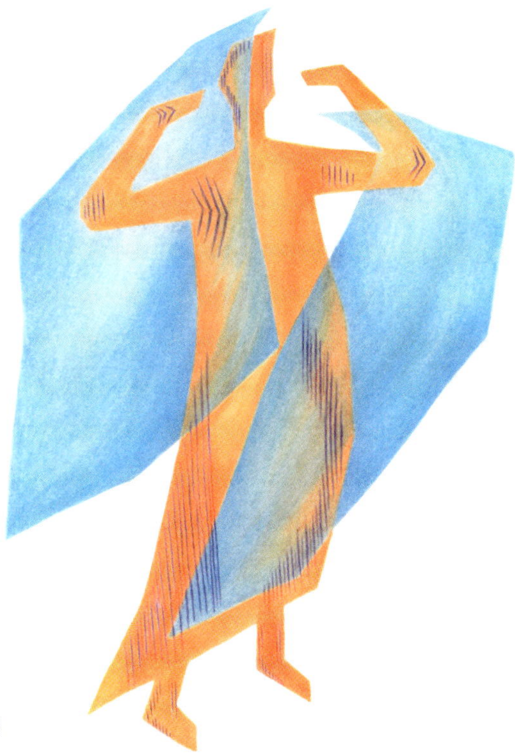

Eurythmiefigur CH

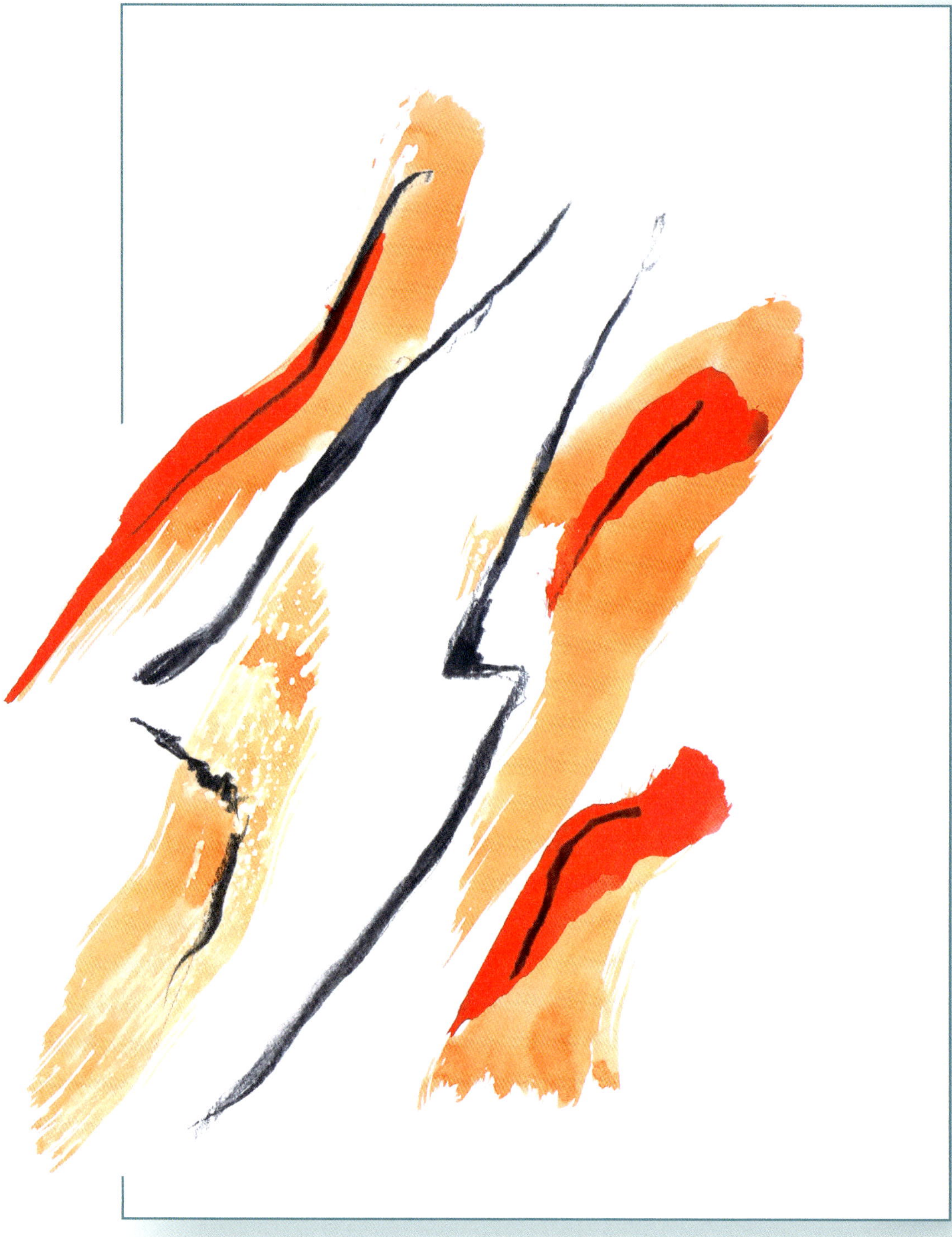

Der Laut F

Die Eurythmiefigur des Lautes F ist die einzige mit einem weißen Kleid. Das Kleid ist immer der Repräsentant des Lebendigen. Weiß ist ein Bild für das Reine, für die Idee. Dieses weiße «Ideen-Licht» durchflutet mich im F von den Füßen bis zum Kopf im Orange und entzündet das Rot. Es flammt in mir ein Gefühl auf – orange: Das ist ja eine tolle Idee! Ich fange Feuer an dieser Idee. Und dann kommt eine Entscheidung: Das packe ich an! Das ist das Rot.

Vom «Ideen-Licht» durchflutet

Wir haben uns durch das Dunkelviolett im CH vorbereitet, indem wir eine Inspiration bis in die eigene Organisation hinein verinnerlicht haben. Und jetzt kommt in diese Stofflichkeit, in die dunkelste Farbe – erst einmal von hinten, interessanterweise sogar von unten hinten aus dem eigenen Willensraum – im F die Bewegung in weiß. Und diese Bewegung soll durch mich hindurchgehen. Ich knüpfe selbst am Licht an und begeistere, befeuere mich selbst: Genau das ist es, was ich will, und so mach' ich es auch!

Die F-Bewegung kann im Ausführen wunderschön leicht sein. Das ist vor allem die Qualität des Weiß. Es ist die Leichtigkeit des Hindurchstrahlen-Lassens. Das Orange und das Rot kommen dabei nicht in die Sichtbarkeit. Das Weiß entzündet durch die Idee in mir eine Begeisterung wie das Streichholz einen Heuhaufen. Das Orange ist das Feuer-Fangen, und der Geist verbindet sich im Rot mit mir. Die Bewegung kommt von unten nach oben, richtet mich auf und geht durch die Glieder hindurch, sodass ich mich aktiv mit ihr verbinde. Rudolf Steiner soll, so berichtete Elena Zuccoli, bei dem F ein Buch fest in die eine Hand genommen und die andere Hand ergreifend daraufgelegt und dazu gesagt haben: «Das ist F.»[50]

Durch die Farben das F verstehen lernen

Man kann das F über die Farben verstehen lernen. Im Rot haben wir die größte Trübe, die dichteste Stofflichkeit zwischen der Lichtquelle und dem Betrachter. Das Licht muss sich richtig durcharbeiten. Je mehr Smog oder Nebel da ist, desto intensiver wird dieses Rot. Das heißt nun auf die eurythmische Bewegung übertragen: Wenn dieses Licht von mir selbst impulsiert durch mich

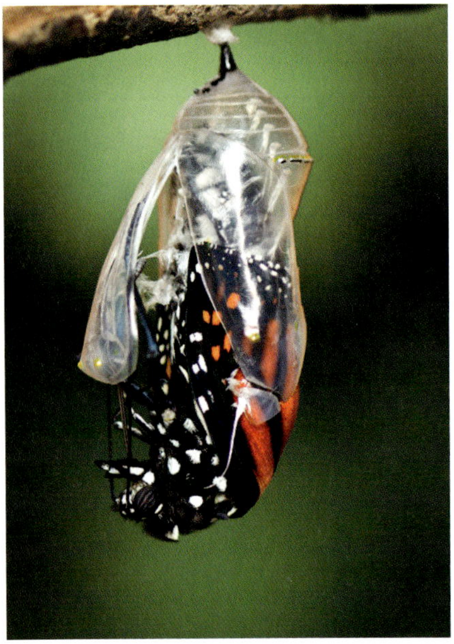

Den eigenen Leib ergreifen: Monarchfalter beim Schlüpfen aus der Puppe

hindurchgeht und meinen Leib jetzt als Stofflichkeit ergreift, muss es sich energisch durchkämpfen bis in den Leib hinein. Damit ich merke: Jetzt habe ich es, jetzt kämpfe ich dafür. Und dann bin ich im Rot. Das Festhalten des Buches ist ein Ausdruck für die Verbundenheit beim Rot, und ich habe mich innerlich mit dem, was in diesem Buch steht, voll und ganz verbunden.

In meinen Kursen beginne ich bei der Einführung in das F meist damit, dass wir beim Rot Fäuste machen. In der Faust kann ich das Rot sehr gut erleben lernen. Diese Intensität des Rot muss ich verwirklichen, wenn ich ein F mache. Ziel ist, dass es nicht «durchsäuselt» und beim Weiß bleibt, denn dann gestalte ich von innen nicht mit. An dieser Stelle sei an den Satz erinnert: *In* der Technik und nicht *hinter* der Technik soll die Seele wirken (siehe Seite 31). Hier haben wir einen Moment, in dem das «In» und das «Hinter» erlebbar gemacht werden können. Ich muss zulassen, in diesem Prozess innerlich, engagiert den Stoff ergreifend dabei zu sein.

Bewegung	weiß	«Willst du anzeigen, was die Isis ist, die da weiß das Vergangene, das Gegenwärtige und das Zukünftige, die niemals ganz enthüllt werden kann, so musst du es in dem Laute F tun.»[51] «Man erlebt die Weisheit seiner selbst, gewissermaßen den eigenen Ätherleib im Aushauchen.»[52]
Gefühl	orange	Lory Maier-Smits: «Und wieder machte er [Rudolf Steiner] die Bewegung vor, nach allen Seiten immer ein kurzes, energisches Herunter- und elastisch wieder Heraufschnellen.»[53] Elisabeth Baumann: «Ein Zurückschlagen der Kräfte nach innen durch den äußeren Widerstand.»[54]
Charakter	rötlich	«Sie müssen nur bei der Ausgestaltung dann die Hände etwas gegen den Arm beugen, aber aktiv beugen, nicht hängen lassen, sondern so, wie wenn Sie etwas schützend bedecken würden.»[55]

Angaben von Rudolf Steiner, Lory Maier-Smits und Elisabeth Baumann zu den Mitteln des Lautes F

Symbol-Erklärung
Von hinten unten steigt eine innere, sichere und lebendige Bewegung in mir auf (erster Teil der Linie). Diese löst in mir eine ungebändigte Begeisterung aus (gestrichelte Linie), durch die mich eine konkrete Idee voll und ganz durchdringt, sodass ich mich von ihr erfassen lasse (oberer Teil der Linie und Pfeil).

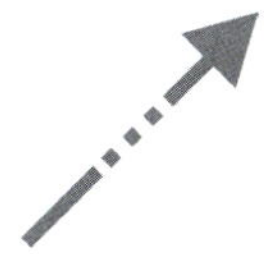
Symbol F

Beispiel aus dem Alltag
Die Sicherheit aus dem Dunkelviolett des CH verwandelt sich in die Gewissheit, dass ich in der gewählten Aus- oder Weiterbildung die richtige Idee erfasst habe (weiß). Von Jahr zu Jahr steigert sich meine Begeisterung bei der Ausbildung (orange). Ich mache schon kleine Exkurse und Experimente bei der eigenen Umsetzung des Gelernten und kann es kaum abwarten, es in der Praxis anzuwenden und umzusetzen (rot). Ich glühe für die Sache.

Zusammenfassung zum F
Sich durchfluten lassen von einer allgemeingültigen Idee, dynamisches Selbstergreifen und damit verbindlich werden.

Übergang vom F zum S
Aus dem inneren Erglühen, der geistigen Liebe im Rot des F in einen eigenen Schöpfungsakt im Grau des S – zwischen Idee (weiß) und Stoff (schwarz) – eintreten.

Eurythmiefigur F

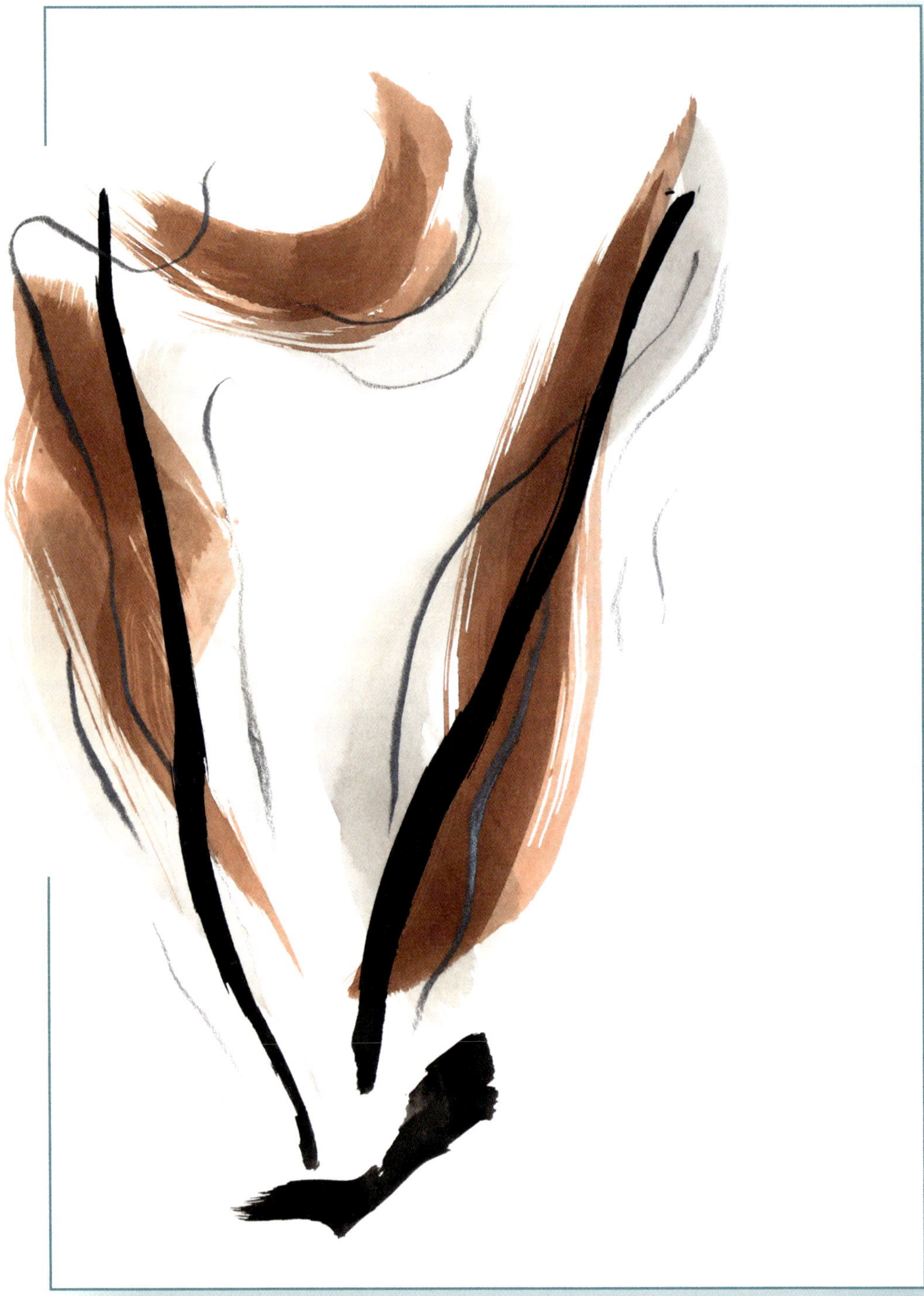

Der Laut S

Mit dem S kommen wir in die vierte Dreiergruppe der Evolutionsreihe, welche als zum Ich zugehörig gesehen werden kann. Durch das F ist die Seele am stärksten erwacht in Bezug auf individuelles, geistiges, kreatives Tätigwerden. Daraus entsteht ein Impuls: Durch das Feuer des F kann man in ein eigenes Gestalten im S übergehen und damit in der Welt etwas in Bewegung bringen, beruhigen oder neu schöpfen. Das S vermag bis in das Innere des Gegenübers einzudringen, bis an den Kern heranzukommen.

Ins Innerste eines Wesens eindringen

Rudolf Steiner sagt über den Laut S: «Und zwar wurde in ihm tatsächlich etwas Zauberhaftes gesehen. Denn er kann empfunden werden als dasjenige, was in einer sicheren Weise […] etwas beruhigt, beruhigt dadurch, dass man mit dem Impuls des *s*-Lautes in das Innerste eines Wesens eindringt.»[56]

Farbklang des S – alle Farben sind enthalten

Die Farben im S waren mir lange Zeit ein großes Rätsel: grau, braun und schwarz. Es ist die Eurythmiefigur, in der die meisten Farben enthalten sind. Nur sind sie alle gemischt. Im Grau haben wir eine Mischung von Licht und Finsternis. Jede Abstufung des Grau steht an einem bestimmten Ort im Spannungsfeld zwischen Hell und Dunkel. Die Handhabung des Grau in der Malerei bildet immer verbindende Übergänge, es schmiegt sich ungezwungen an alle anderen Farben an. Weil es so anpassungsfähig ist, wird Grau auch in der Alltagskleidung so oft gewählt. Man fällt in dieser Farbe kaum auf, man passt sich der (sozialen) Umgebung an.

Neben der Polarität von Hell und Dunkel ist es auch möglich, die Farben zusammenzumischen – gelb, blau und rot ergeben zusammen braun. Im Braun verbindet sich das Spektrum aus verschiedenen Farben. Je nach Mischung ergibt sich ein rötliches Braun, ein gelbliches Braun usw.

Eine weitere Qualität im S ist das Schwarz. Das S ist die einzige der Lauteurythmie-Figuren, die das Schwarz enthält. Im Schwarz dringt das Ich am stärksten in die Stofflichkeit, in den physischen Leib hinein. Das Tierkreiszeichen, welches dem S zugeordnet ist, ist der Skorpion.[57] Er steht für die Reproduktionsorgane.[58] Die Qualität des Eindringens in den Stoff kann Leben erzeugen oder wie ein scharfes Messer Leben vernichten. Leben und Tod begegnen sich im S. Es geht am tiefsten in den Leib hinein. Aber man kann es einsetzen, wenn man es dosiert und dabei beobachtet, wie es den Leib ergreift. Es erfordert absolute Präsenz beim Führen seiner Bewegung. Somit ist das Bewegen des S sehr anspruchsvoll.

Man kann das S in Arm-Lemniskaten bewegen, damit die vier «Flügel», die vier Schleier-Spitzen an der Eurythmiefigur, sichtbar werden. Dabei können die Bewegungen der beiden Arme parallel oder gegenrhythmisch ausgeführt werden. Es ist durchaus anspruchsvoll, wenn dabei der rechte und der linke Arm immer in einer Beziehung stehen. Der eine Arm sollte immer «wissen», was der andere tut und wo er sich befindet. Das Verbindung-Schaffen, das Sich-auf-etwas-Beziehen, Zusammenhänge bilden, ist wesentlich für die Bewegung des S. Die Schlange, die sich um den Merkurstab windet, ist ein Bild für diese Beziehungsqualität. Wir müssen bewusstseinsmäßig sehr präsent sein, um zu wissen, was wir damit an Wirkung in der Welt veranlassen. Hier liegt deutlich eine Steigerung vom F zum S vor.

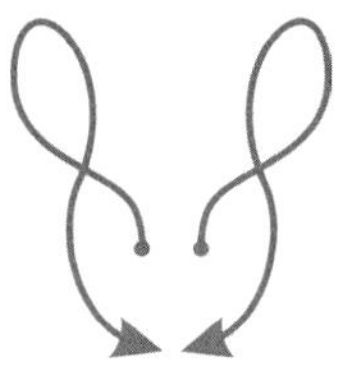

Symbol S

Das Entscheidende beim S wird auch in der Figur auf den Punkt gebracht. Die Geste der Hände zeigt deutlich: Etwas soll im Stoff ankommen. Es darf nicht im Unbestimmten säuseln. Dies ist auch möglich, aber dann sind wir mehr in einem Bewegen des Grau. Da, wo es auf den Punkt gebracht wird, komme ich ins Schwarz. So sagt man auch: «ins Schwarze treffen».

Symbol-Erklärung

Bei den Punkten beginnt die Bewegung beider Arme. Sie bewegen sich in diesem Beispiel spiegelbildlich nach oben außen, dann zusammenführend in einer S-Linie nach unten und enden auf einen Punkt gerichtet (Pfeile). Das S kann in vielen Variationen – lemniskatisch, in Schlangenlinien, parallel aufeinanderfolgend oder auch links und rechts versetzt – ausgeführt werden. Im Symbol ist nur ein Prinzip festgehalten.

Beispiel aus dem Alltag

In einer Besprechung mit mehreren Personen, die zum Ziel haben, eine wichtige Entscheidung für die Zukunft zu treffen, kann man die S-Dynamik sehr gut beobachten. Erst werden die verschiedenen Ideen vorgestellt. Es muss eine große Bereitschaft und Beweglichkeit von den Teilnehmern in der Gruppe aufgebracht werden, um alle Aspekte gleichwertig aufzunehmen (grau). Nun

Bewegung	grau	«Und da haben Sie ein S, wenn Sie nämlich Ihren Arm und diesen Stab als eines fühlen. S bedeutet immer das gemeinsame Bewegen und Formgeben mit einem Gegenstand.»[59]
Gefühl	braun	«Namentlich liegt es in der Beziehung, die entsteht im Bewegen; in der Beziehung zwischen den beiden Armen.»[60] «Das S ist dazu da, um den Astralleib in eine starke, lebendige Tätigkeit zu versetzen.»[61]
Charakter	schwarz	«ein Beruhigen des Bewegten, wobei man sicher ist, dass durch das angewendete Mittel die Beruhigung eintritt»[62]

Angaben von Rudolf Steiner zu den Mitteln des Lautes S

werden die verschiedenen Gesichtspunkte und Vorschläge abgewogen und ein Konsens gesucht, der möglichst viele Teile mit einbezieht (braun). Im dritten Schritt wird immer mehr auf ein Ziel fokussiert, für das man sich letztlich entscheidet (schwarz). Eine Variante wird umgesetzt und bekommt dadurch Leben. Die anderen müssen losgelassen werden, sie «sterben» vor der Realisierung.

Ein anderes Beispiel für das S, das jeder kennt, wirkt beruhigend. In einem Konzert oder in einer Theateraufführung in der Schule, bei welcher einige Zuschauer noch nicht bemerkt haben, dass das Stück angefangen hat, wirkt ein leises «psssssssst» unmittelbar auf das Verhalten. Die entsprechenden Personen werden dann meist nicht bewusst leise, sondern das S wirkt wie ein Zauber in den Willen hinein. Das Beispiel veranschaulicht die Kraft des Eindringens, die in einem scharfen S liegt.

Eurythmiefigur S

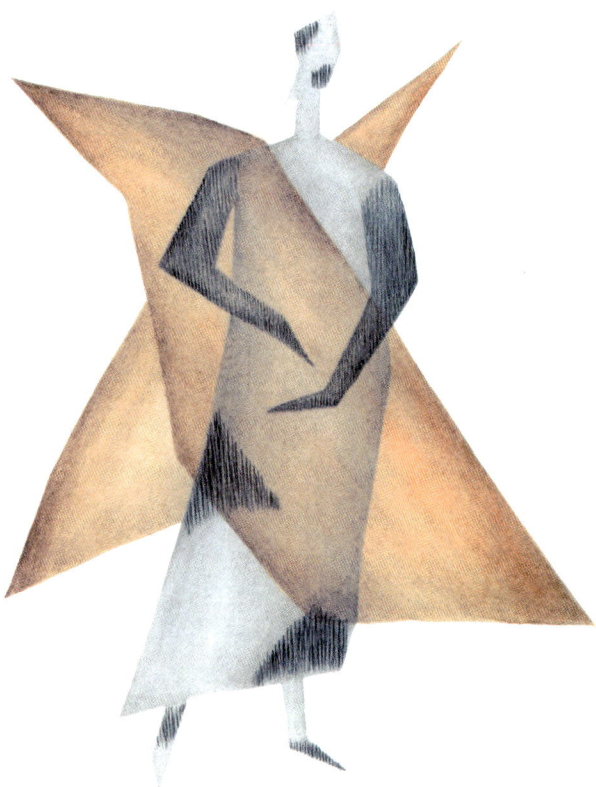

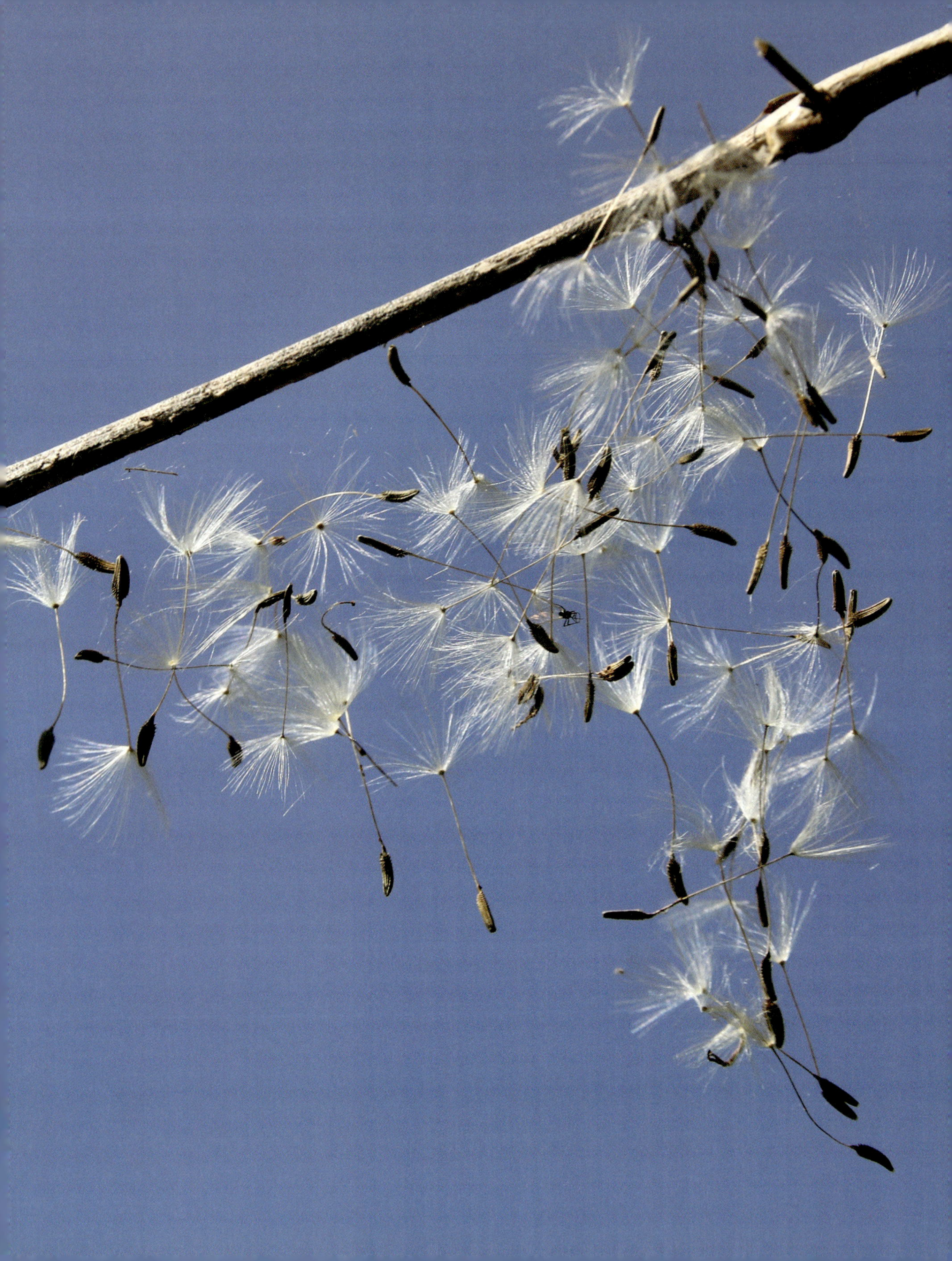

Oftmals kommt die Frage nach dem stimmhaften S auf. Da schwingt die Stimme mit. Das S klingt, es zischt nicht nur. Durch die Stimme wird es weicher und beseelter. Ein inneres, seelisches Gestalten schwingt mit. Der Braun-Aspekt wird gesteigert, und das Schwarz tritt in den Hintergrund. Singen, säuseln, summen – all dies sind Begriffe, in denen das stimmhafte S in den Vokal übergeführt wird. Interessanterweise gibt es diese Nuance des S im Schweizerdeutschen nicht. Da bekommt alles eine sachliche, scharfe Kontur. Die Beseelung liegt dafür oft in einem verniedlichenden -li am Ende des Wortes: Blüemli, Kindli, Maiddeli, Büebli etc.

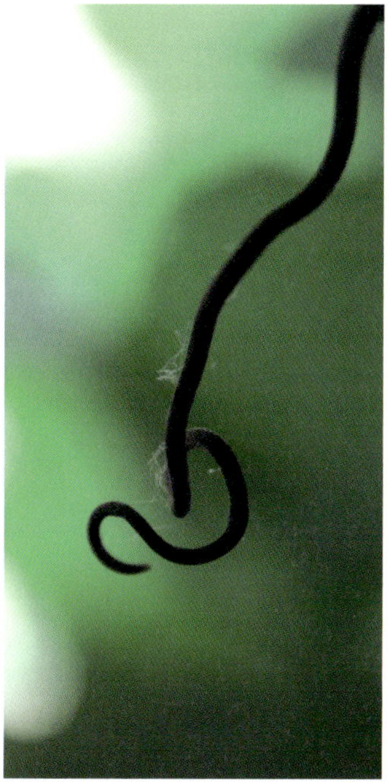

Zusammenfassung zum S
Dynamik und Stoff verbinden, Beziehung schaffen, um bewusst Neues zu kreieren.

Übergang vom S zum H
Aus der Dramatik dieses Erzeugens oder Tötens im Schwarz des S wie durch ein Nadelöhr zum Licht des Gelb im H gelangen. So wie aus schwarzem Kohlenstoff durch Druck der durchlichtete Diamant entsteht.[63]

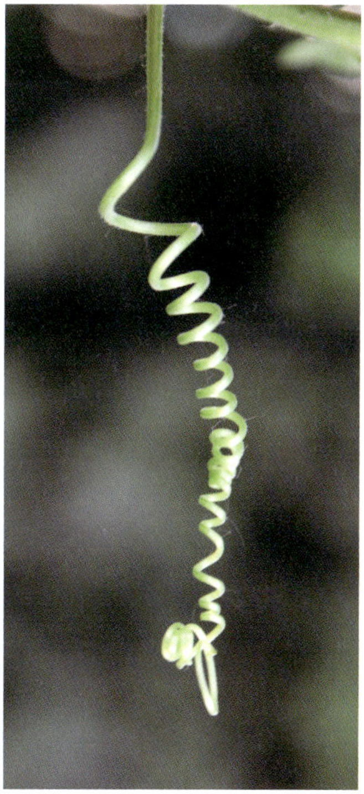

Ranke der Weinrebe (oben)
und der Zaunrübe (rechts)

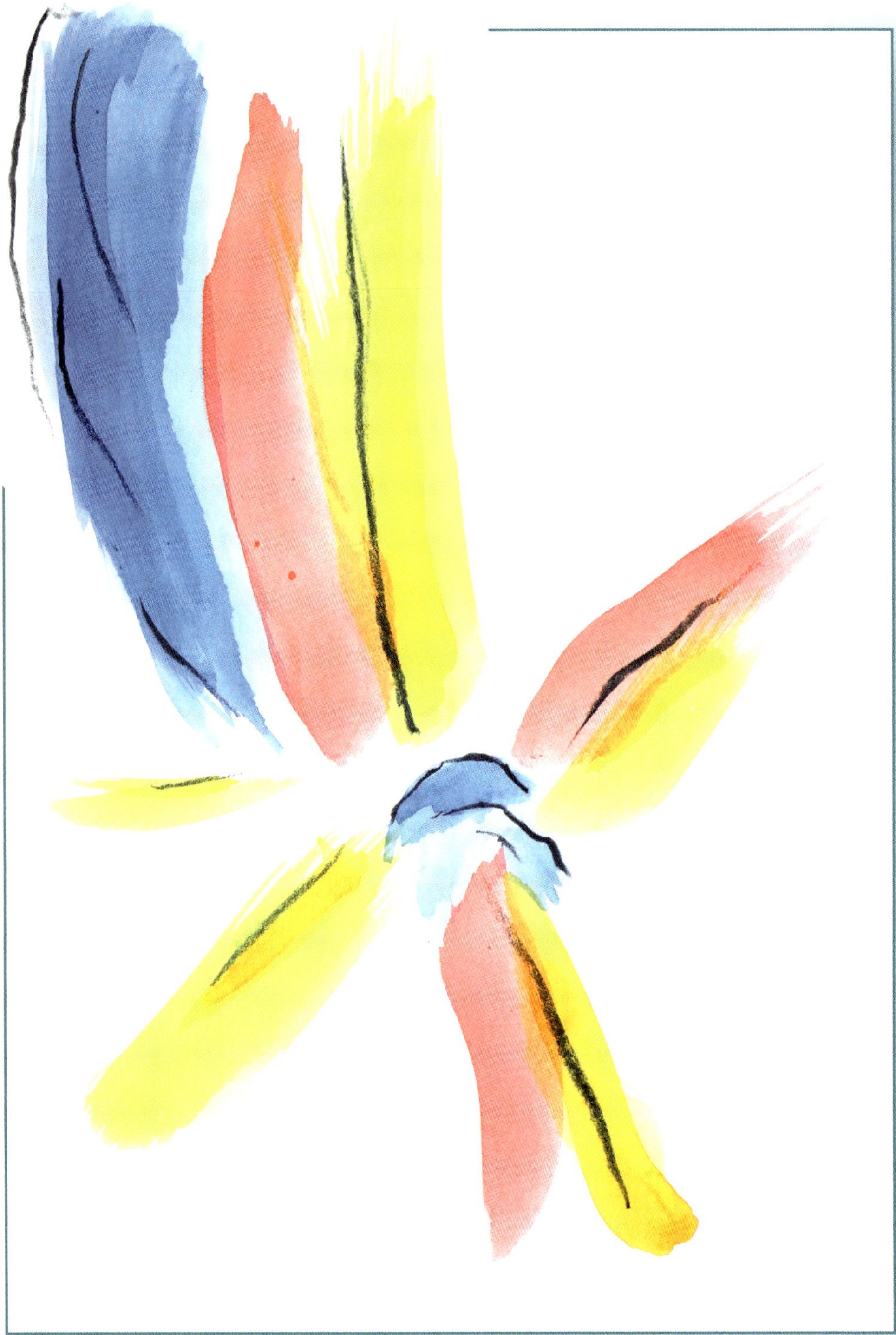

Der Laut H

Die Grunddynamik des H steht in großem Gegensatz zu der Dramatik im S. Es war eine große Herausforderung für mich, das Wesen des H verstehen zu lernen. Das H gehört zum Tierkreiszeichen der Zwillinge. Diese sind eine Einheit aus zwei verschiedenen Aspekten: Zwei sind eins. Sie sind ein Urbild und nicht nur eine Bezeichnung für zwei Menschen, die gemeinsam geboren wurden, ein Prinzip, in dem zwei Elemente eine Einheit bilden. Was vorher noch getrennt nacheinander kam – im S als Leben und Tod – wird jetzt zu einem gemeinsamen, in sich polaren, aber sich gegenseitig bedingenden Gestaltungsprinzip.

Urbild der Zwillinge

Das Besondere beim H ist, dass von Rudolf Steiner zwei Bewegungsansätze gegeben wurden. Die eine Bewegung – das sogenannte Hallelujah-H – führt man aus, indem man mit den Armen den eigenen Innenraum von innen nach außen schwungvoll öffnet und in den Umkreis loslässt. Die zweite Bewegungsqualität des H, in der man von außen nach innen etwas Neues entgegennimmt, wird im Laut-Eurythmie-Kurs als «das Heranwehende»[64] charakterisiert. Das bedeutet nicht, dass eine Bewegung wichtiger ist als die andere, sondern Steiner fügt mit den Angaben im Kurs einen neuen Aspekt hinzu. Beide Bewegungen ergänzen sich gegenseitig.

Zwei Bewegungsqualitäten

Die Zweiheit der Zwillinge taucht am Leib an unterschiedlichen Stellen auf, nach außen und nach innen. Zwei Seiten bedingen sich jeweils. Es gibt nicht nur die eine Richtung oder die andere. Wir können nicht mit einem Bein laufen. Beide Seiten, beide Richtungen zusammen sind eines, bilden eine Ganzheit. Und dieses «Das ist eines» ist Bewegung, ist Atmung. Ausatmen, Einatmen. Beziehung nach außen, Beziehung nach innen.

In anderen Eurythmiefiguren haben wir diese zwei Bewegungen noch voneinander getrennt. Im B als ein Prinzip aus dem Umkreis nach innen und beim G als eine Bewegung von innen nach außen. Das B und das G sind zwei Erdlaute, Stoßlaute, Gestaltungskräfte, formend.

Das H ist ein Blaselaut, ist Feuer, ist dynamisch. Es erwacht inneres Le-

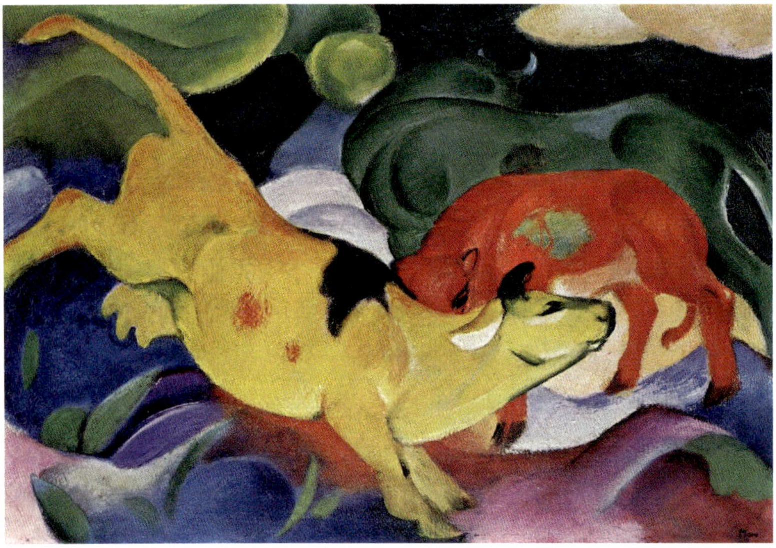

Heiteres Loslassen: Franz Marc, *Kühe*

ben im Organismus. Das Spannende ist nun beim H, nach innen zu ergreifen und nach außen loszulassen. Da taucht eine Art Selbstlosigkeit auf: Ich lasse los. Wenn man in einen Prozess hineinkommt und etwas zustande bringt, etwas neu erschafft, dann kommt der Test, ob es sich bewährt, wenn man es loslässt. – Ist es von allein überlebensfähig?

Ein Beispiel aus dem Leben
Menschen, die ein Unternehmen aufbauen oder eine Schule gründen, führen diese Initiative bis an den Punkt, an dem es «läuft» (gelb), und dann kommt meistens eine große Schwierigkeit, wenn diese Person wegfällt. Alles droht, in sich zusammenzubrechen. Der Gründer hat es geschafft, etwas Neues in die Welt zu setzen. Man kann oft auch spüren, dass da wie ein Zauber, wie positive Magie im Prozess wirkt (rötlich). Aber die Initiative innerlich loszulassen (bläulich), um sie dann so übergeben zu können, dass sie aus sich selbst heraus funktioniert, dass sich die Person überflüssig macht, ist eine große Kunst. Aus diesem aktiven Etwas-zustande-Bringen heraus ist es ein entscheidender Schritt, sich zurückzunehmen und zu schauen, ob das Geschaffene überlebensfähig ist. Lebt es durch sich selbst? Mit dem H kann man die Selbstlosigkeit im Loslassen üben. Das neu Kreierte wird in die Freiheit entlassen.

Symbol-Erklärung
Es ist nicht vorherbestimmt, ob die Bewegung innen oder außen beginnt. In beide Richtungen ist ein Impuls nötig, mit dem man sich entweder in den Umkreis ausdehnt oder nach innen verdichtet (Linie). Nach innen gestaltet man im konkreten Erfassen (z. B. des richtigen Zeitpunkts) und lässt dadurch los (innerer Pfeil), nach außen ist das Loslassen, das Übergeben eines Prozesses der zu gestaltende Moment (äußerer Pfeil).

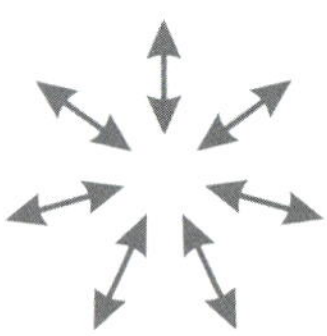

Symbol H

Bewegung	gelb	«Da haben Sie das starke Aufgehen in die Außenwelt, man will nicht in sich bleiben, man will heraus, um im Äußeren zu leben.»[65]
Gefühl	schwach rötlich	«Doch wenn man wirklich bedrängt und angegriffen würde, dann sollte man sich mit einer energisch abstoßenden Bewegung wehren. Mit einer H-Bewegung.»[66]
Charakter	bläulich	«die nachahmende Gestaltung in der Luft des Heranwehenden, so wie der Atem, die Atemluft heranweht, das Heranwehende»[67]

Angaben von Rudolf Steiner zu den Mitteln des Lautes H

Zusammenfassung zum H
Herausgehen in die Welt, überlebensfähig in der Welt bestehen und darin neue Impulse entgegennehmen.

Übergang vom H zum T
Im Bläulichen des H Besinnlichkeit, Ruhe vor dem Sturm finden, um im Orange des T den ganzen Entwicklungsprozess der Evolutionsreihe mit der Welt zu verschmelzen.

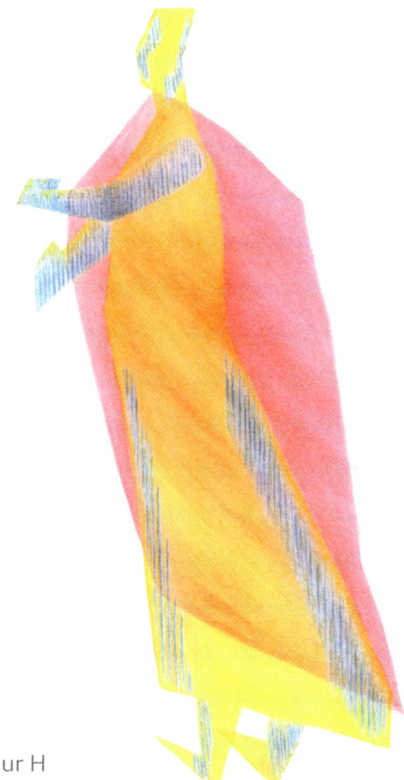

Eurythmiefigur H

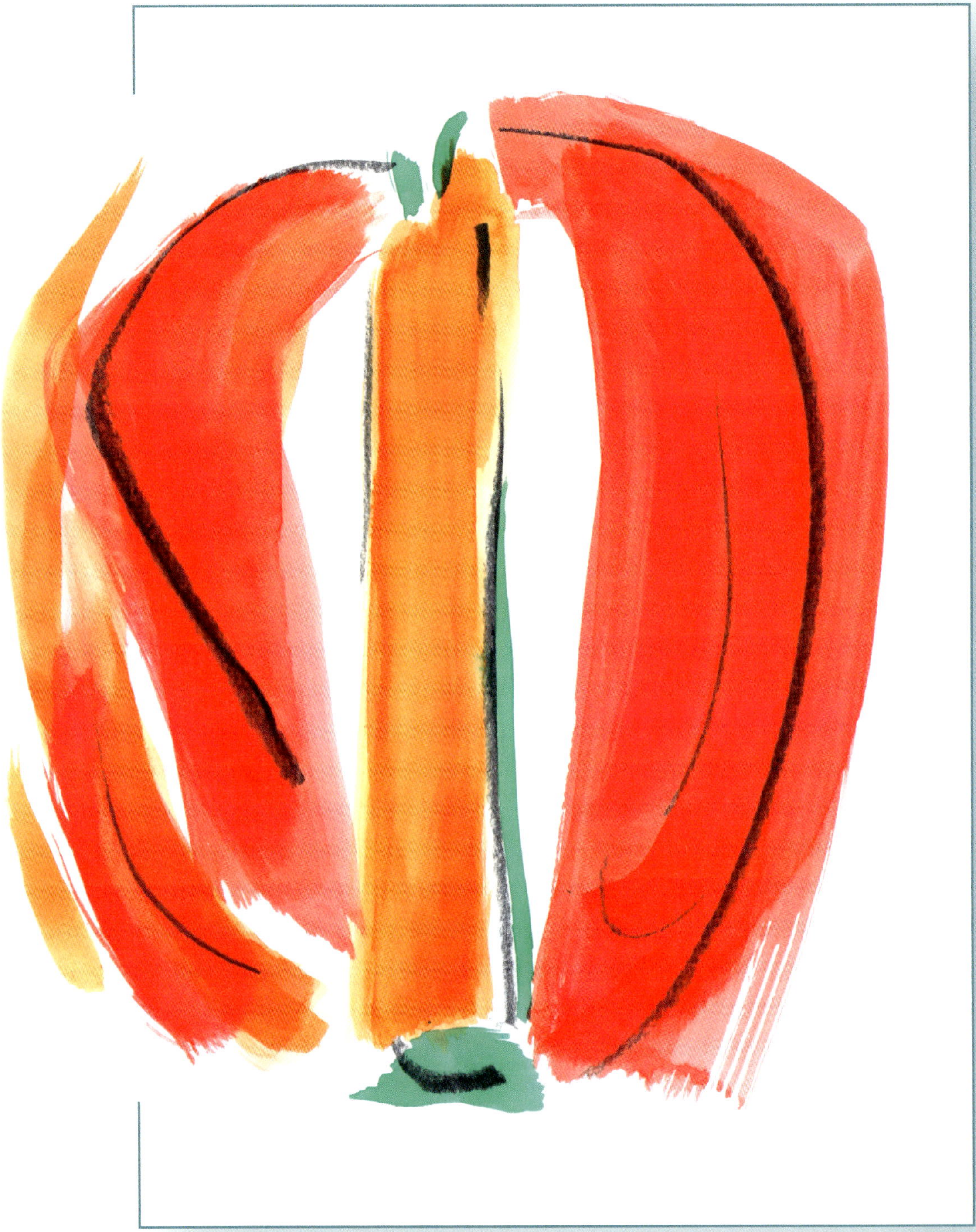

Der Laut T

Die im H geschaffene Überlebensfähigkeit eines Prozesses oder einer Sache ist die Voraussetzung, dass das Entstandene der Welt zur Verfügung gestellt werden kann, dass es eine Ganzheit werden und in sich bestehen kann. Dies geschieht im T. Es wird eine neue oder weitere Entwicklung in zwei Richtungen ermöglicht. Erstens beim Schaffenden, der den Prozess zum Abschluss bringt und dadurch auch für sich einen klaren Entwicklungsschritt macht. Zweitens beim Geschaffenen, welches nun eine unabhängige Entwicklung einschlagen kann. Etwas, das im H «geboren» wurde, kann nun aus sich selbst heraus bestehen. Es ist wie die Ich-Geburt eines jungen Menschen, der selbstständig sein Leben ergreift. Darin wirkt ein übergeordneter Gnadenmoment. Man kann es mit der Intuition vergleichen, für die man alle nötigen Bedingungen und Voraussetzungen schaffen muss. Dass sie eintritt, kann man nicht erzwingen. Sie ist ein Geschenk, beruhend auf eigener Anstrengung.

Zum Abschluss bringen und in die Welt entlassen

Die Fülle der Erfahrungen aus der Evolutionsreihe wird im Prozess des T lebensbejahend ergriffen, in der Bewegung entweder mit beiden Händen auf den Kopf wie im Urbild, auf die Schultern, vor der Gestalt mit beiden Händen Richtung Füße oder in verschiedene Richtungen mit einer Hand oder einem Fuß. Dadurch gibt es viele Möglichkeiten, ein T zu gestalten. Das Ziel ist, dass das aus sich selbst Überlebensfähige *selbstaussagekräftig* wird wie zum Beispiel bei der Ich-Geburt. Diesem Auf-den-Punkt-Bringen geht volle Begeisterung voraus. Da wirkt wieder die Stimmung des Löwen aus dem Tierkreiszeichen hinein wie beim D. Mit dem Orange im T werden alle Herausforderungen, die einem begegnen, erkannt und aktiv ergriffen, dann mit dem Rot begeistert durchlebt und mit vollem Einsatz in die Stofflichkeit gelenkt. Die Gesamtbewegung geht aus dem vorausgehenden Prozess der Evolutionsreihe konzentriert hervor und mündet dann nüchtern und geerdet im Stoff (grün), um das Selbst-Errungene der Welt frei zur Verfügung zu stellen.

Die Fülle der Erfahrungen aus der Evolutionsreihe aufgreifen

Das T ist die Tätigkeit und die geistige Gestaltungskraft, selbst Ergriffenes und Erkanntes weiterzugeben. Idealerweise kann die selbst hervorgebrachte

Intuition in eine bis in den Alltag mündende Handhabung metamorphosiert werden. Geistig Errungenes wird anwendbar bis in die praktische Handlung. Ziel ist der «aus Erkenntnis handelnde Mensch.»[68] Somit bildet das T den Höhepunkt und den Abschluss der Evolutionsreihe. Umkreis und Zentrum werden vereint. Der Punkt, in dem der Prozess endet, ist der Keim für ein weiteres B. Da kann ein neuer Entwicklungsprozess auf einer nächsten Stufe beginnen. Daraus lässt sich nachvollziehen, dass Entwicklungsvorgänge oder eben eine Evolution jeweils in Kreisläufen neue Ebenen erreichen. Indem etwas in einen neuen Zyklus übergeht, kommt man in eine spiralenförmige Dynamik.

Ein Beispiel aus dem Alltag

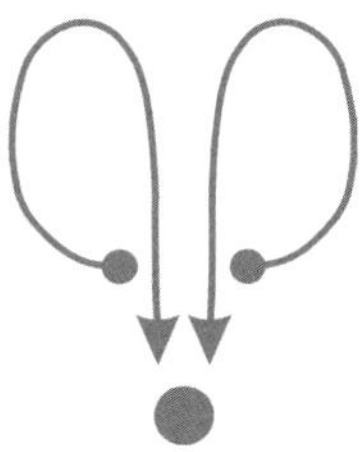

Symbol T

Im T wird die Überlebensfähigkeit eines Prozesses oder neu geschaffenen Produktes zu einem versachlichten Eigenleben. Nehmen wir das Beispiel der Glühbirne. Diese hat Thomas Alva Edison 1879 erfunden (entspricht dem S), praktisch umgesetzt und überlebensfähig gemacht (H). Menschen haben das Potenzial der Glühbirne erkannt und ergriffen (orange). Dabei wurde viel investiert, es wurden Erfahrungen gesammelt, um die Qualität Schritt für Schritt bis zum Produkt weiterzuentwickeln (rot). Dadurch konnte dem Kunden ein zuverlässiges, funktionierendes Erzeugnis angeboten werden (grün). Sie verbreitete sich in jeden Haushalt.

Das Wesentliche an diesem äußeren Prozess ist, dass es kaum noch jemanden interessiert, von wem die Glühbirne erfunden wurde, obwohl sie jeder kennt. Wer sie nutzt, stellt keinen direkten Zusammenhang mehr mit ihrem Schöpfer her. Das versachlichte Eigenleben des Produktes wirkt durch sich selbst. Das bedeutet nicht, dass das verwirklichte Ergebnis des Prozesses von seinem geistigen Ursprung abgeschnitten ist. Edisons Idee lebt in jeder einzelnen Glühbirne weiter.

Symbol-Erklärung

Kraftvolles Engagement, um etwas in Bewegung zu bringen, liegt in der ausholenden Bewegung (Anfangspunkte im ersten Teil der nach oben strebenden Bögen). Ab der Hälfte der großen Bögen werden alle bisherigen Erfahrungen und Aspekte gesammelt und kraftvoll zusammengeführt (Parallelen bis zu den Pfeilen), um diese dann nach unten zu konzentrieren und den Prozess in einem autonomen Eigenleben abzuschließen (Punkt).

Bewegung	orange	Wie «wenn man einen Pfahl mit einem Hammer in den Boden einschlägt».[69]
Gefühl	rot	«Erleben Sie es nicht als Ekstase, sondern als Sich-mit-Geist-Erfüllen.»[70]
	rot – grün	«bedeutsam von oben nach unten strahlen»[71]
Charakter	grün	Annemarie Dubach: «[...] dass man [...] den Kopf berührt. Man könnte auch etwas anderes, irgendein fremdes Ding berühren; worauf es ankommt, ist das Niedersenken von oben.»[72]

Angaben von Rudolf Steiner und Annemarie Dubach zu den Mitteln des Lautes T

Zusammenfassung zum T
Den gesamten Prozess der Evolution ergreifen, die Fülle der Erfahrungen sammeln und konzentriert, bewusst geführt zu einem Abschluss in die Welt hineinbringen.

Übergang vom T zum B auf der nächsten Stufe
Der «begeisterte» Stoff im Grün des T entzündet den Lebensfunken für eine neue Evolution im Gelb des B.

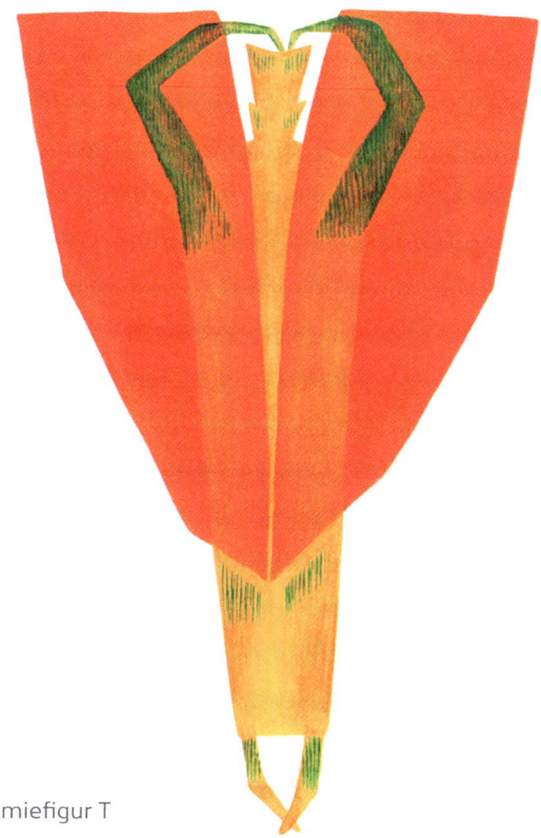

Eurythmiefigur T

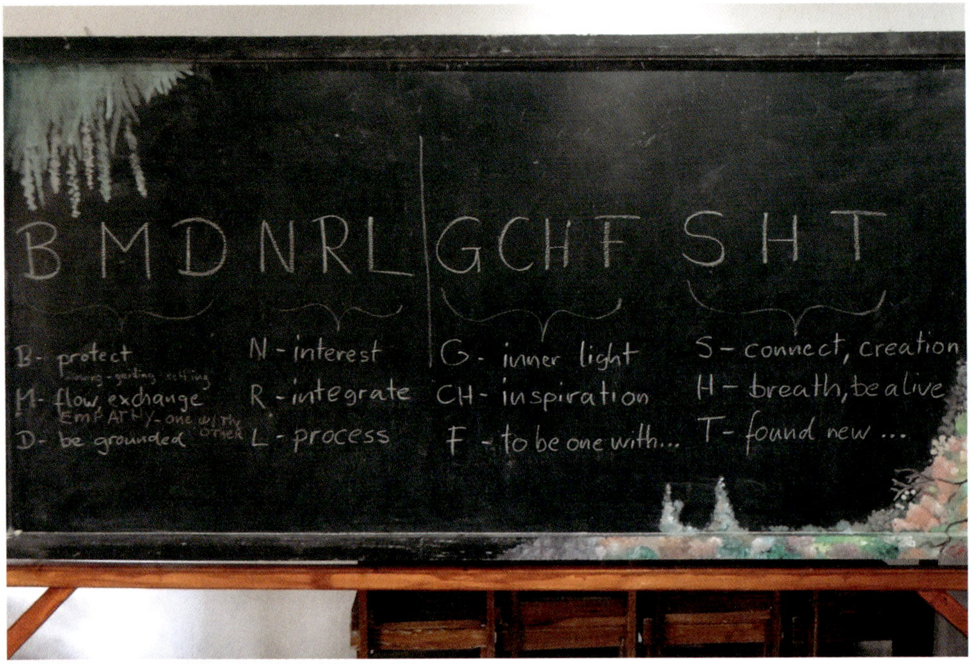
B M D N R L G CH F S H T
B - protect
M - flow, exchange
EMPATHY - one with the other
D - be grounded
N - interest
R - integrate
L - process
G - inner light
CH - inspiration
F - to be one with...
S - connect, creation
H - breath, be alive
T - found new ...

Wandtafel mit der Evolutionsreihe in einem Seminar der Autorin in Kidapawan (Philippinen) im Februar 2016

W – der dreizehnte Laut

Wenn man die Evolutionsreihe als Ganzes und die Zuordnung der Laute zum Tierkreis betrachtet, kann eine weitere Frage aufkommen. Die Laute D und T werden dem Löwen zugeordnet. Das W jedoch, das zum Tierkreiszeichen Widder gehört, kommt in der Evolutionsreihe nicht vor.

W repräsentiert die Ganzheit der zwölf Laute

Das hat mich lange beschäftigt. Und ich bin in meinen Forschungen bisher auf Folgendes gestoßen. Rudolf Steiner hat den zwölf Tierkreiszeichen jeweils eine Weltanschauung zugeordnet.[73] Das Tierkreiszeichen Widder entspricht der Weltanschauung des Idealismus. Betrachtet man das Wesen und die Wirksamkeit einer Idee, so liegt ihr die Fähigkeit zugrunde, eine Ganzheit, den inneren Zusammenhang einer Vielheit sichtbar zu machen. Die zwölf einzelnen Qualitäten der Evolutionsreihe machen eine Ganzheit aus, wenn man sie innerlich in Verbindung bringt. Und dieses Verknüpfen der einzelnen Qualitäten und Fähigkeiten ist eine zusätzliche, umfassende, über die bisherigen zwölf Schritte hinausgehende Tätigkeit. Sie steht zu den einzelnen Lauten in einem vergleichbaren Verhältnis wie der Mittelpunkt zum Kreis. Sie kann alle Qualitäten gleichermaßen und gleichberechtigt erfassen und miteinander verbinden – entsprechend dem Kreis. Das W ist der Repräsentant dieser Tätigkeit. Symbolisch könnte man dem W das Punkt-Umkreis-Prinzip – das Sonnen- oder das Ich-Prinzip – zuordnen.

Die Zwölfheit bekommt erst einen übergeordneten Sinn, wenn sie ein gemeinsames Ziel anstrebt. Das W ist das Wesen oder das Individuum, welches die Zwölf in eine gesteigerte Lebendigkeit führt. Interessanterweise wurde die eurythmische W-Figur erst ganz zum Schluss im letzten Vortrag des Laut-Eurythmie-Zyklus vorgestellt,

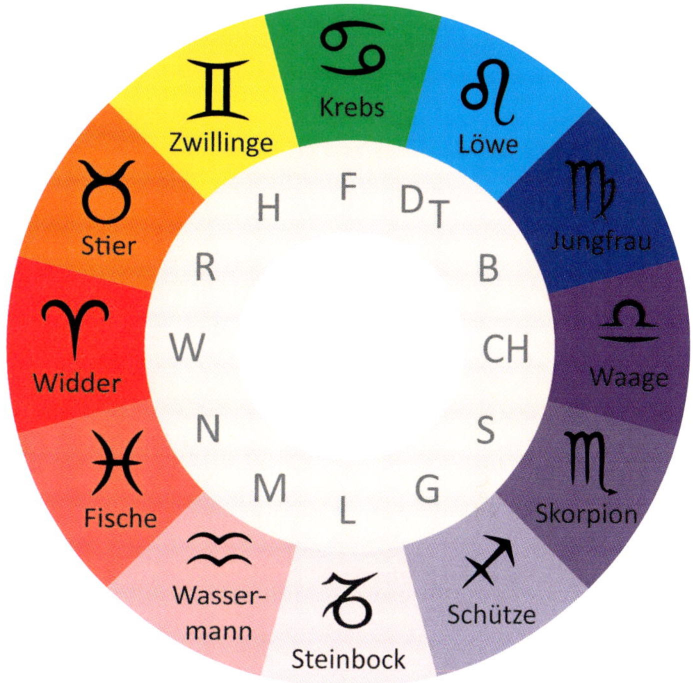

Die von Rudolf Steiner den jeweiligen Tierkreiszeichen zugeordneten Laute

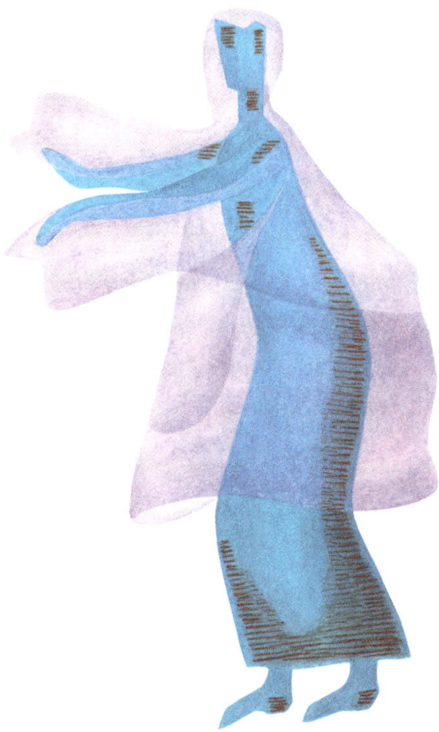

Eurythmiefigur W

quasi als Ergänzung, mit der Bemerkung, dass man diesen Laut erst in ferner Zukunft wird wirklich begreifen können.[75] Das W ist darüber hinaus die einzige Eurythmiefigur, die einen Schleier, der die Vermittlung von Innen und Außen im Gefühl darstellt, in runden Formen aufweist. Runde Formen sind generell immer willensbetont im Gegensatz zu geraden, gedanklich geprägten Formen. Das heißt, bei der Figur kann man schon an den Formelementen eine betont willentlich geprägte Schleiergestaltung erkennen. Das Element des Willens erscheint im Schleier durch die runden Formen und im Charakter der Figur in der Farbe rot. Das Blau des Kleides ermöglicht eine bewegende Verinnerlichung des Geschehens.

Das Rot steht als Bild dafür, dass jegliche Widerstände durchstoßen und überwunden werden können. Und zu guter Letzt finden wir im Rot die Stimmungsfarbe des Widders. Im Rot der Widder-Stimmung ist der Durchbruch, das Hervorbringen und Aufbrechen im Frühling, an Ostern zu erkennen: individuelle «Osterfähigkeit» als dreizehnter Schritt, «die bewegliche Hülle»[74] (Rudolf Steiner).

Man kann den Zugang zu dieser Lautqualität finden, indem man an sich selbst beobachten lernt, dass die selbst hervorgebrachte innere Lebendigkeit, die Fähigkeit, Dinge miteinander zu verweben und in einen Zusammenhang zu bringen, als selbst hervorgebrachte Hülle erlebt werden kann. Die bewegliche Hülle kommt nicht von außen, sondern entsteht durch Eigenaktivität von innen. Der Ich-Kern stellt sich in einen selbst hervorgebrachten lebendigen Zusammenhang.

Struktur und innere Bezüge der Evolutionsreihe

Im Folgenden wird versucht, die in der Evolutionsreihe angelegten Strukturen von verschiedenen Gesichtspunkten herauszuarbeiten. Dabei geht es nicht darum, feste Formen in den Strukturen festzuhalten, sondern innere lebendige Bezüge innerhalb der Reihe zu entdecken und zu entwickeln. Das Ziel ist nicht, etwas in die Evolutionsreihe hineinzuinterpretieren, sondern sie selbst ihre inneren Gesetze aussprechen zu lassen.

Hier ein Beispiel für den Zusammenhang von Struktur und Innenleben: Man kann ein Schneckenhaus mit großer Faszination und Hingabe nach seinen geometrischen Gesetzen, Farben und Materialien untersuchen. Solange man aber nur das Gehäuse anschaut, kann man übersehen, dass darin ein Lebewesen wohnt. Oder man kann bei einem leeren Schneckenhaus vergessen, dass das Haus das übrig gebliebene Resultat der Tätigkeit eines Lebewesens darstellt. Man vergisst sehr schnell, bei der Betrachtung von Formen den Werdegang, das Lebendige im Bewusstsein zu halten.

Genauso kann man das «Gehäuse» der Evolutionsreihe anschauen. Wo findet man da das Lebendige? Im vorangegangenen Kapitel habe ich versucht, die Eigenschaften der einzelnen Laute herauszuarbeiten. Diese Eigenschaften sind Brücken, um an das Lebendige jeder Lautgestaltung heranzukommen. Ein anderer Zugang zum Lebendigen sind die inneren Bezüge der verschiedenen Laute untereinander. So können unterschiedliche Gruppierungen oder Strukturen herausgearbeitet werden, in denen sich die Lebensfülle der einzelnen Laute gegenseitig steigert, ergänzt oder unterscheidet.

Innere Bezüge finden als Zugang zum Lebendigen

Damit wird die Auseinandersetzung mit den unterschiedlichen Gruppierungen und Bezügen angeregt. Nach und nach soll der lebendige Zusammenhang innerhalb der Evolutionsreihe zur Erscheinung kommen. Die Reihe ist dann nicht mehr nur eine Sammlung von zwölf Lauten, sondern ein Organismus, der aus verschiedenen Organen besteht. Und mit jedem Organ kann etwas Spezifisches in der Welt wahrgenommen oder bewirkt werden.

Evolutionsreihe als Organismus

Rudolf Steiners Gliederungen in der Evolutionsreihe

Wie bereits oben erwähnt, gibt es nur sehr wenige Angaben von Rudolf Steiner zu dieser Lautreihe. Im Notizbuch von Tatiana Kisseleff hat er die Reihe in der Mitte, zwischen dem L und dem G, durch einen Strich getrennt und damit deutlich in zwei Gruppen unterteilt. Den ersten Teil charakterisiert Steiner: «Der Schutz suchende, sich erregende und wieder beruhigende Mensch.»

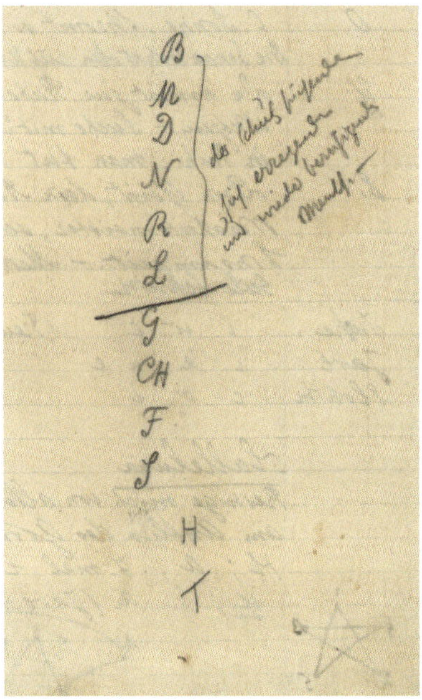

Notizblatt von Rudolf Steiner für Tatiana Kisseleff (siehe Seite 34)

B
M
D
N
R
L

} Der Schutz suchende sich erregende und wieder beruhigende Mensch.

G
CH
F
S
H
T

Eine zweite Stelle in Bezug auf die Zweigliederung finden wir in den Angaben zur Gestaltung des sogenannten «dreigliedrigen Auftakts» (einer Einstimmung für ein Gedicht). Darin werden der erste und der zweite Teil der Evolutionsreihe getrennt voneinander bewegt.[76]

Eine weitere Möglichkeit der Gruppierung geht ebenfalls aus der Eintragung im Notizbuch hervor. Rudolf Steiner charakterisiert dort die erste Dreiergruppe in der Evolutionsreihe, B M D. Er hat allerdings nur zu dieser ersten Dreiergruppe eine Angabe gemacht. Man kann davon ausgehen, dass auch die weiteren Laute zu Dreiergruppen zusammengefasst werden können.

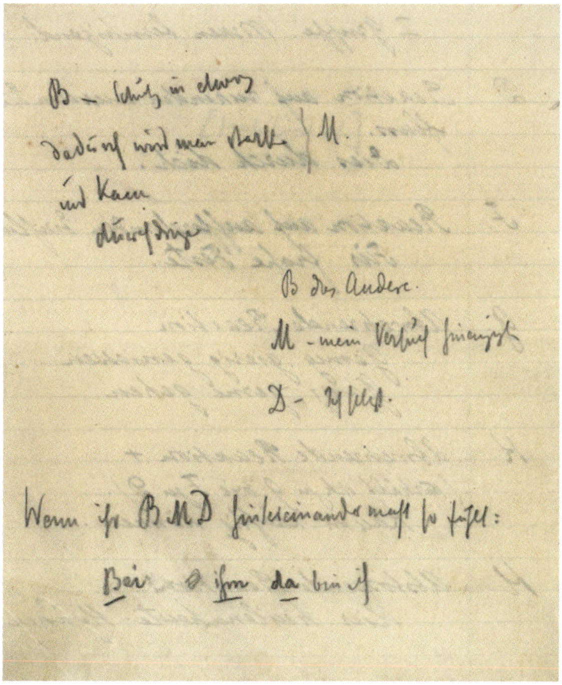

B – Schutz in etwas

dadurch wird man stark M

und kann

durchdringen

B der Andere

M – mein Versuch hineinzugehen

D – ich selbst

Wenn ihr B M D hintereinander macht so fühlt:

Bei ihm da bin ich

Notizblatt von Rudolf Steiner für Tatiana Kisseleff[77]

Da es keine weiteren Angaben zu den Gliederungen gibt, bleibt uns nur, auf dem Weg der eigenen Erfahrung zu einer Charakterisierung zu kommen. Das gilt dann natürlich auch für alle weiteren Unterteilungen. Insofern sind die im Folgenden dargestellten Schemata (Seite 104 f.) Ergebnisse meiner eigenen Auseinandersetzung mit der Evolutionsreihe.

LAUT	ZWEIGLIEDERUNG: GRUNDSTIMMUNG DES BEWEGENDEN MENSCHEN	VIERGLIEDERUNG: WESENSGLIEDER DES MENSCHEN	DREIGLIEDERUNG: SEELENFÄHIGKEITEN DES MENSCHEN
B	impressiv – blütig: geschenkt bekommen, empfangend	physischer Leib	Wollen
M			
D			
N		Lebendigkeit (Ätherleib)	
R			Fühlen
L			
G	expressiv – knospig: selbst entwickeln, hervorbringend	Seele (Astralleib)	
CH			
F			Denken
S		Ich	
H			
T			

Zwei-, Vier- und Dreigliederung der Evolutionsreihe

Zweigliederung – Erster und zweiter Teil der Evolutionsreihe

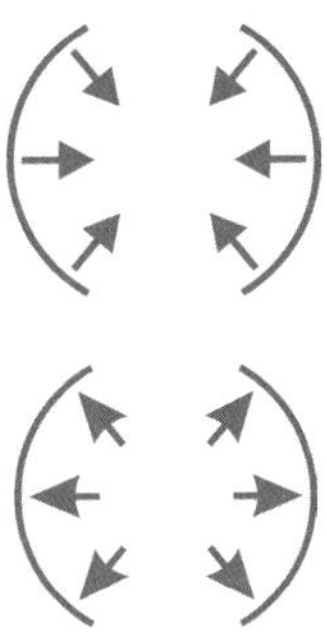

Symbole B und G

Bereits bei der Charakterisierung der einzelnen Laute wurde herausgearbeitet, dass uns die ersten sechs Laute wie ein Geschenk zur Verfügung stehen. Schon in dem ersten Laut, dem B in dieser beschützenden, empfangenden Qualität, finden wir ein Bild der gesamten ersten Hälfte der Evolutionsreihe. Man kann sich von außen anregen lassen, man wird von außen getragen und umhüllt.

In der zweiten Hälfte kommt man im Fortschreiten der Entwicklung nur durch eigene Aktivität weiter. Das eigene Mitgestalten sowie die individuelle Verantwortung, sich von innen in einen bewussten Zusammenhang mit der Welt zu stellen, sind Voraussetzungen für ein Ausgestalten der Lautqualitäten vom G bis zum T. Man ergreift sich selbst von innen, hält alles Störende aus der Umwelt von sich fern und befestigt durch Ich-Aktivität die eigene Aufgabe, um diese für die Welt durchführen zu können. In diesem Sinne ist das G ein Bild für die gesamte zweite Hälfte der Evolutionsreihe. Die Bewegungen der ersten Hälfte sind zum Zentrum des Ausführenden hin wirksam, die der zweiten Hälfte in die Welt hinein, bis hin zum T, in welchem eine weitere Umstülpung geschieht, eine Involution stattfindet.

Viergliederung

Werden der erste und der zweite Teil der Evolutionsreihe nochmals in sich geteilt, erhält man in vier Gruppen jeweils drei Laute. Studiert man die Abfolge dieser jeweils drei aufeinanderfolgenden Bewegungsqualitäten und ihren Zusammenklang – wie drei Töne in einem Akkord –, zeigen sich lebendige Bezüge zu den vier Wesensgliedern *physischer Leib, Lebensleib, Seelenleib* und *Ich (geistiger Leib).* In der Beschäftigung mit den vier ersten Jahrsiebten in der Biografie eines Menschen können diese vier Gruppierungen aus ihrer inneren Lebendigkeit und Dynamik heraus eine Hilfe sein, die jeweilige Altersstufe besser verstehen zu lernen oder sie gestaltend zu begleiten.

Bezüge zu den Wesensgliedern und Altersstufen

DREIERGRUPPE B M D – PHYSISCHER LEIB – 0 BIS 7 JAHRE

Die Qualitäten der ersten drei Gestaltungsprinzipien sind die Grundlage für eine gesunde Entwicklung. Diese ist wie im ersten Jahrsiebt ein gesundes Ankommen im physischen Leib.

- B Sicherheit in einem geschützten Raum;
- M integriert in einem gesunden Austausch;
- D eine sichere Grundlage schaffen, seinen eigenen Standpunkt, Anknüpfungspunkt im Leben finden.

DREIERGRUPPE N R L – LEBENSLEIB – 7 BIS 14 JAHRE

Mit dem Übergang ins N gelangen wir in den Bereich des Lebendigen, des Ermöglichens. Ein Geahntes wird berührt, ergriffen und in Bewegung gebracht. Im zweiten Jahrsiebt kommt man in die Schule. Die Gewohnheiten und die Fähigkeitsbildung bekommen konkrete Strukturen.

- N Angekommenes wird erweitert durch Neues, Öffnen für unbekannte Prozesse;

R Neues in das schon Gewordene integrieren, Unbekanntes aufnehmen, kreatives Chaotisieren;

L das in Bewegung Gebrachte in einen geordneten, fließenden Prozess führen.

DREIERGRUPPE G CH F – SEELENLEIB – 14 BIS 21 JAHRE

Durch das Hinzubringen eigener, bewusster Impulse wird der Evolutionsprozess individualisiert. Hiermit kann der Bereich der Seele gestaltet werden. Die Pubertät beginnt.

G Seinen eigenen Innenraum ergreifen und gestalten, Grenze zur Welt definieren;

CH seelisch-geistige Anregung aufnehmen und verinnerlichen;

F das Bedürfnis und die Möglichkeit, sich aus eigenem Impuls und eigener Urteilskraft mit der Welt zu verbinden.

DREIERGRUPPE S H T – ICH-ENTFALTUNG – 21 BIS 28 JAHRE

In der letzten Gruppe finden die individuellsten, am meisten vom Ich durchdrungenen Entwicklungsschritte statt. Die Eigenverantwortung beginnt mit der geistigen Reife bei Volljährigkeit (21 Jahre).

S Schöpfungsprozesse ermöglichen oder beenden;

H die neu kreierten Prozesse wahrnehmen und anerkennen, zur Verfügung stellen, unter Umständen auch ganz loslassen und ihre Überlebensfähigkeit im Weltzusammenhang beobachten;

T den gesamten Entwicklungsprozess überschauen und zusammenfassen, selbsterkennend abrunden und der Welt einpflanzen; Loslassen des Erworbenen, damit ein neuer, darauf aufbauender Prozess beginnen kann.

Dreigliederung

Denken, Fühlen und Wollen

Im Verlauf meiner Arbeit mit der Evolutionsreihe wurde mir die Möglichkeit ihrer Dreigliederung erst spät deutlich. Die drei Gruppen mit je vier Lauten können mit den drei Seelentätigkeiten Wollen, Fühlen und Denken in Verbindung gebracht werden. Hier soll auch die Möglichkeit dieser Sichtweise angesprochen werden.

In der *ersten Vierergruppe* fällt auf, dass sie aus vier Stoßlauten besteht.

B M D N — Viermal Stoßlaute (dem Element Erde zugeordnet), der Wille als Fundament; es erfordert große Anstrengung, den Stoff, die Materie zu formen. Das willentliche Stoff-Ergreifen in dieser Gruppe bildet die Grundlage in dieser Reihe.

In der *zweiten Vierergruppe* sind alle vier Elemente vertreten: Zitterlaut (Luft), Wellenlaut (Wasser), Stoßlaut (Erde) und Blaselaut (Feuer).

R L G CH — Alle Lautelemente; Gefühl; alle vier Qualitäten bilden eine Harmonie.

In der *dritten Vierergruppe* sind drei Blaselaute und ein Stoßlaut vertreten.

F S H T — Drei Blaselaute plus ein Stoßlaut (T = lodernde Begeisterung, Feuerzeichen); Denken, Beziehungsfähigkeit mit der Welt; Klarheit schaffen.

Bezüge und Verbindungen innerhalb der Evolutionsreihe

Unterschiedliche Handhabungen der Evolutionsreihe

Nun soll dargestellt werden, auf welchen «Wegen» man sich innerhalb der Evolutionsreihe bewegen und welche Bezüge man zwischen den einzelnen Lauten herstellen kann, da sich daraus auch unterschiedliche Handhabungen der Evolutionsreihe ergeben. Elena Zuccoli, eine der ersten Eurythmistinnen, hat uns im Studium dazu angeregt, die Verhältnisse und Bezüge in der Evolutionsreihe zu studieren.

Jede Herangehensweise ergibt eine Idee, wie man unterschiedlich mit diesen Gestaltungskräften umgehen kann. Durch die bereits erwähnte Notiz (Seite 98) bekam ich eine Ahnung davon, was Rudolf Steiner von den Eurythmistinnen an eigener Kreativität erwartet hat. Ich entwickelte immer mehr den Mut, selbst so vielseitig wie möglich mit diesem Thema umzugehen, damit die Evolutionsreihe die in dem zu Beginn wiedergegebenen Zitat (Seite 11) erwähnte Tragweite bekommen kann. Jede der im Folgenden angeregten Möglichkeiten bedürfte einer eingehenden Bearbeitung und steter Weiterentwicklung.

Der übliche Durchgang durch die Evolutionsreihe geht vom B zum T. Nun kann man des Weiteren die *Spiegelungsbezüge* in der Reihe anschauen, also zum Beispiel B-T, M-H, D-S usw. Durch diese Laut-Kombinationen wird man die unterschiedlichsten Wirkungsbeziehungen entdecken können.

In der weiteren eurythmischen Auseinandersetzung mit möglichen Lautverbindungen bin ich außerdem auf die *Parallelbezüge* gestoßen und auf die interessante Möglichkeit, die Reihe eurythmisch rückwärts zu bewegen.

Im Folgenden seien zu jeder der verschiedenen «Durchgangs-Möglichkeiten» einige Überlegungen und Erfahrungen wiedergegeben. Sie bilden eine Grundlage, auf welcher jeder weiterbauen oder der er seine bereits schon selbst gefundenen Bezüge hinzufügen kann.

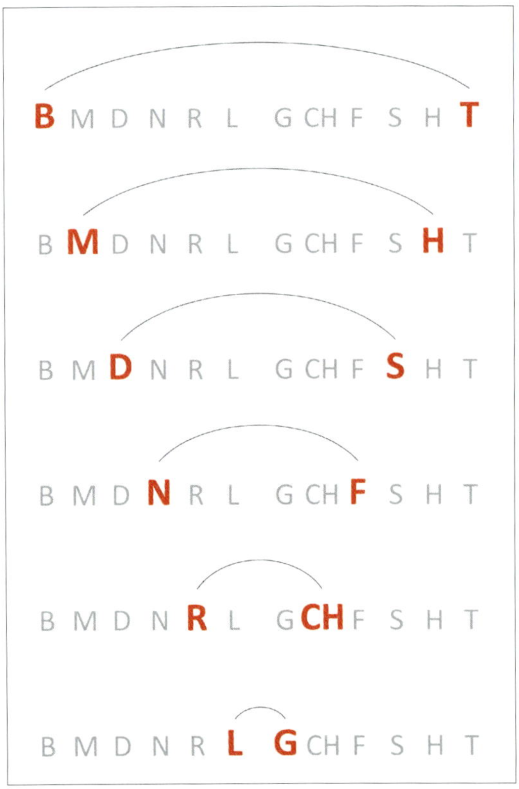

SPIEGELUNG

Die Spiegelungsprozesse in der Evolutionsreihe zu beschreiben ist sehr anspruchsvoll. Zum jetzigen Zeitpunkt würde ich das Charakteristische der gespiegelten Laute als *dynamisches Verhältnis* beschreiben. Dies kann mit Sicherheit noch weiterentwickelt werden.

B-T haben einen starken Bezug zum eigenen Innenraum. B bildet Raum um den eigenen Kern, T ergreift den Kern dynamisch aus dem Umkreis.

M-H sind in einer Wechselwirkung zwischen innen und außen. M ertastet die Umwelt und bringt die Erfahrung zurück in die Innenwelt. H schwingt atmend zwischen innen und außen. Wegschenken und Entgegennehmen steigern sich gegenseitig.

D-S bringen in ihrem Urbild den Prozess auf einen Punkt, dringen ein in die Substanz. D sammelt Dynamik, S entfaltet Dynamik.

N-F verbinden sich mit etwas Neuem. N: Ich werde beschenkt aus der Welt. F: Ich schenke mein inneres Feuer in Weltprozesse (Idee).

R-CH ermöglichen eine innere Erweiterung und Entfaltung mit Durchlässigkeit. R: Die Welt reißt mich mit. CH: Geistige Prozesse (Ideen) entfesseln mein Inneres.

L-G eröffnen Entfaltungsräume. L: Aufgehen in Prozessen. G: Inneren Prozess zulassen.

PARALLELE

Die Parallelen gehen meiner Erfahrung nach in ihren Qualitäten viel stärker «Hand in Hand». Ich würde diese Lautverhältnisse als eine *Verwandtschaft im Raum* beschreiben, aber jeweils aus einer polaren Sichtweise.

B-G bilden innere Räume. B: Das Rot festigt den geschenkten Raum nach innen. G: Blau grenzt den selbst gestalteten Raum von innen nach außen ab.

M-CH Innenraum und Außenraum stehen in Beziehung. M: Verstehen äußerer Gegebenheiten. CH: Verstehen innerer Gegebenheiten.

D-F ergreifen zielgerichtet die Räume. D fokussiert auf ein Ziel und lässt los im Ziel. F fokussiert, ergreift und verdichtet das Ziel nach innen.

N-S sind daran interessiert, Neues zu eröffnen. N: Neues platzieren. S: Neues in die Welt setzen.

R-H bewahren Souveränität und Halt in bewegten Prozessen. R: Selbstbeobachtung, Reflektieren. H: Selbst ausgelöste Prozesse in der Welt gestalten.

L-T ermöglichen umfassende Durchgänge. L: Nicht enden wollender, Raum schaffender Prozess. T: In den Raum ausgreifender Prozess wird auf den Punkt gebracht und ermöglicht einen Raum für einen neuen Keim.

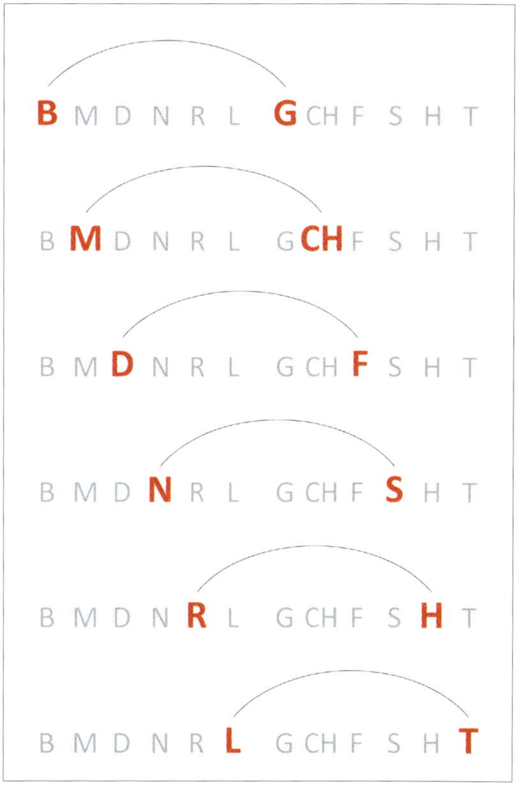

EVOLUTIONSREIHE RÜCKWÄRTS

Was löst ein Rückwärtslauf durch die Evolutionsreihe aus? Die Qualitäten und Wirkungen der einzelnen Laute bleiben selbstverständlich dieselben. Durch die umgekehrte Abfolge der Laute wird jedoch ein anderer Prozess ausgelöst. Führt man einen bekannten oder gewohnten Prozess rückwärts aus, verlangt dies eine gesteigerte Aufmerksamkeit und Willensanstrengung. Es führt zu einer verstärkten Selbstführung. Rudolf Steiner beschreibt die stärkende Wirkung der Rückwärts-Richtung unter anderem an der abendlichen Rückschau-Übung.

Zusammengefasst beginnt der Prozess rückwärts durch die Evolutionsreihe mit dem Eingebettet- und Erfüllt-Sein im Umkreis. Schritt für Schritt werden die Bewegungen nach innen konzentriert, bis hin zum B. Nach einem vielfältigen Erfahrungsweg ruht der Bewegende zum Schluss reich genährt ganz in sich. Es ist ein Bewusstseinsweg des Verinnerlichens und Zu-sich-selbst-Kommens. Alles, was rückwärts bewegt wird, stärkt den Willen und somit das Ich in seinem Gestaltungspotenzial.

Rückwärtsbewegung als Weg der Verinnerlichung

Dazu noch zwei Aussagen von Rudolf Steiner:

«Einen stärkeren Willen bilden wir aus dadurch, dass wir entgegengesetzt gehen, dass wir losreißen das Denken von der Folge des äußeren Naturverlaufs durch ein von rückwärts nach vorne Gehen.»[78]

«Lernt man rückwärts denken, dann lernt man noch stärker denken.»[79]

Bezüge der Evolutionsreihe zu verschiedenen Themenbereichen

An dieser Stelle habe ich abgewogen, ob es sinnvoll ist, weitere Bezugsmöglichkeiten innerhalb der Evolutionsreihe auszuführen, obwohl sie noch nicht weit ausgearbeitet sind. Ich möchte sie daher nur in Notizform wiedergeben und als Anregung verstanden wissen, würde mich aber sehr freuen, wenn sich der eine oder andere Leser angeregt fühlt, die Bezüge aufzugreifen und auszuarbeiten.

Die Zwölfheit der Evolutionsreihe kann zu sehr interessanten Bereichen in Beziehung gesetzt werden: zu den vier Temperamenten des Menschen, den

13 eurythmischen Seelengesten, wie sie Rudolf Steiner entwickelt hat, sowie dem Tierkreis.

ELEMENTE UND TEMPERAMENTE

In den vier Dreiergruppen der Evolutionsreihe kann auch eine innere Übereinstimmung der Qualitäten der Bewegungen mit den vier Temperamenten gefunden werden. Die Beziehung der Temperamente zu den Elementen führte Rudolf Steiner in verschiedenen seiner Vorträge aus.[80]

B M D	erdgebunden, Melancholiker
N R L	stetig in einem inneren Bewegungsprozess, wässrig, Phlegmatiker
G CH F	luftig, leicht, Sanguiniker
S H T	feurig, existenziell die Welt ergreifend, Choleriker

Diese Perspektive – ausgehend von den Laut-Dreiergruppen hin zu den Wesensgliedern des Menschen und den Temperamenten – führt zu einer anderen Zuordnung der Laute zu den Elementen, als sie von Rudolf Steiner im Laut-Eurythmie-Kurs und im Dramatischen Kurs[81] angegeben wurde. Dort wurden die Konsonanten wie folgt gruppiert und den Elementen zugeordnet:

LAUTGRUPPE[82]	ZUGEORDNETE LAUTE[83]	ZUGEORDNETES ELEMENT[84]
Blaselaute	H CH SCH S F W	Feuer
Stoßlaute	D T B P G K M N	Erde
Zitterlaut	R	Luft
Wellenlaut	L	Wasser

Gruppierung der Konsonanten und Zuordnung zu den Elementen

Diese verschiedenen Zuordnungen deuten auf die Möglichkeit hin, prinzipiell unterschiedliche Standpunkte einzunehmen. Es ist nicht von vornherein festgelegt, wie die Laute einzuordnen sind. So bieten sich in jeder Situation vielfältige Möglichkeiten ihrer Anwendung, die je nach Perspektive in sich stimmig sind.

DIE EVOLUTIONSREIHE IN BEZUG ZU DEN EURYTHMISCHEN SEELENGESTEN

Bei den eurythmischen Lautbewegungen handelt es sich um Bewegungsqualitäten und Bildeprozesse. Man kann sie als «Werkzeuge» im Lebendigen bezeichnen. Die Evolutionsreihe als «Werkzeugkoffer» mit den verschiedenen Tools kann zur differenzierten Unterstützung des Wahrnehmens («Wahrnehmungsbrillen») oder zur kreativen Handhabung lebendiger Vorgänge eingesetzt werden.

Bei beiden Anwendungen befindet man sich in andauernd sich verändernden Prozessen. Daraus entwickelte sich bei mir die Frage, ob sich diese Lebendigkeitsqualitäten auch in seelischen Stimmungen oder Zuständen wiederfinden lassen. Solange sich seelische Stimmungen als sich verändernde Prozesse zeigen, finden wir die Lautqualitäten auch im Seelischen. Dehnen sich diese Stimmungen jedoch zeitlich aus – das heißt sie bekommen eine Dauer – und verändern sich erst einmal nicht, nehmen sie mehr (Zeit-)Raum ein. Die Stimmung bekommt einen spezifischen Gestus. Die Seelenbewegung manifestiert sich zur Geste – zur Seelengeste.

Die im Folgenden beschriebenen Beziehungen der Laute der Evolutionsreihe zu den von Rudolf Steiner entwickelten eurythmischen Seelengesten habe ich über viele Jahre hinweg immer wieder geprüft, an meiner eigenen Seele und mit einer über Jahre hinweg mitarbeitenden Gruppe von Menschen, die die Beziehung und Verwandtschaft der Laute zu den Seelengesten ebenfalls an sich selbst geprüft haben.

Anhand des B möchte ich die Vorgehensweise zum Auffinden der inneren Verwandtschaft von Laut und Seelengeste exemplarisch aufzeigen.

Bewegen wir durch innere Initiative (gelb) die Gegebenheiten der Welt im Verhältnis zu unserem Innenleben (blau) und lassen diese Wirkungen in unseren inneren Kern fließen, so können wir diese Eindrücke innerlich annehmen, uns innerlich davon erwärmen lassen und vorbehaltlos damit verbinden (rot). Damit ist ein B-Prozess beschrieben. Wird dieser Prozess als Stimmung innerlich aufrechterhalten, entsteht ein Stimmungsraum – eine Seelengeste der Innigkeit (Eurythmiefigur: grün-rosa-lila). Lebendige Dauer füllt den Innenraum aus (grün), schwingt zart erwärmt immer zwischen außen und Mitte (rosa), um eine gelassene, substanzielle Sicherheit im Innenleben aufrechtzuerhalten (lila). Die auf diesem Weg gefundenen Relationen zwischen Lauten und Seelengesten sind im Folgenden zum ersten Mal dargestellt.

Die Seelengesten *Frage* und *Ruf,* in einer Eurythmiefigur verbunden, sind die zwei Seelenhaltungen, die den Welt- und Innenbezug erst ermöglichen. Sie bilden eine grundlegende Polarität für die darauf aufbauenden zwölf Seelengesten.

B	Innigkeit
M	Mitteilung
D	Unersättlichkeit («Selbstbestimmung»)
N	«verflucht gescheit»[85] (extreme Neugierde)
R	Verzweiflung (mitgerissen werden)
L	Feierlichkeit
G	Selbstbehauptung, fast Größenwahn
CH	Lieblichkeit
F	Lachen
S	Trauer
H	Andacht
T	Erkenntnis

In der Bewegung der zwölf Seelengesten in dieser Reihenfolge kann man in eine Seelen-Evolution gelangen. Meiner Überzeugung nach kann so ein neues Bewusstsein der inneren Seelenentwicklung ergriffen werden.

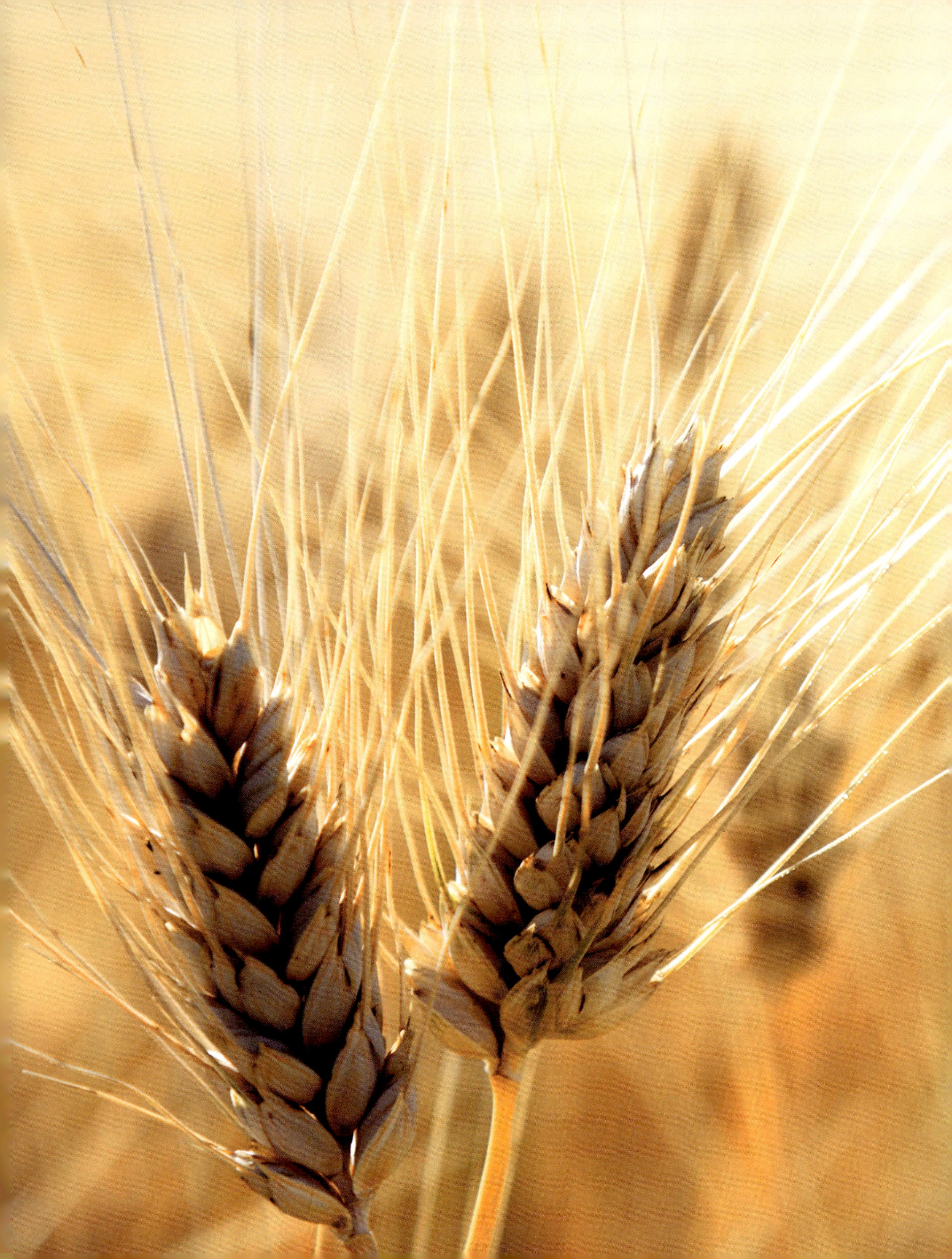

Teil III.

PRAKTISCHE ANWENDUNG DER EVOLUTIONSREIHE

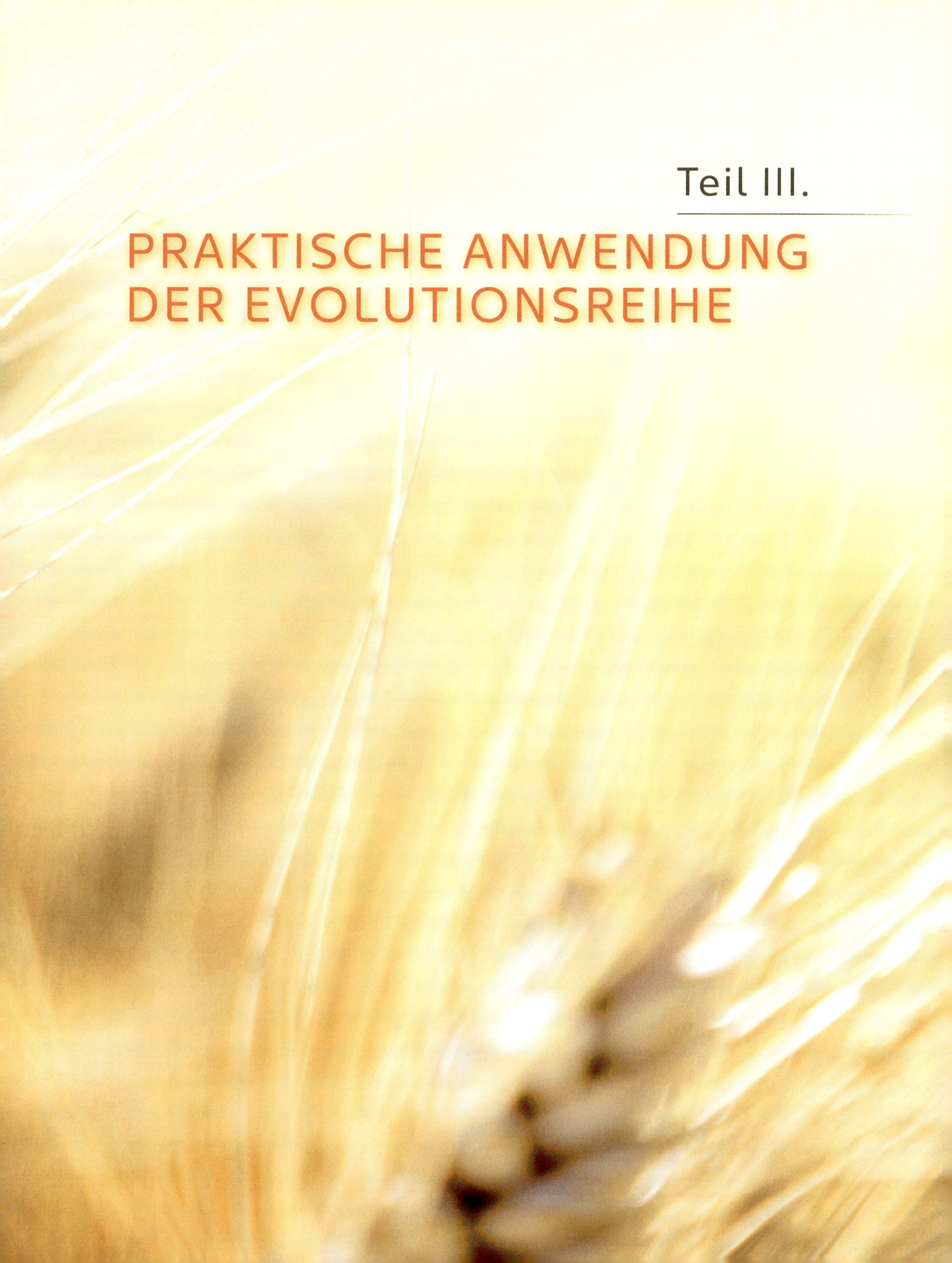

Einleitung

Mir ist es ein großes Anliegen, dass die zwölf Lebensqualitäten der Evolutionsreihe nicht nur im traditionellen eurythmischen Kontext berücksichtigt werden. Deshalb möchte ich im folgenden Kapitel verschiedene Projekte vorstellen, in denen die Evolutionsreihe praktisch angewendet wird.

Evolutionsreihe als praktische Lebenshilfe

Dieser Entwicklungsreihe liegt ein enormes Gestaltungspotenzial zugrunde, und ich setze mich dafür ein, dass dieses immer mehr und in möglichst viele Bereiche der Berufstätigkeit und in praktische Lebenssituationen integriert wird. Damit die Evolutionsreihe zu einem unterstützenden Faktor für alle Lebensprozesse werden kann, ist erstens eine fundierte, eurythmisch erübte Grundlage erforderlich, um daran die Wahrnehmung und das Erkennen zu schulen, zweitens Geduld, um eigene Erfahrungen zu erlangen, und drittens die Initiative und der Mut, diese Erfahrungen in den Bereich einzubringen, in dem man selbst tätig ist. Mit der Zeit wird die Gestaltungskraft dieser Lautreihe mit Sicherheit auch andere Arbeitsfelder erreichen.

Hiermit danke ich allen Beitragenden und Mitarbeitenden, die diesen Teil mit ermöglichen und bereichern, und hoffe, dass dem Leser in den folgenden Kapiteln einige Anregungen gegeben werden.

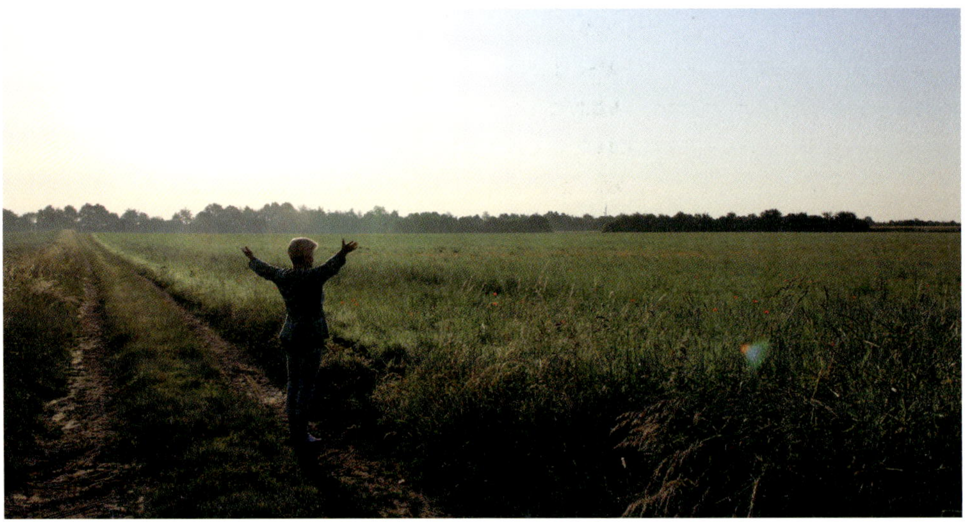

Eurythmie in der Natur

Eurythmie als Werkzeug in der Apfelzüchtung

von Niklaus Bolliger[86]

Als Pflanzenzüchter ist meine Arbeit von einer besonderen Zuwendung zu den Pflanzen geprägt, in meinem Fall zu Apfelbäumen. Ist es möglich, dass diese Zuwendung einen messbaren Effekt hat? Darauf eine Antwort zu finden könnte eine lohnende Aufgabe für die Zukunft sein.

Geschichtlich gesehen gab es eine lange Phase der unbewussten Pflanzenzüchtung, die in der alten persischen Kulturepoche begann und erst vor etwa 200 Jahren zu Ende ging. In dieser Zeit hat der Mensch die Pflanzen durch seine Zuwendung, seine Pflege unbewusst verändert. Diese Zuwendung war in dem Sinne unbewusst, dass man sie nicht als verstandesmäßig oder intellektuell bezeichnen kann. Vor 200 Jahren hat sich dann mit dem Erwachen der Naturwissenschaft diese Zuwendung verändert und ist immer verstandesmäßiger geworden. In der Pflanzenzüchtung hat das dazu geführt, dass man immer mehr versucht hat, das Geschehen gedanklich zu durchdringen und zu verstehen.

Gregor Johann Mendel (1822–1884) ist der berühmte Vorreiter, der grundlegende Gesetzmäßigkeiten der Vererbung entdeckt hat. Später hat man diese mit dem stofflichen Vorhandensein von Strukturen, den genetischen Strukturen, in Verbindung bringen können. Aus diesen Erkenntnissen heraus hat sich die Art der Zuwendung grundlegend geändert. Mehr und mehr hat man versucht, die Pflanzen zu verändern, indem die Gene, die gemäß dieser Denkweise dem Leben zugrunde liegen, neu kombiniert wurden.

Besprechung im Apfel-Zuchtgarten

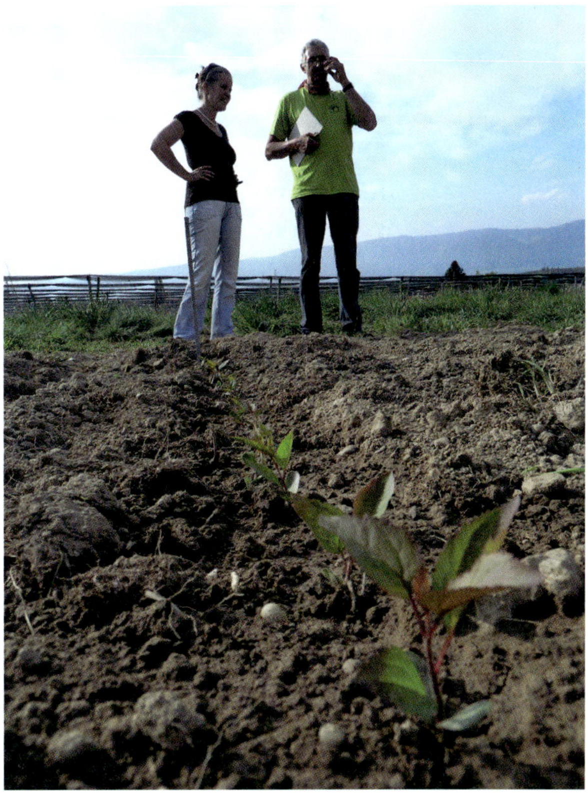

Dies führte letztlich zur Gentechnik und zur «Entschlüsselung» des gesamten Genoms von Lebewesen, des Menschen, des Weizens usw.

Pflanzenzüchtung durch Zuwendung

In der biologisch-dynamischen Landwirtschaft versuchen wir, einen anderen Weg einzuschlagen, der auch über die Zuwendung geht. Eine Zuwendung jedoch, die bewusster ist als die einstmalige Zuwendung der unbewussten Züchtung. Eine Zuwendung, die aber auch nicht rein verstandesmäßig sein soll, sonst wären wir wieder bei den Genen. Einen neuen Weg der Zuwendung bei der Pflanzenveränderung zu entwickeln, haben sich die biologisch-dynamischen Pflanzenzüchter zur Aufgabe gesetzt. Was ist unser Ausgangspunkt, wie wollen wir uns den Pflanzen zuwenden?

Ich möchte nun in kurzen Zügen meinen eigenen Weg dazu darlegen. Vor mittlerweile 50 Jahren habe ich zum ersten Mal versucht, Pflanzen zu züchten. Ich habe aus mehrfach nachgebautem Saatgut von Feldsalat einzelne Typen ausgelesen und diese dann wieder einzeln nachgebaut. Damals hatte ich schon den Impuls, dass ich die Pflanzen irgendwie verändern möchte, züchterisch tätig sein möchte. Später habe ich mich dann auch mit Weizen- und Gemüsezüchtung befasst. Vor 30 Jahren habe ich mit meiner Frau begonnen, einen biologisch-dynamischen Hof aufzubauen, was die Züchtungsfrage etwas in den Hintergrund drängte. Vor 20 Jahren habe ich mich dann der Apfelzüchtung zugewendet, weil ich mit den damals hauptsächlich angebauten Sorten nicht zufrieden war. Seither versuche ich, neue Sorten zu entwickeln, die sich für den biologischen und biologisch-dynamischen Anbau besonders eignen.

Wie lassen sich Wachstumsprozesse beeinflussen?

Eine Frage hat mich bei meiner Arbeit als Pflanzenzüchter immer begleitet: Kann ich die Pflanzenprozesse begreifen? Kann ich begreifen, was da wächst, was die Pflanze tut, wie sie in ihrer Umgebung steht? Wie kann ich das beschreiben, und wie kann ich das beeinflussen?

Ich möchte den Prozess des Pflanzenwachstums jetzt kurz vor uns hinstellen. Wir stellen uns ein Samenkorn vor. Was passiert nun in diesen Prozessen?

B Ich lege das Samenkorn in den Boden. Zunächst ist der Samen ja einfach trocken, fest, scheinbar tot. Dann kommen von außen Impulse an dieses Samenkorn heran. Alles Mögliche wirkt aus dem Umkreis auf das Samenkorn ein. Wir können sehen, dass aus der ganz direkten Umgebung Feuchtigkeit aufgenommen wird. Auch Wärme und Kälte wirken auf das Samenkorn ein. Wir dürfen aber auch annehmen, dass Impulse aus einem viel weiteren Umkreis kommen, dass aus dem kosmischen Umkreis Kräfte auf das Samenkorn einstrahlen. Es antwortet auf diesen Impuls aus dem Umkreis.

M Das Samenkorn schwillt an, und nun beginnen die Stoffe, sich zu bewegen. Die Lebensprozesse erwachen.

D Und dann verbindet sich das Samenkorn mit der Erde. Was zuvor von außen kam, ist aufgenommen worden. Als Antwort wächst die Keimwurzel nach unten.

N Dann erfolgt erneut eine Umkehrung. Es entsteht eine Gegenbewegung nach oben. Der Keimling wächst dem Licht entgegen. Die ersten Blättchen kommen aus der Erde.

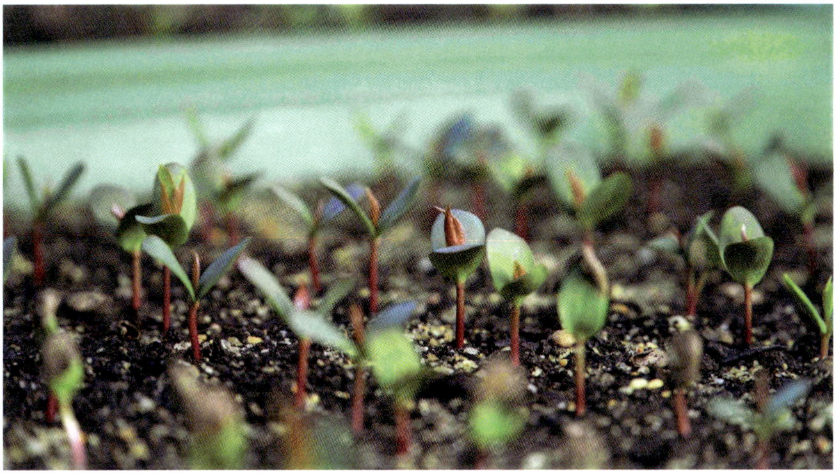

Apfelkeimlinge

R Nun beginnen Prozesse rings um die Pflanze herum; das Luftartige ergreift diese kleine Pflanze.

L Und die Pflanze entfaltet sich mehr und mehr. Sie wird immer größer und ergreift den Raum.

G Die Wachstumsbewegung findet einen vorläufigen Abschluss, wenn der Raum voll ergriffen ist. Ein Apfelbaum, der aus einem Samen wächst, kann erst blühen und fruchtbar werden, wenn er seinen Raum ergriffen hat.

CH Ein neuer Impuls ist ein strömendes Atmen der Pflanze zusammen mit ihrer Umgebung. Es strömt wieder etwas aus der Umgebung in die Pflanze ein.

F Die Pflanze antwortet, indem sie blüht.

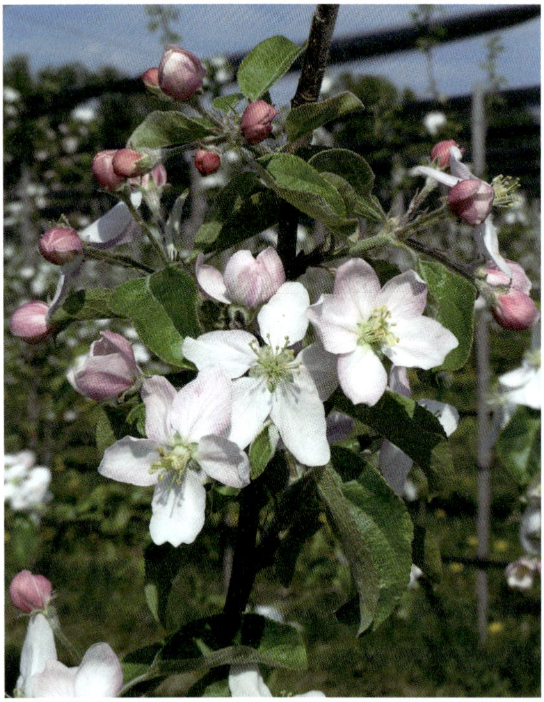

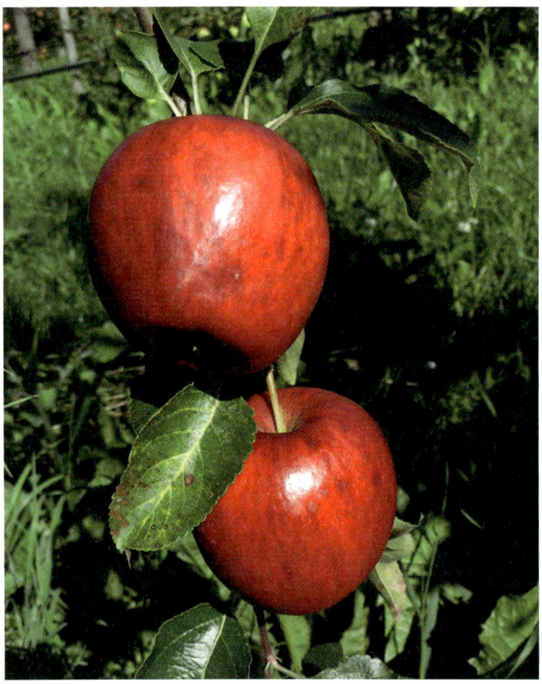

S Es kommen Insekten und schwirren um die Pflanze herum. Es duftet.

H Die Pollen der Blüte fliegen weit über die Grenzen des Raumes hinaus, den die Pflanze vorher ergriffen hat, und senken sich wieder auf andere Pflanzen hinab.

T Der Prozess der Frucht- und Samenbildung findet seinen Abschluss, indem der Samen reift und wieder ein Stillstand eintritt. Was da mit den Pollen hinausgeflogen und wieder hereingekommen ist, gelangt in Frucht und Samen zu einem Abschluss, einem festen Stillstand.

Diese Prozesse kann man bei der ganzen Pflanze beobachten, man kann sie aber eigentlich bei jedem Blatt, sogar bei jeder Zelle, jeder Zellteilung wiederfinden. Es ist ja in der Natur überall so, dass sich die Prozesse nicht nur im Großen, sondern auch ganz im Kleinen in ähnlicher Form wiederfinden lassen. Dieses Prinzip wurde für mich zur Grundlage bei der Beobachtung des Pflanzenwachstums.

Dabei wurden Erinnerungen an meine Waldorfschulzeit wach. Ich stellte plötzlich fest, dass diese Prozesse eine Übereinstimmung haben mit eurythmischen Lauten. Diese Gesten der Pflanzen sind ja eigentlich Urbilder, die sich unter anderem in unserer Sprache als Laute ausbilden. Und ich bemerkte, dass es da Übereinstimmungen gibt. Eine Lautreihe, die wir in der Schule geübt hatten, wird als Evolutionsreihe bezeichnet, und das Interessante ist, dass diese Evolutionsreihe einen Prozess abbildet, wie er sich auch bei den Pflanzen finden kann.

Apfelblüte und reife Äpfel

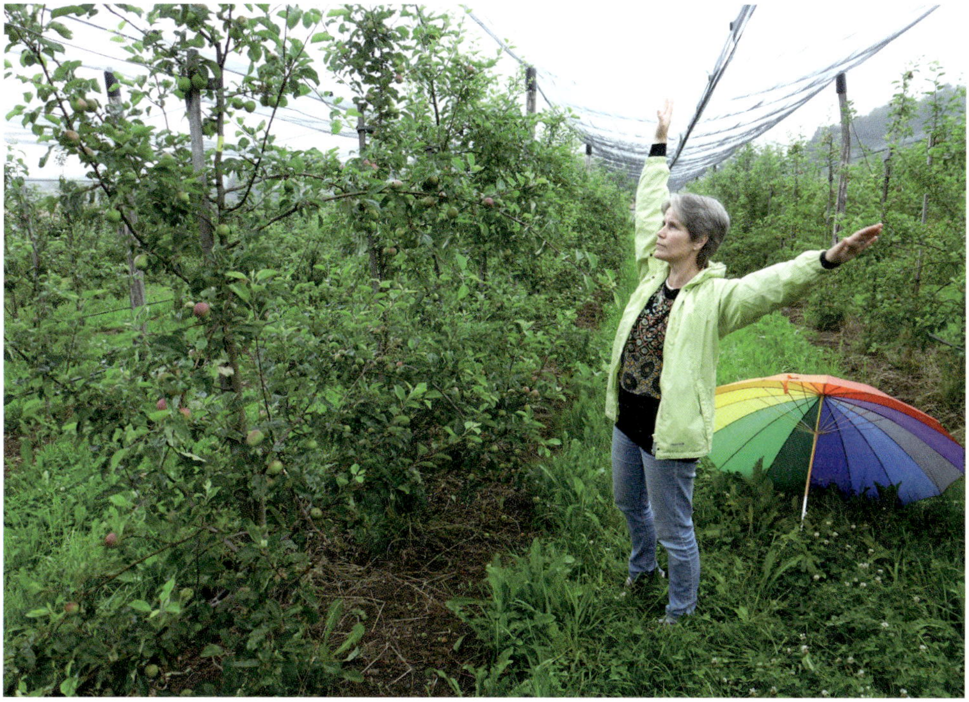

Eurythmische Behandlung mit der Geste «Sonne»

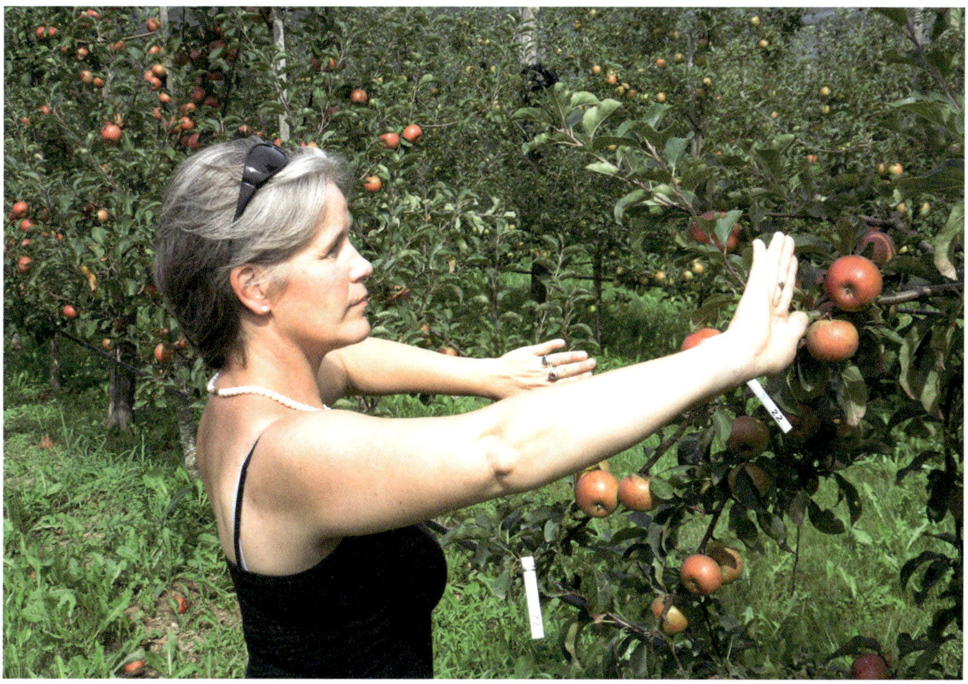

Eurythmische Behandlung mit der Geste G

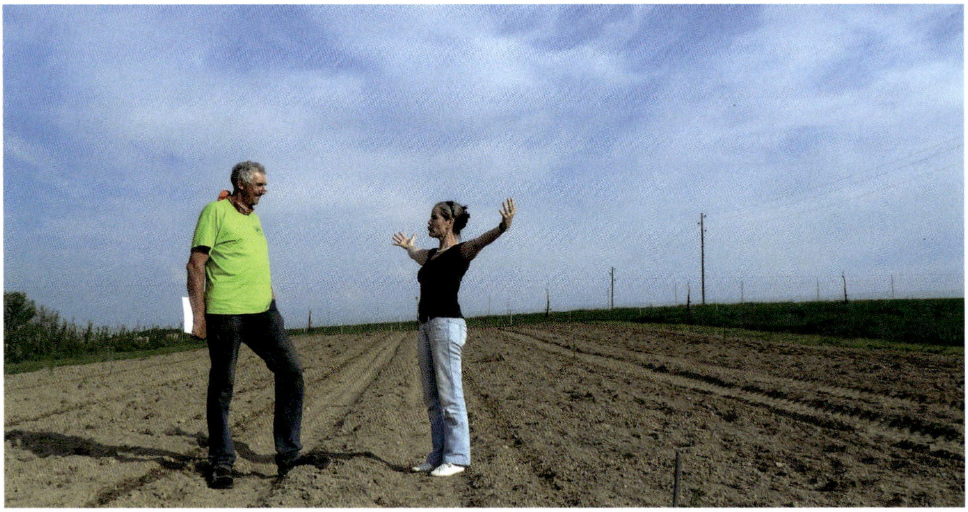

Austausch über die eurythmischen Behandlungen

Ich habe das natürlich nicht von einem Tag auf den anderen erkannt, sondern es hat mich über Jahre immer wieder begleitet. Und schließlich bin ich an Eurythmistinnen herangetreten und habe gefragt: «Wie ist denn das mit der Evolutionsreihe?» Zunächst bekam ich darauf keine Antwort. Zwar war die Evolutionsreihe bekannt, aber in Bezug auf den Zusammenhang mit dem Pflanzenwachstum konnte mir zunächst niemand weiterhelfen.

Schließlich bin ich dank Tanja Baumgartner einen Schritt weitergekommen. Wir haben an dieser Frage gearbeitet und die Pflanzen in ihren Prozessen beobachtet. Für mich als Züchter ergibt sich daraus eine Möglichkeit, in einer intim beobachtenden Weise auf die Pflanzen einzugehen. Ich kann damit die einzelnen Schritte im Wachstumsprozess deutlicher erkennen und auch beschreiben. Mithilfe der Evolutionsreihe kann ich sagen: Jetzt ist dieses oder jenes Stadium bei einer Pflanze sehr dominant. Ich stehe dann selbst mitten drin in dem Prozess. Dies bleibt aber etwas sehr persönliches. Es ist kein patentierbares, abgeschlossenes System, keine Methode, die nun alle biodynamischen Pflanzenzüchter praktizieren sollen.

Für mich stellt die eurythmische Evolutionsreihe eine Möglichkeit dar, mit der Pflanze zu kommunizieren und mich in die Pflanze und ihre Prozesse hineinzuversetzen. Insofern ist das für mich ein Werkzeug geworden.

Und das ist das Schöne an der Zusammenarbeit mit Tanja Baumgartner, dass wir ein offen-eurythmisches Verhältnis haben, in dem wir diese Bezüge der Gesten zum Pflanzenwachstum entwickeln können.

Die Evolutionsreihe im Wachstum der Getreidepflanze

von Eckart Grundmann und Patrick Schmidt

Der Prozess des Wachstums der Getreidepflanze verläuft im Jahreslauf in einer ähnlichen Abfolge wie das Backen in seinen einzelnen Stufen im Tageslauf. Dieser Zusammenhang wurde von dem Getreidezüchter Patrick Schmidt und dem Bäckermeister Jürgen Zippel in deren bisher geleisteten Untersuchungen ausgearbeitet. Insbesondere spielen die Ein- und Ausatmungsprozesse der Ätherarten im Tages- und Jahreslauf eine wichtige Rolle. Im Rahmen eines Züchtungs- und Backprojektes im Institut ArteNova wurde nach Möglichkeiten einer Unterstützung und Stärkung beider Prozesse durch eurythmische Behandlungen, die auf die Ätherkräfte wirken, gesucht. Dabei zeigte sich, dass die Evolutionsreihe sowohl das Wachstum der Getreidepflanze als auch die einzelnen Schritte im Backprozess sehr gut widerspiegelt.

Beeinflussung von Atmungsprozessen beim Pflanzenwachstum durch eurythmische Behandlung

Ankommen auf der Erde

B – KORN, AUSSAAT

Der Prozess beginnt mit dem Korn, der zur Ruhe gekommenen Pflanze. In ihm ist der ganze bevorstehende Wachstumsprozess als Möglichkeit enthalten. Dieses Korn wird in die Erde gelegt, die es dann umhüllt.

In der Geste des B sehen wir urbildhaft die Beziehung zwischen Hülle und Zentrum. Die Hülle bietet Schutz und Zuwendung, aber im Rot zeichnet sich bereits die Kraft für einen Neubeginn ab.

M – BEFRUCHTUNG

In der Befruchtung begegnen sich die weiblichen, aufnehmenden Kräfte der Erde und die männlichen, formenden Kräfte des Samens. Wir können davon sprechen, dass sich das kosmische Artbild der Pflanze, welches mit dem Korn, dem Samen verbunden ist, mit der aufnehmenden, Nahrung spendenden und Entwicklung ermöglichenden Qualität der Mutter Erde, die Leben werden will,

Aussaat von Dinkel in Versuchsparzellen (rechts)

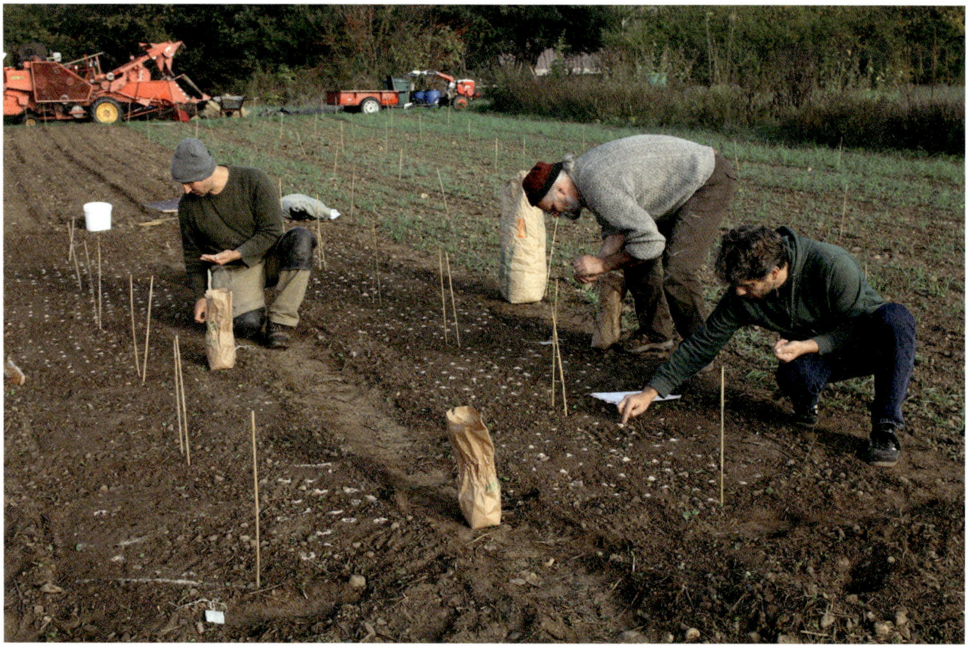

Die Saat ist aufgegangen (unten)

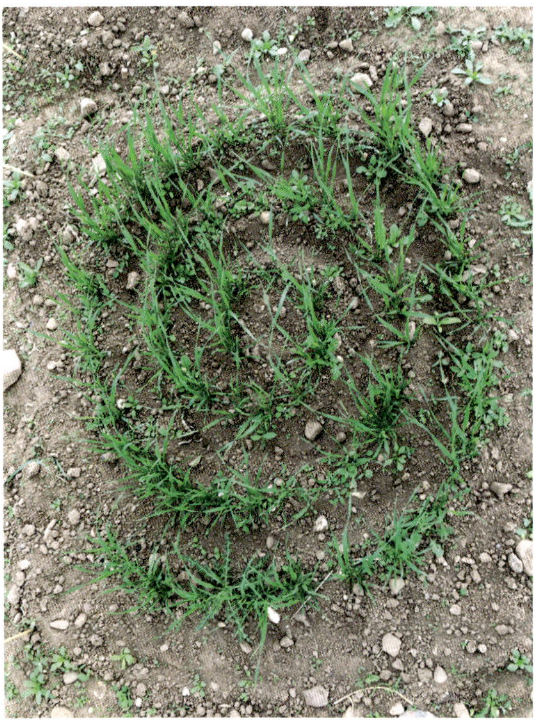

«vermählt». Dies ist der Moment der eigentlichen Befruchtung, jetzt kann die neue Pflanze wachsen. Der Prozess ist von da an auch nicht mehr umkehrbar.

Diesen Prozess einer aufeinander zugehenden, sich wahrnehmenden und berührenden Bewegung finden wir im M.

D – KEIMEN, WURZELBILDUNG

Das Korn beginnt jetzt zu quellen, die Wurzel wächst ins Erdreich und das erste Blatt, das noch in der Blattscheide steckt, orientiert sich im Erdreich nach oben. Die Pflanze ist auf der Erde angekommen. Sie hat ihren Platz auf der Erde gefunden. Doch bis zu diesem Zeitpunkt holt sie ihre Kräfte aus dem Korn, baut sie noch ganz auf der Vergangenheit auf.

Auch im eurythmischen D bestimmen wir unseren Standpunkt. Von oben herab sammeln wir die

Kräfte, verbinden sie mit der irdischen Basis und bilden uns einen Ausgangspunkt für zukünftige Entwicklungen.

Stoffbildung im lebendig-wässrigen Element

N – AUFLAUFEN, EIN- BIS DREI-BLATT-STADIUM

Die Pflanze, deren erstes Blatt nun ans Licht dringt und grün wird, tritt in eine aktive Beziehung zu ihrer Umwelt. Die Bedingungen des Bodens wie Feuchtigkeit und Struktur werden wahrgenommen und Nährstoffe werden aufgenommen. Die Blätter nehmen Kontakt mit Luft, Licht und Wärme auf. So wirkt die Umgebung auf das Wachstum der Pflanze zurück.

Im N ertasten wir das Neue, Unbekannte in der Umgebung, nehmen es auf, lassen es auf uns wirken und lassen dadurch zu, dass es uns verändert.

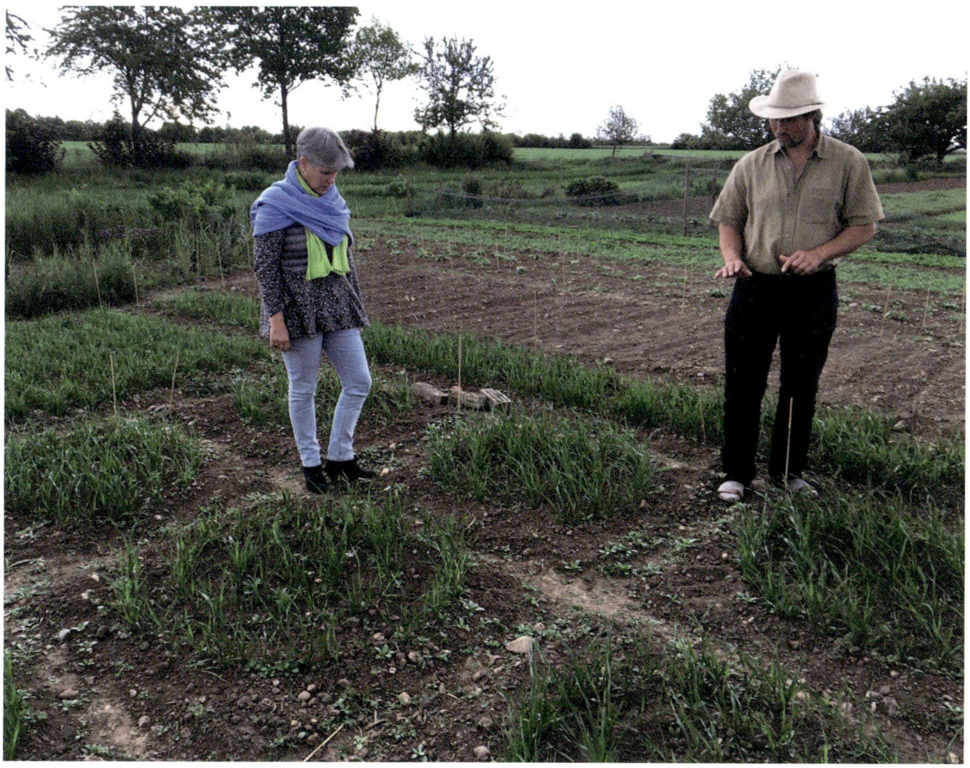

Beginn der kräftigen Blattbildung

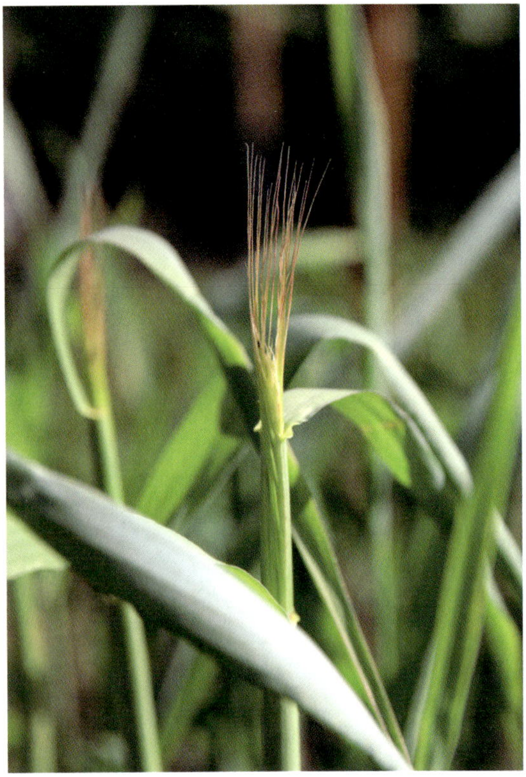

Ährenschieben

R – BESTOCKUNG, BLATTBILDUNG

Nun beginnt das intensive Massenwachstum. Im Jahreslauf gesehen sind jetzt die vier Ätherarten am intensivsten und ausgeglichensten wirksam. Lange, breite Blätter bilden sich, die Wurzeln ergreifen das Erdreich. Nach oben und unten erfüllt die Pflanze den Raum mit ihrer Stofflichkeit. Wo bisher noch einzelne Pflanzen auf dem Feld standen, entsteht nun eine geschlossene Pflanzendecke. Es ist die Phase der Stoffbildung, die jedoch noch recht wenig geformt ist.

Das R bringt alles in Bewegung, alle Kräfte und Stoffe werden vermischt und angeregt. Dabei sind Formkräfte nur wenig wirksam. Die Bewegung könnte leicht ins Chaotische kommen, wird aber vom Grün im Laut R so gehalten, dass sie nicht ausbricht.

L – SCHOSSEN, ÄHRENSCHWELLEN, ÄHRENSCHIEBEN

Aus der Bildung der Blattmasse heraus bekommt das Wachstum der Getreidepflanze eine Richtung: nach oben. Der Halm streckt sich aus dem Wässrigen heraus der Sphäre des Lichts und der Luft entgegen, dem Zukünftigen. Tief im Innern des Halmes beginnt die Ähre zu wachsen, sie schwillt an und wird von ganz unten innen nach ganz oben außen gehoben. Damit geht die Pflanze von der vegetativen, stoffbildenden in die generative, formbildende Phase über.

Die Geste des L führt die kreisende Bewegung des R in eine gerichtete, nach oben aufsteigende. Aus dem Wirbeln wird ein geformtes Strömen. Im Ergreifen des Zentrums und dem Aufnehmen der Kräfte des Umkreises liegt die Harmonie von Irdischem und Kosmischem.

Strukturbildung durch Luft- und Lichtprozesse

G – VORBEREITUNG DER BLÜTEN

Mit dem Sichtbarwerden der Ähre beginnt etwas Neues im Pflanzenwachstum. Die Ähre schafft sich einen eigenen Innenraum und bildet die Narbenfäden aus, eine lichtdurchflutete Struktur. Gleichzeitig entsteht durch den Spelz der Raum jeder einzelnen Blüte an der Ähre.

Im Gelb des G wird in der Mitte eine Aufrechte gebildet, die ihren Umkreis im Silbergrau ergreift und festhalten kann (blau).

CH – BLÜHEN, BESTÄUBUNG

Mit dem Entlassen der Pollen in der Blüte wirkt die Pflanze aktiv in die Umgebung hinein. Die Pollen der Pflanze nehmen die kosmischen Kräfte der Umgebung auf und verbinden sie mit der eigenen Samenanlage. So entsteht eine Grundlage für das Leben in der Zukunft. Es findet eine feinstoffliche Durchdringung von innen und außen statt, und das ist die Bestäubung.

Durch das Orange in der CH-Bewegung wird aktiv in die Welt gegriffen. Der nächste Schritt besteht in einem Begegnen mit der Welt und einem «Einatmen» und Aufnehmen des Neuen.

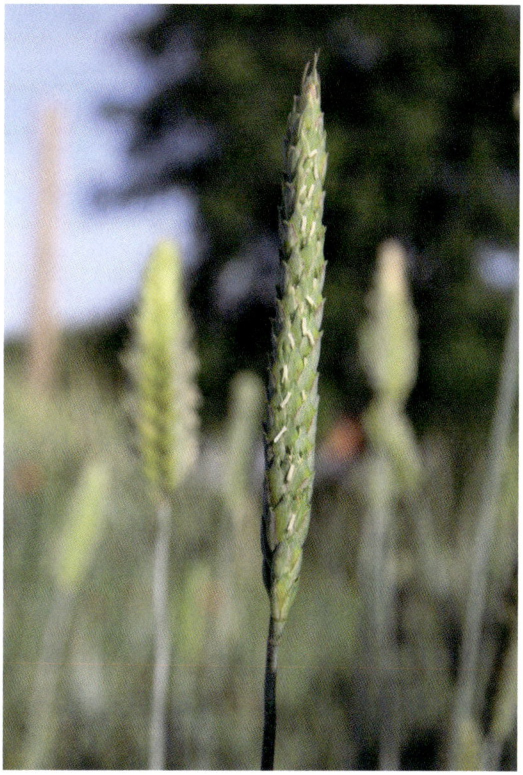

Staubbeutel am Einkorn

F – FRUCHTBILDUNG

Nach der Bestäubung wird der kosmische Impuls, der mit dem Pollen aus dem Umkreis zur Blüte kommt, mit dem Bestehenden verbunden, er wird verankert. Vom Pollen aus wächst der Pollenschlauch zum Fruchtknoten. Damit entsteht die Anlage für die Bildung eines neuen Samenkorns.

Im F werden geistige Kräfte aus dem Ewigkeitsraum mit der Gegenwart in Verbindung gebracht und in die irdische Zukunft getragen. Das Bestehende wird beGEISTert.

Reifung in den Wärmeprozessen

S – MILCHREIFE, TEIGREIFE

Nun kann die Fruchtbildung beginnen. Die in der Pflanze gebildeten Stoffe strömen von unten nach oben in die Frucht und werden dort festgehalten.

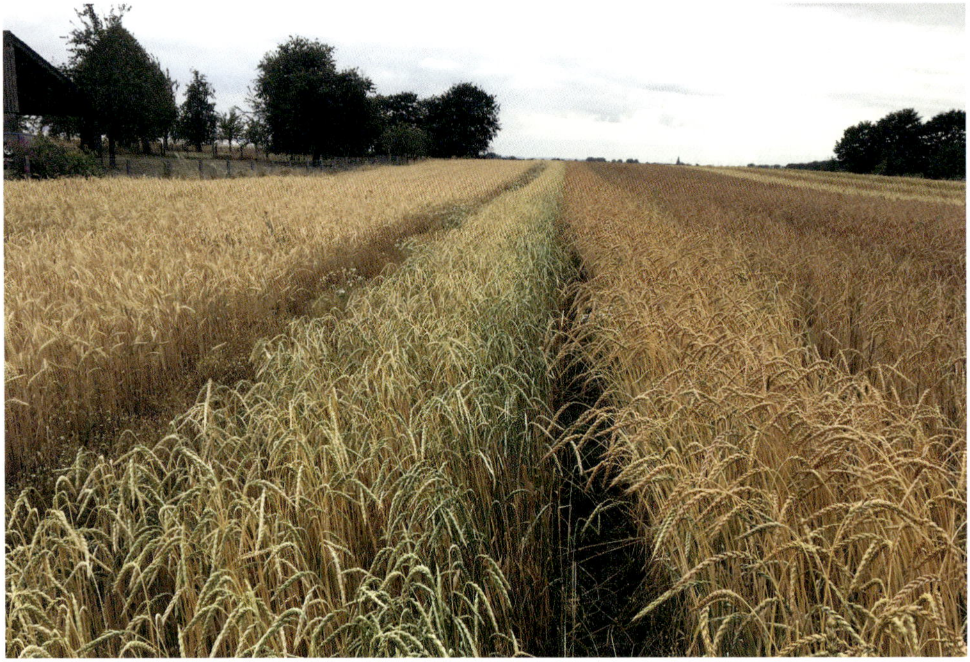

Verschiedene Getreidesorten im Reifeprozess

Zunächst geschieht dies noch ganz im Wässrigen, ist jedoch bereits auf die Reife in der Sphäre von Luft und Licht ausgerichtet.

Die in der Frucht gesammelten Stoffe werden nun umgebildet. Ähnlich wie bei der Blattbildung im vegetativen Wachstum werden nun alle Stoffe ergriffen und verwandelt. Dabei verlässt immer mehr Wasser das Korn, und dieses wird fester. Das Korn geht sichtbar aus dem Vegetativen über in eine trockener werdende, gelbe Erscheinung.

Im S durchdringen sich Licht- und Stoffprozesse (grau), verschiedene Aspekte des Stofflichen (Eiweiße, Kohlenhydrate, Mineralien, Wasser) kommen in eine innere Dynamik (braun), um im Zusammenwirken der Stoffe eins zu werden und an Festigkeit zu gewinnen (schwarz).

H – GELBREIFE, VOLLREIFE

Die Prozesse im Korn und damit in der ganzen Pflanze neigen sich ihrem Ende zu, die Pflanze stirbt ab. Rudolf Steiner beschreibt im *Landwirtschaftlichen Kurs,*[87] wie der Wasserstoff die Stoffe aus der Pflanze bis in das große, kosmische Chaos führt und gleichzeitig die Ur-Eiweiß-Stoffe in das kleine Chaos des Samens «hineintreibt». So werden sie aufnahmefähig.

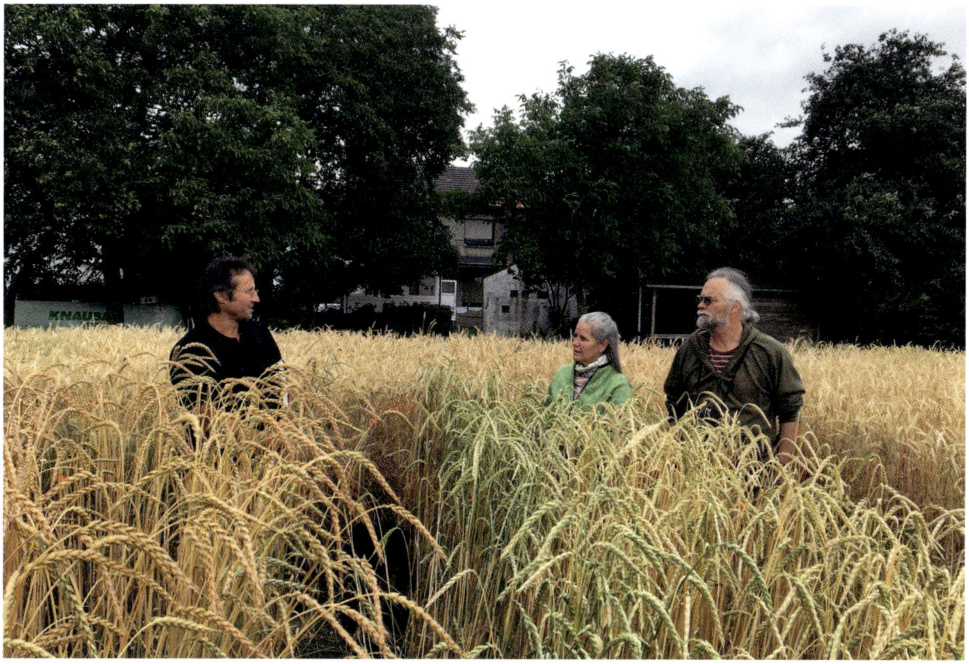

Feldbegehung während des Reifeprozesses

Das eurythmische H ist das entsprechende Urbild für die Bewegung vom Zentrum zum Umkreis und vom Umkreis ins Zentrum.

Wenn sich die Säfte aus der Pflanze zurückziehen, im Übergang vom vegetativen Wachstumsprozess zum Fest-Werden der Stoffe, tritt ein besonderes Phänomen auf: das Halmleuchten. Wie ein Kristall bündelt der Halm das Licht und leuchtet wie von selbst.

T – TOTREIFE

Der Begriff der Totreife beschreibt nur die äußere Unveränderlichkeit der Form des Korns ab diesem Moment. Innerlich entwickelt sich das Korn fort, man sagt, es «köchelt». Jetzt «entsteht das neue Leben» (Rudolf Steiner).[88] Früher wurden die Getreidegarben nach der Ernte noch auf dem Feld aufgestellt, so verblieben sie länger im Licht-Wärme-Raum. In älteren Zeiten wusste man außerdem, dass das Korn erst nach den zwölf Heiligen Nächten seine volle Qualität als Lebensmittel erreicht.

Im T wird der ganze Prozess zusammengefasst und auf den Punkt gebracht. Im Orange und Rot liegt das kraftvolle Zum-Abschluss-Bringen, im Grün die Fähigkeit zur Dauer. Diese Bewegungen des T brauchen ihre Zeit.

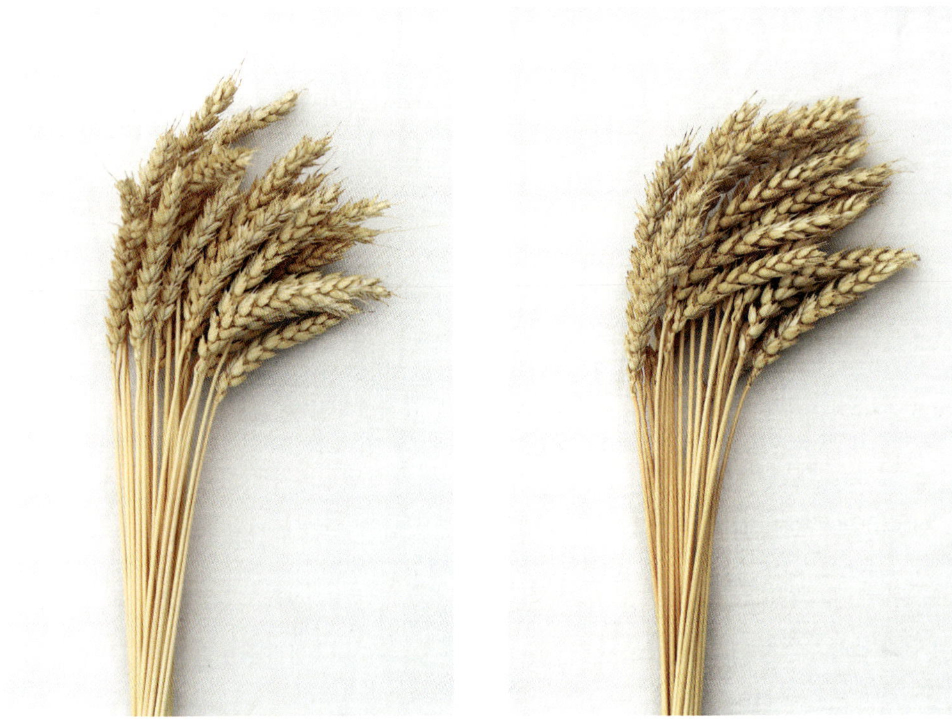

Unterschiedliche Gestaltbildungen nach eurythmischer Behandlung

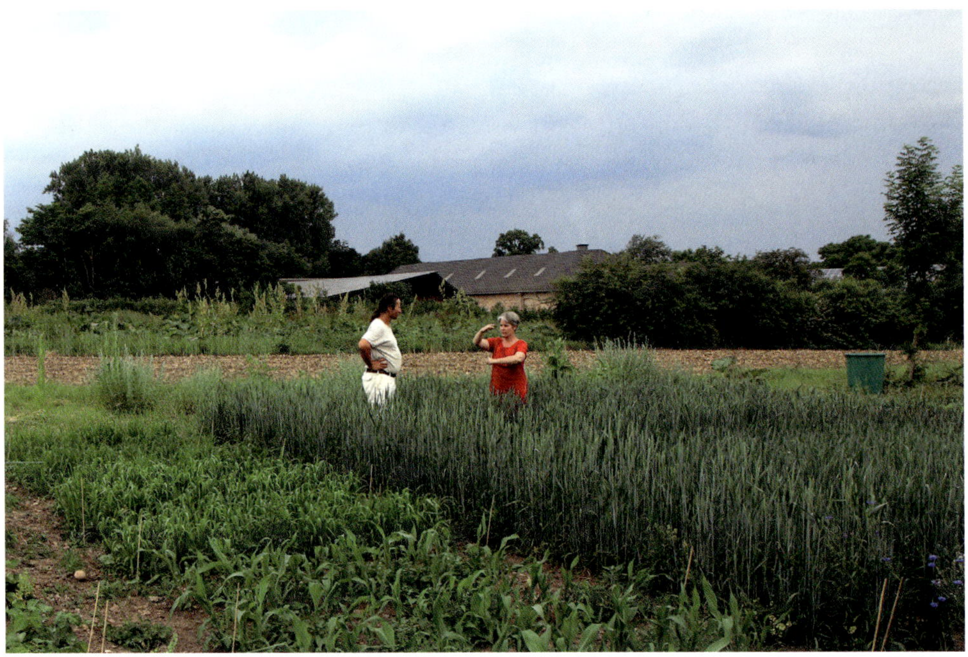

Erarbeitung eurythmischer Behandlungen im Getreide

Die Evolutionsreihe im Backvorgang

von Eckart Grundmann und Jürgen Zippel

Als Ganzes betrachtet zeigt der Backprozess eine deutliche Entsprechung der einzelnen Stufen zu den vier klassischen Elementen. Vom Korn bis zum Mehl arbeiten wir mit dem «trockenen» Stoff mit einem starken Bezug zum *Irdischen*, Mineralischen. Dann kommt das Wasser hinzu, es verbindet sich im Kneten mit dem Mehl. Der Prozess des Mischens und Knetens zeigt deutlich die Qualität des *Wässrigen*. In der Tischarbeit folgt die Begegnung mit der *Luft* und dem Licht. Voraussetzung für die darauffolgende Gärung ist eine äußere Wärmehülle, die die Stoffverwandlung anregt. Beim eigentlichen Backen im Ofen ist die starke Hitze offensichtlich, aber auch das Abklingen der *Wärme* in der Nachreife ist wesentlich für die Qualität des Brotes.

Entsprechungen beim Backvorgang zu den vier Elementen

Vom Korn zum Mehl – die irdische Grundlage

B – KORN

Im Korn ist die Getreidepflanze des letzten Jahres zur Ruhe gekommen. Die Lebensprozesse sind auf ein Minimum abgedämpft. Auch wenn der Zustand im Reifeprozess «Totreife» genannt wird – das Korn ist nicht tot. Das Lebendige wird als Lebensprinzip bewahrt, auch wenn es gerade nicht selbst zum Vorschein kommt. Steiner beschreibt den Ätherleib beim Samenkorn als strahlige Hülle um das Korn herum. Getreidekörner bleiben über viele Jahre hinweg keimfähig. Es wurden sogar noch keimfähige Körner aus dem alten Ägypten gefunden.

Das Korn ist also diejenige Form der Pflanze, in der alles enthalten, aber völlig zur Ruhe gekommen ist. Es ist der Ausgangspunkt für jede weitere Entwicklung. Wie diese verlaufen kann, ist durch die Bedingungen geprägt, unter denen sie abläuft. Hier trennen sich dann auch die Wege – entweder in die Richtung eines neuen Pflanzenwachstums oder in Richtung Backen.

In der eurythmischen Geste des B spiegeln sich die Haltekraft, das Bewahrende und das Hüllende des Umkreises. In der Wärme des B liegt aber

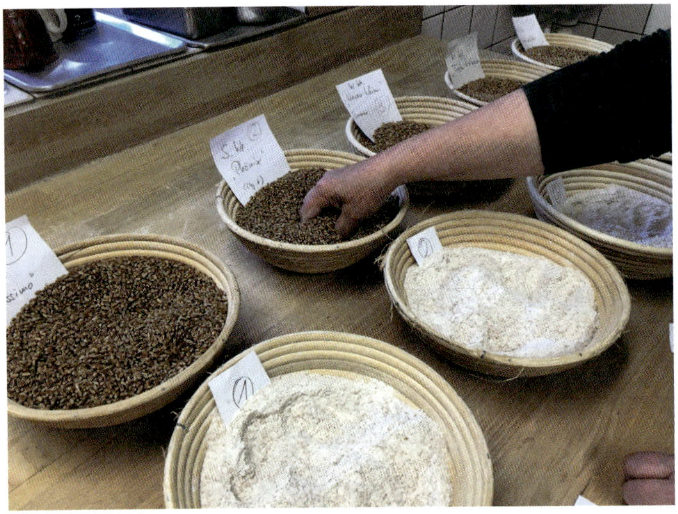

Wahrnehmung verschiedener Getreide- und Mehlsorten

auch die verborgene Kraft für die zukünftige Entwicklung.

M – MAHLEN

Mit dem Mahlen beginnt der Entwicklungsprozess beim Backen. Das Korn wird bewegt, und es begegnet der Welt. Und zwar begegnet es dem physischen Stoff – dem Mahlstein. Vielfältige Vorgänge durchmischen sich beim Mahlen. Das Korn wird durch eine scherende Drehbewegung zerkleinert und zerfällt – wie eine feuchte Sandkugel zwischen den Händen. Dadurch kommt das bisherige Innere des Korns in einen intensiven Kontakt mit der Luft. Auch die Mahlsteine geben etwas von ihrer Substanz ab, sodass das Mehl eine Spur von Mineralien aus den Steinen erhält. So findet das Ätherische, das im Korn die Zeit überdauert hat, seinen Wiederanschluss an den Erden-Ätherleib. Und es entsteht Wärme, die neben dem Kontakt mit der Luft dafür sorgt, dass eine Entwicklung beginnt.

Die gegenläufige, kommunizierende Geste des M steht wie ein Urbild für die Bewegungen der Mahlsteine in der Mühle. Sie zeigt aber auch das gegenseitige Wahrnehmen und Durchdringen von Korn und mineralischer Substanz sowie von Korn und Luft. Im Violett des M liegt, fast noch verborgen, die Wärme in der Substanz, die die weitere Entwicklung impulsiert.

D – MEHL

Das Mehl – obwohl es scheinbar ruhig in den Säcken liegt – verändert sich nach dem Mahlen; es ist der Prozess der Reifung des neuen Ätherleibes. Die Wärme aus dem Mahlvorgang muss entweichen, deshalb werden – je nach Bedarf – mit einem Stock Löcher ins Mehl gestoßen, in denen die Wärme wie in einem Kamin aufsteigen kann. Für das Mehl ist dieses Abkühlen wie ein Loslassen. Die durch das Mahlen eingeleitete Entwicklung kann nun nicht mehr rückgängig gemacht werden. Das Mehl verdirbt, wenn der Backprozess nicht in einem gewissen Zeitraum nach dem Mahlen beginnt. Etwa ein bis zwei Tage nach dem Mahlen ist es am besten für das Backen geeignet.

In der Geste des D wird der Prozess des Mahlens bis zum fertigen Mehl noch einmal zusammengefasst – der himmlische Samen trifft auf die physische Erde und ist als Mehl, welches durch eine Erwärmung gegangen ist, bereit für die weitere Entwicklung. Der Ausgangspunkt für das Backen wurde geschaffen.

Die Teigbereitung – Stoffbildung im Wässrigen

N – ZUTATEN ZUSAMMENBRINGEN UND MISCHEN

Im nächsten Schritt wird das Mehl mit den anderen Zutaten vermischt. Diese sind insbesondere Wasser, Salz und ein Triebmittel, zum Beispiel Hefe oder Sauerteig. Es ist wie ein «Kennenlernen» der verschiedenen Stoffe, alle müssen sich auf etwas Neues einlassen und ihre Fähigkeiten einbringen. Es muss eine Bereitschaft vorhanden sein, sich zu begegnen und zu durchdringen. Nicht wie bei Wasser und Öl, die sich nach dem Mischen wieder voneinander abwenden.

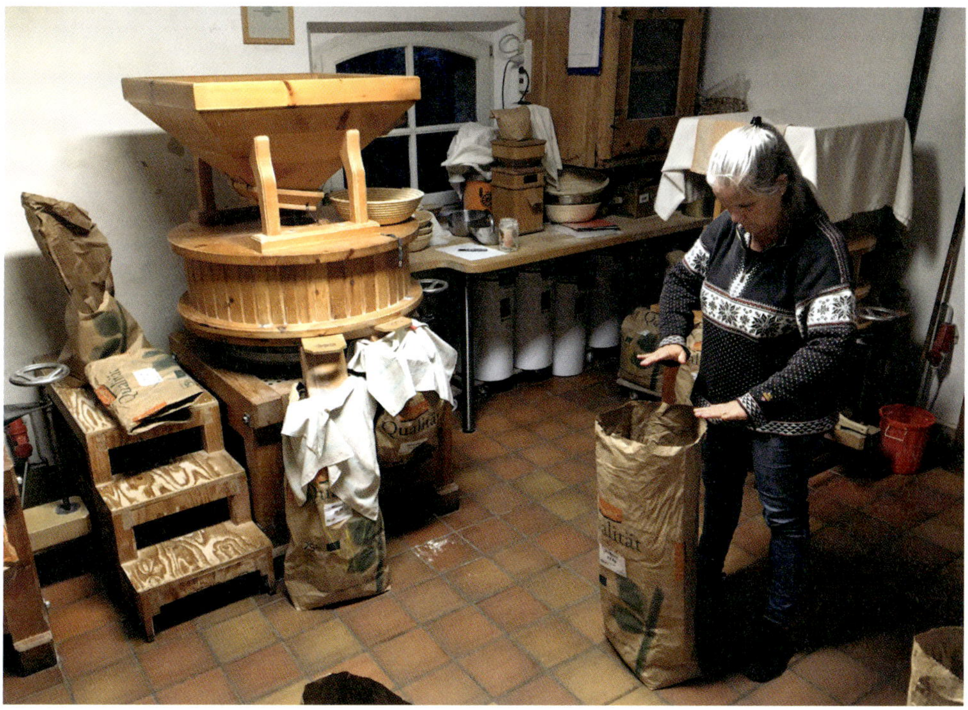

Eurythmische Behandlung des Mehls mit D

Die sich hinwendende Neugier und die Bereitschaft, sich berühren zu lassen und sich mit Fremdem auseinanderzusetzen, sind wesentlich für die Geste des N. Hinzu kommt das In-Sich-Aufnehmen des Neuen im Blau-Violett.

R – BEGINN DES KNETENS

Der Übergang vom Zusammenbringen der Zutaten bis zu ihrem Mischen, aber auch danach bis zum Kneten, ist fließend. Es sollen hier keine klaren Grenzen festgelegt werden, jedoch können die Schritte qualitativ gut voneinander abgegrenzt werden.

Das Mischen erzeugt eine intensive Durchdringung der einzelnen Zutaten. Die Masse in der Schüssel oder im Kneter ist noch formlos, die Substanzen sind nur zusammengemischt und noch nicht in einen gemeinsamen Prozess gekommen. Die intensiven Bewegungen führen jedoch schon bald zu starken Umwandlungen in der Masse. Insbesondere verändert sich das Eiweiß durch den Kontakt und die Auseinandersetzung mit dem Wasser. Der Kleber entsteht, wodurch der Teig beginnt, einen eigenen Leib auszubilden.

Die Charakterisierung des R durch Rudolf Steiner als «das Drehende, Walzende, Rollende»[89] beschreibt die Bewegung des Mischens und Knetens wunderbar. Es ist ein schwungvolles Vor und Zurück, Auf und Ab. Das Grün im R

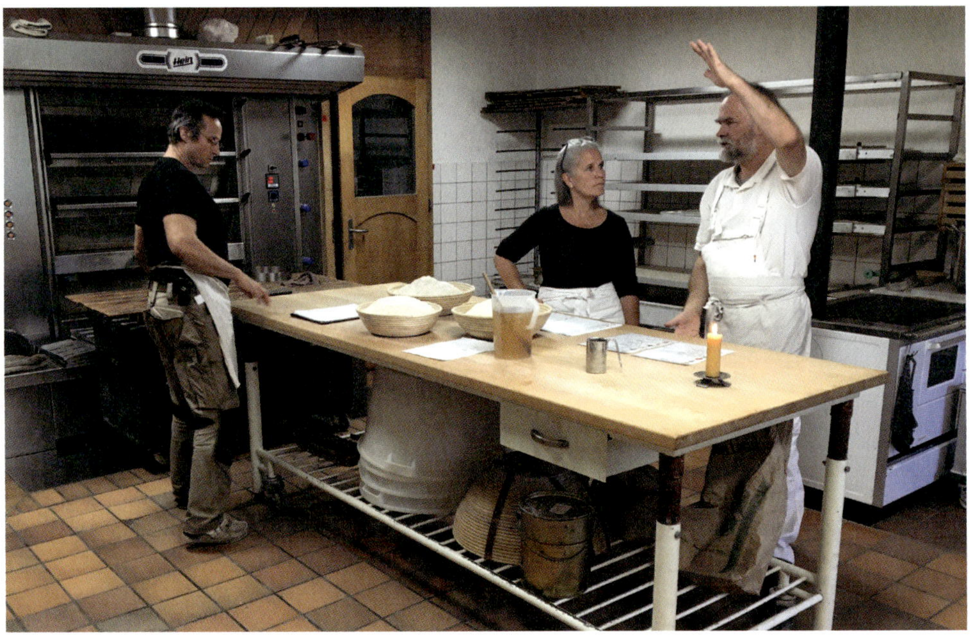

Gemeinsamer Austausch in der Entwicklung der eurythmischen Behandlung

hilft uns jedoch, die Bewegung zu halten – das heißt beim Kneten, das richtige Maß an Rhythmus zu finden –, damit sie nicht ins Chaotische ausufert.

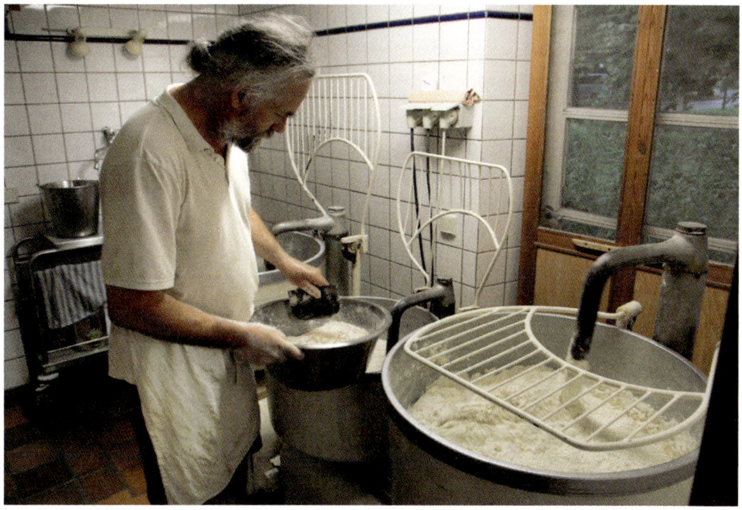

L – ENDE DES KNETENS

Beim Kneten kommen die Zutaten immer mehr in einen gemeinsamen Prozess. Der Teig entwickelt eine Tragkraft, die letztlich die Struktur des Brotes bestimmt. Die Stoffbildungen und -umwandlungen deuten auf den besonders starken Einfluss des chemischen Äthers in dieser Phase hin.

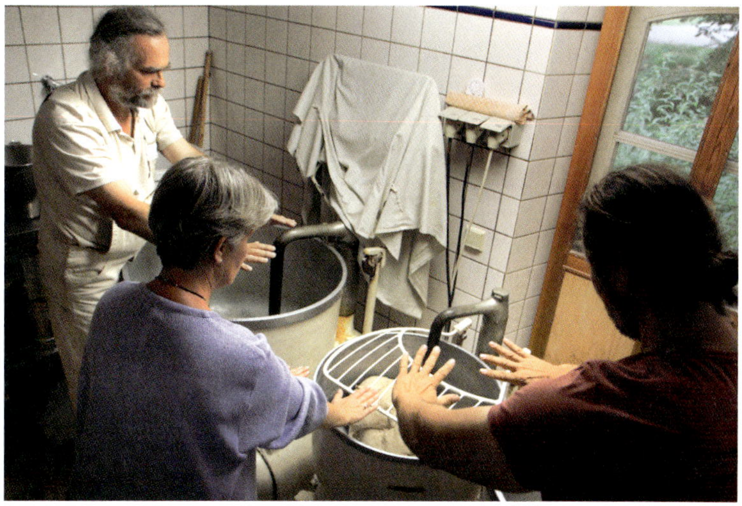

Es ist interessant, dass für diesen Prozess eine andauernde rhythmische Bewegung erforderlich ist. Nur durch das Mischen kommen die Umwandlungsprozesse nicht in der richtigen Art in Gang. Während des Knetens geht die zum Chaotischen neigende Bewegung des R in die bewusst geformte des L über. Dieser Formaspekt zeigt sich nun auch darin, dass der Teig als Ganzes immer mehr eine Form bildet. Er bekommt eine Haut und lässt sich am Ende des Knetens als Ganzes aus der Schüssel heben.

Beigabe der Zutaten zu Beginn des Knetens (oben) und eurythmische Behandlung mit R beim Kneten

Der bewusst geführte Bewegungsprozess im L ist Ausdruck der Bewegung beim Kneten. Die Bewegung formt eine Ganzheit, eine Homogenität, die sich auch in der entstehenden Form des Teiges zeigt. Es ist erstaunlich, wie der Arm des Hubkneters in der Bäckerei die Bewegung des L nachbewegt. Auch wenn es eine rein mechanische Bewegung ist, scheint sich darin der Ur-Impuls der L-Geste auszudrücken.

Die Tischarbeit – Begegnung mit Luft und Licht

G – TEILEN DES TEIGES

Die Tischarbeit beginnt mit einem wichtigen Schritt, bei dem qualitativ scheinbar wenig mit dem Teig passiert, dem Zerteilen der großen Teigmenge zu einzelnen Portionen, den Teiglingen. Es ist jedoch derjenige Zeitpunkt im Prozess, bei dem die einzelnen Brotlaibe ihren Ursprung haben. Es ist ein Individualisieren aus einer größeren Ganzheit heraus. Physisch gesehen wird durch das Teilen die Oberfläche des Teiges stark vergrößert, was wiederum die Voraussetzung für die nun beginnende Begegnung des Teiges mit dem Element der Luft und des Lichts ist.

Die eurythmische Geste des G entspricht in ihrer Ganzheit dem individuellen Raumergreifen. Das Innen und Außen einer bewegenden Einheit wird dabei klar festgelegt.

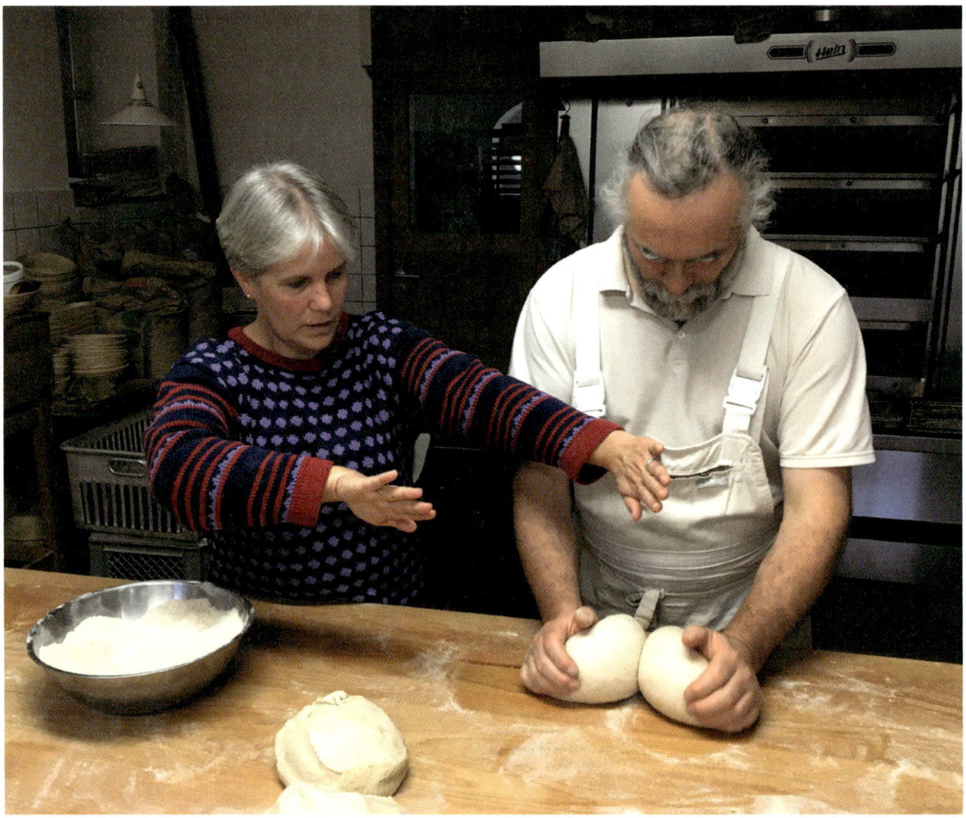

Eurythmische Behandlung mit G beim Übergang vom Teilen zum Wirken

CH – WIRKEN

Der Arbeitsschritt des Wirkens entspricht einer wiederholten Umstülpung des Teiglings. Immer wieder wird das Äußere nach innen, das Innere nach außen bewegt, wie in einer fortlaufenden Ein- und Ausatmung. Durch die Bewegung vollzieht sich eine intensive Begegnung des Teiges mit Luft und Licht. Es ist ein Verinnerlichen von Qualitäten, die von außen herantreten.

Das Wirken ist ein Prozess intensiver Handarbeit. Jedes Teigstück wird in die Hand genommen. Auch hier findet ein Prozess der Individualisierung statt. Es ist wunderschön zuzusehen, wie die jahrelang gelernten Bewegungen des Bäckers jedem Brot eine individuelle Form geben.

Das CH ist Urbild für das Hereinholen von Umkreiskräften, damit das Individualisieren stattfinden kann.

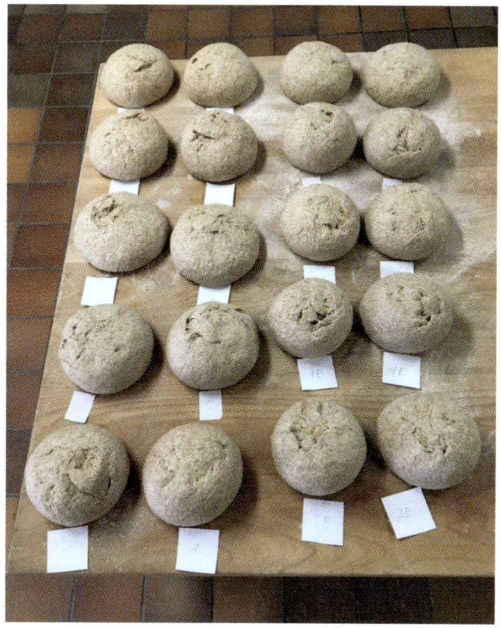

Die Teiglinge nach dem Wirken beim Versuchsbacken

F – AUFMACHEN

Das Aufmachen ist die letzte Tätigkeit im Backprozess, bei der der Teig bewegt wird. Der Teig wird ein letztes Mal in sich hineingestülpt, von den Seiten wird ihm Halt gegeben, dann wird er in die Form gelegt. Dabei bekommt er selbst die Form, die er im Korn hatte, das heißt, er wird an seinen Ursprung erinnert.

Im F lassen wir uns von etwas impulsieren, nehmen es auf und verbinden uns intensiv damit. So finden wir eine neue Qualität, die sich bis in die äußere Form zeigt.

Gären und Backen – der Wärmeprozess

S – GÄREN

Das Gären ist wiederum ein Prozess der intensiven Stoffumwandlung, ein Chaos, das die nun folgenden Metamorphosen einleitet. Verschiedene Stoffwechselprozesse arbeiten die ganze Masse durch. Angeregt durch eine milde Wärme von außen wird ein Teil der Substanz im Teig in Gase verwandelt: Die Poren werden größer, der Teig geht auf. Dabei wird die innere Struktur des Brotes bestimmt, und es entsteht auch das Aroma des Teiges. Wichtig ist zu

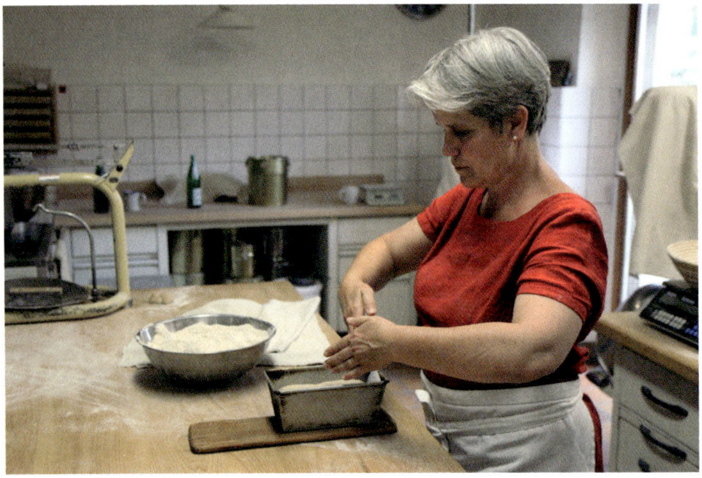

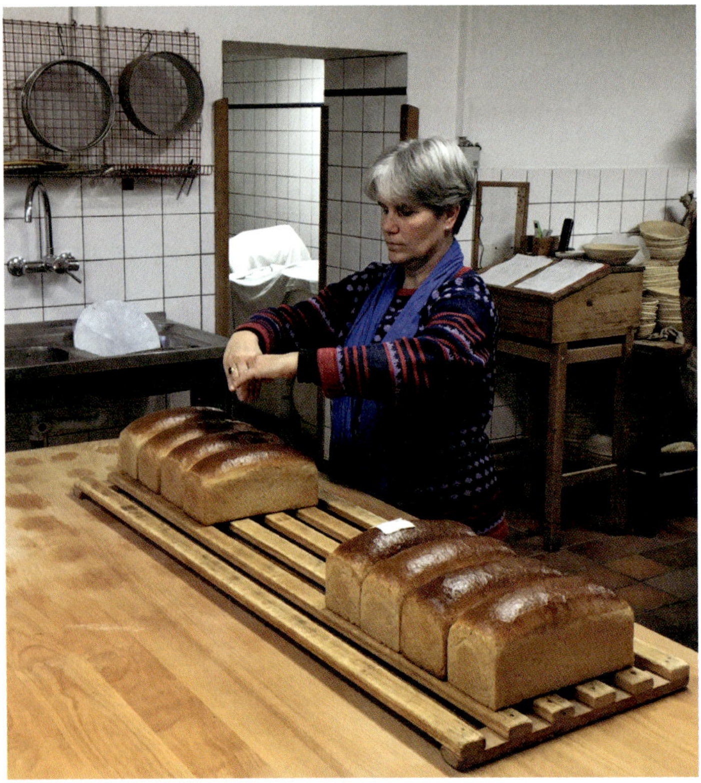

Eurythmische Behandlung mit S während des Gärens (oben) und mit T zur Nachruhe (unten)

erkennen, wann die Gare vollendet ist und das Brot in den Ofen geschoben werden muss. Sonst verdirbt der Teig.

Die Bewegung des S besteht in der gegenseitigen Durchdringung verschiedener Abläufe, in einem In-Beziehung-Setzen. Dieses setzt sich aber nicht unbegrenzt fort, sondern es muss ein Ziel erreichen.

H – BACKEN IM OFEN

Nun kommt der Teig in den Ofen. Die Wärme wird extrem gesteigert. In einer letzten Bewegung findet das Brot seine größte Ausdehnung. Man könnte es mit dem großen Chaos in der Samenbildung vergleichen, in dem das Neue, die dauerhafte Form entsteht. Denn der Zustand bzw. die Form, die der Teig jetzt erreicht hat, wird nun festgehalten.

Im H liegt der Freiheitsmoment in der Evolutionsreihe. Die vorangegangenen Prozesse ermöglichen nun ein eigenes, selbstständiges Leben im Austausch zwischen innen und außen.

T – NACHRUHE

Die starke Wärme darf das Brot langsam wieder verlassen. Die Prozesse kommen zur Ruhe. Das Ziel des gesamten Backprozesses ist wenige Stunden bis Tage nach dem Backen im Ofen erreicht, auf den Punkt gekommen. Aber es ist nicht das Ende.

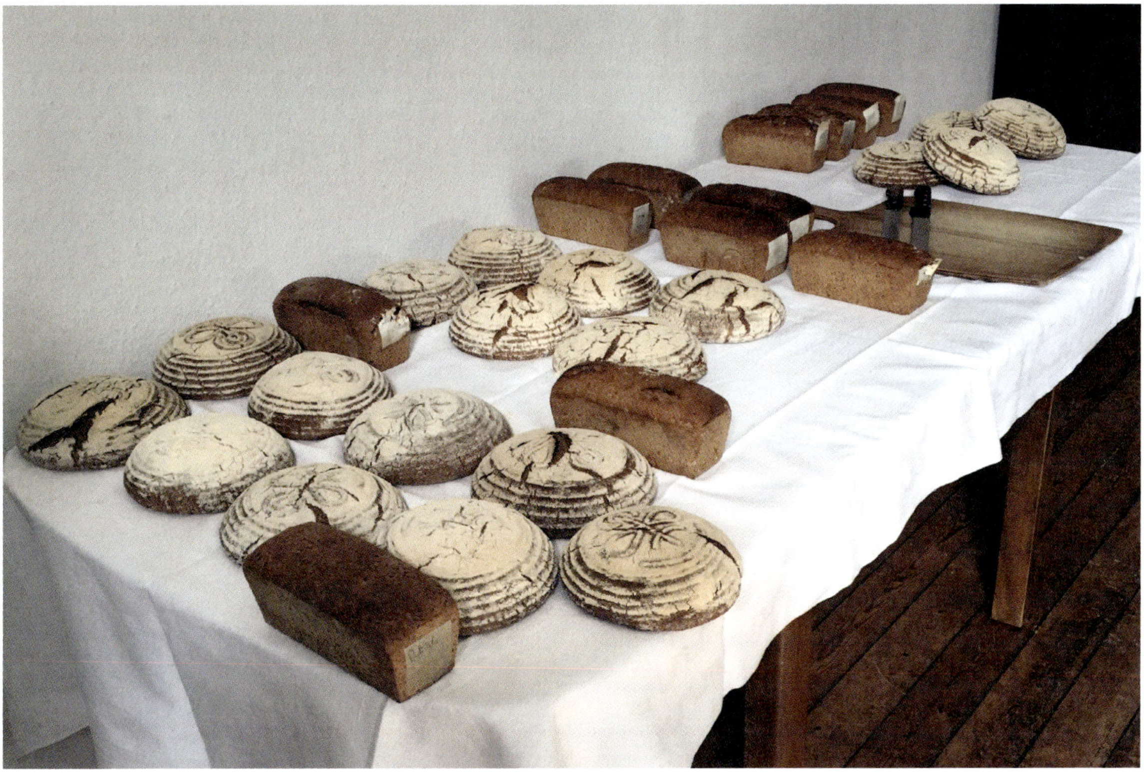

Fertige Brote

Nun kann mit dem Essen und der Verwandlung im menschlichen Leib eine weitere Evolution beginnen.

Im T wird die Evolutionsreihe abgerundet. Alles bisher Geschehene wird zusammengefasst und auf den Punkt gebracht. Dies ist Ausgangspunkt für einen neuen Entwicklungsprozess und ermöglicht eine neue Evolution.

Auf Grundlage dieser Qualitäten in den einzelnen Schritten wurden – unter Anleitung von Tanja Baumgartner – eurythmische Behandlungen erarbeitet, durch die wir in der Praxis an den Prozessen gestaltend mitwirken können. Die wissenschaftlichen Untersuchungen am Institut ArteNova belegen eine Wirkung der eurythmischen Gesten auf das Wachstum der Getreidepflanzen und die Qualität des Brotes. So wurde eine Grundlage geschaffen, damit wir bewusst und zeitgemäß Verantwortung für unsere Umwelt und ihre Entwicklung übernehmen können.

Ein Behandlungsdurchgang mit der Evolutionsreihe bei Bryophyllum

Die beschriebenen eurythmischen Anwendungen der Evolutionsreihe bei der Apfel- und Getreidezüchtung sowie beim Brotbacken sind ein Ergebnis der langfristigen Arbeit mit der Evolutionsreihe in verschiedenen Projekten am Institut ArteNova. In vielen Vorprojekten wurde vor allem mit den Lauten B und L gearbeitet, da sie bezüglich der Lautdynamik polar wirksam sind.

Bryophyllum, über ein Jahr eurythmisch mit L und B behandelt

Ziel war nicht ein Beweis der Wirkung eurythmischer Behandlungen, sondern ein Sichtbarmachen der Lautkräfte und der Vielfalt möglicher Reaktionen der Pflanzen. Zu beachten ist dabei, dass die Behandlungen immer in einer bestimmten Situation (Jahreszeit, Temperatur, verwendete Erde und Töpfe

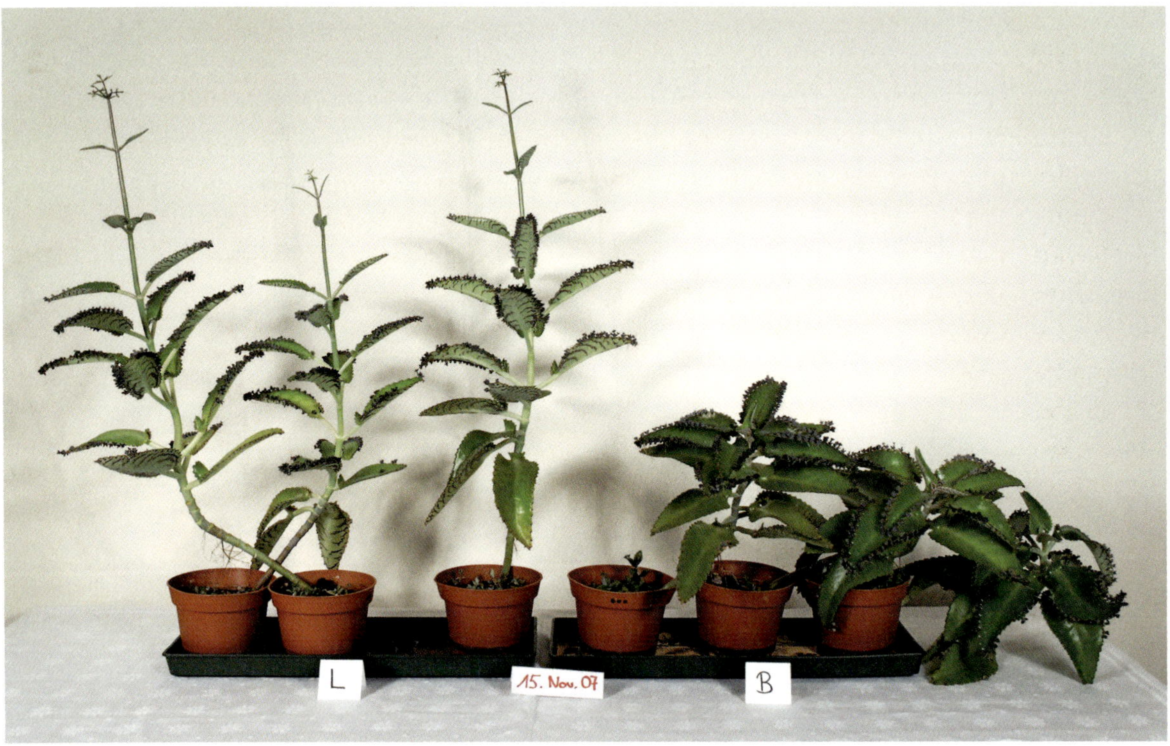

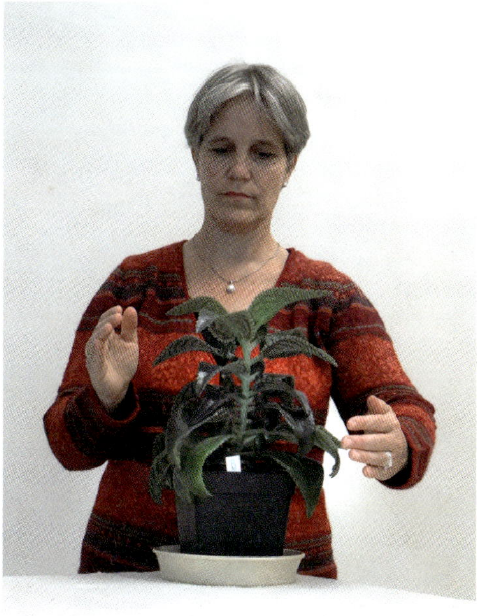

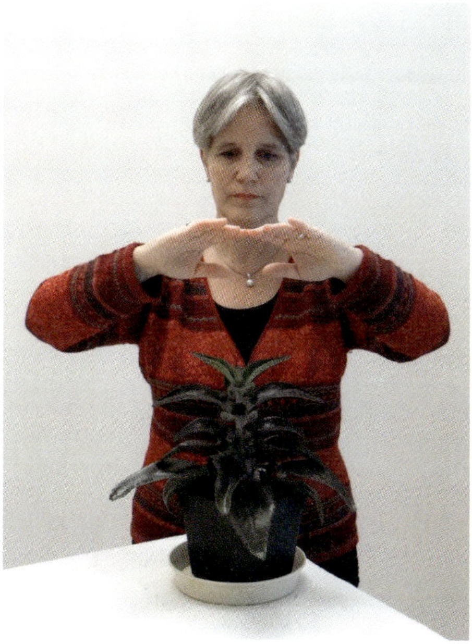

Eurythmische Behandlung mit B (links) und L (rechts)

etc.) von derselben Person durchgeführt wurden. Sie lassen sich nicht einfach auf andere Situationen übertragen. Da darüber hinaus jede Behandlung ein einzelner künstlerischer Akt ist, kann sie auch nicht exakt wiederholt, sondern muss jedes Mal neu gegriffen werden.

Mein Bedürfnis, mehrere Laute bei derselben Pflanzenart anzuwenden, wurde immer größer. Die folgenden Bilder zeigen Bryophyllum-Pflanzen, die über einen Zeitraum von zwölf Monaten einmal wöchentlich mit den Lauten der Evolutionsreihe behandelt wurden. Je Laut wuchsen drei Pflanzen, von denen hier eine charakteristische für die Darstellung ausgewählt wurde. Die Bilder sollen vor allem die Vielfalt der verschiedenen Gestaltungen zeigen. Der Zusammenhang der Wuchsformen mit den eurythmischen Lautgesten war für mich aus der inneren Bewegungserfahrung heraus während des Behandelns erkennbar. Für den Außenstehenden kann meine Erfahrung zumindest als ein Hindeuten, ein Aufzeigen einer möglichen Wirkungsbeziehung betrachtet werden.

Zusammenhang von Wuchsformen und eurythmischen Lautgesten

Es geht hier nicht um eine wissenschaftliche Beweisführung, sondern um eine spielerisch-bewegte Auseinandersetzung mit den Lautqualitäten und der Gestaltvielfalt der Pflanze Bryophyllum.

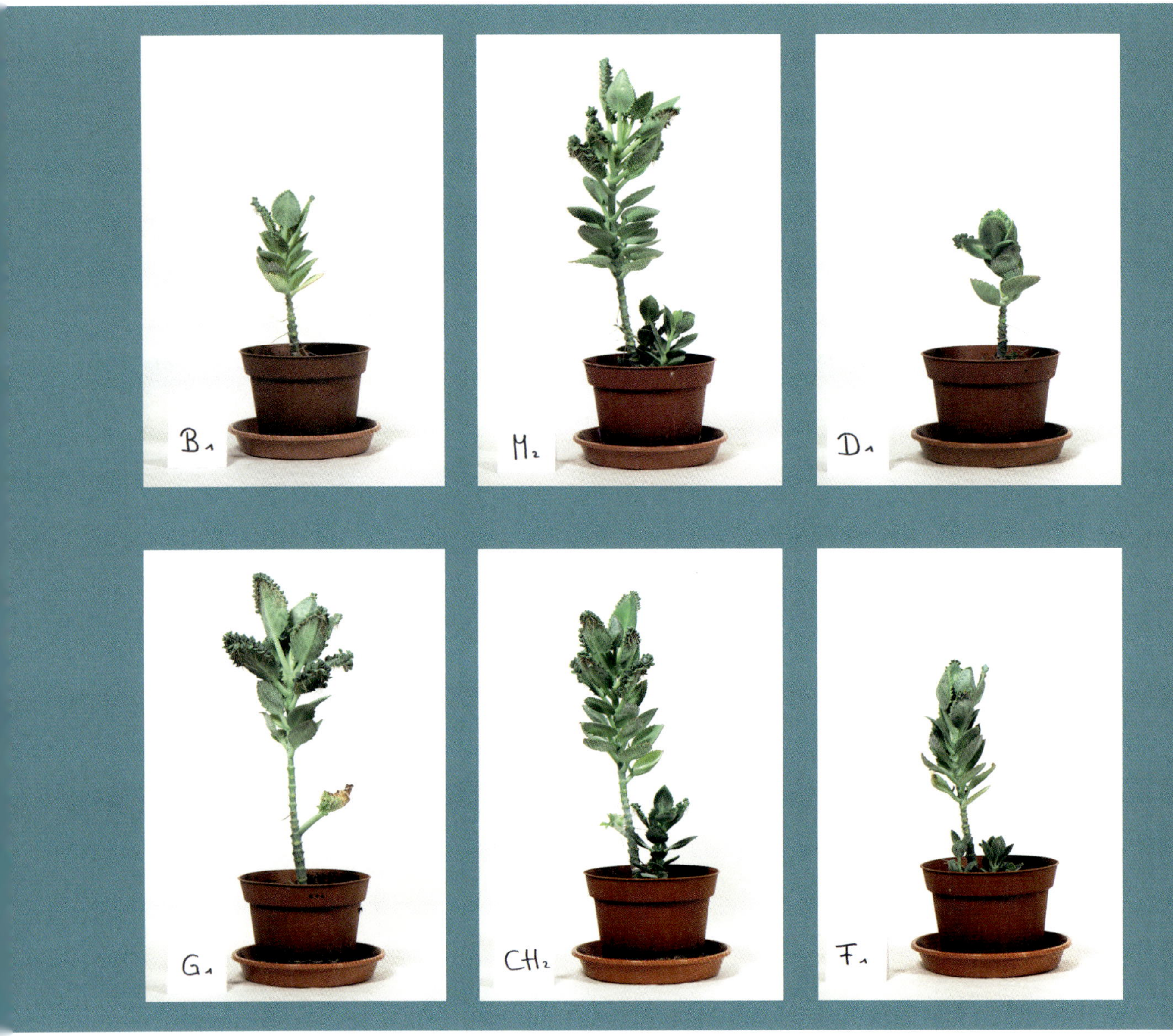
B1
M2
D1
G1
CH2
F1

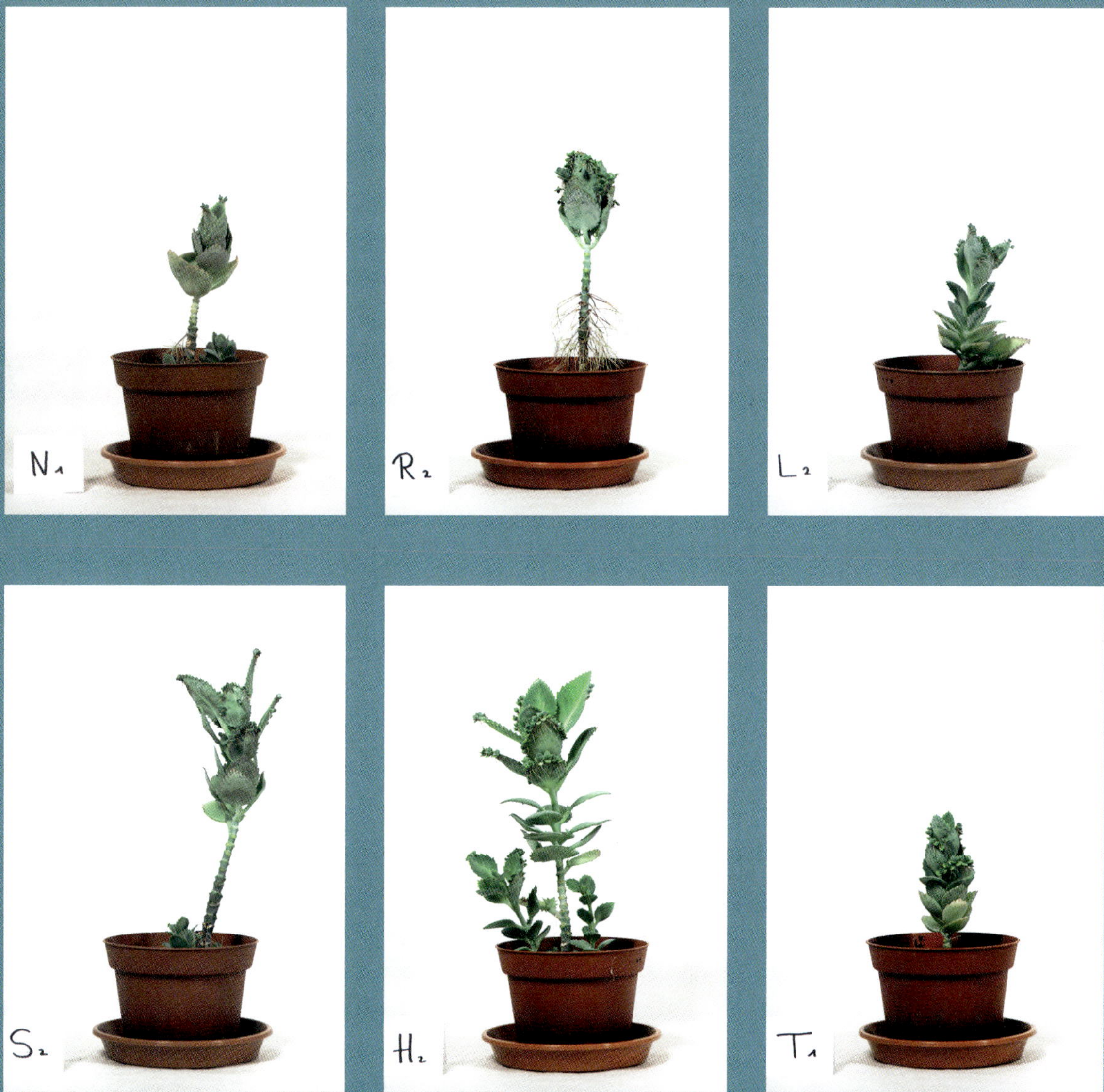

Bryophyllum-Pflanzen, die über einen Zeitraum von zwölf Monaten einmal wöchentlich mit den Lauten der Evolutionsreihe behandelt wurden

Die folgende Blatt- und Wurzelreihe stammt aus einer anderen Evolutionsreihen-Behandlung. Die dabei verwendete Bryophyllum-Sorte hat spitzere Blätter als die zuvor dargestellte. Jedes Blatt hat eine individuelle Form. Wiederholt konnte man verschiedene auffällige Formungen, die infolge der Behandlung entstanden waren, an den Pflanzen beobachten. Die Abbildung zeigt einen Querschnitt der ganzen Reihe. Er soll sichtbar machen, welch unterschiedliche Formen diese Pflanze hervorbringen kann.

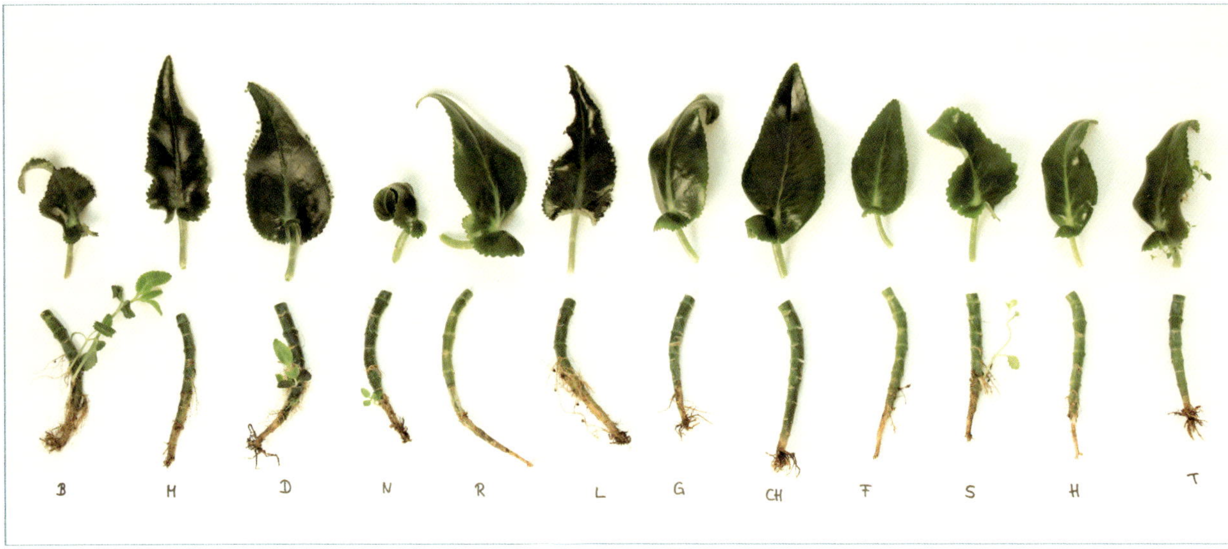

Blatt- und Wurzelreihe aus einer Behandlung
mit den Lauten der Evolutionsreihe

Die Evolutionsreihe in der Unternehmensberatung

Seit 2010 habe ich die Möglichkeit, in mehreren Unternehmen mit Geschäftsführern, Managern und Mitarbeitern Unternehmensberatungen, Coachings und eurythmische Bewegungsseminare durchzuführen. Die überwiegende Mehrheit der Beteiligten in den Gesprächen und Seminaren kennt die Eurythmie noch nicht. Die Evolutionsreihe wird dabei zur inneren Wahrnehmungs- und Urteilsbildung sowie als praktisches Werkzeug zur Umsetzung neuer Prozesse an vielen Stellen mit integriert. Je nach Berufsgattung muss ich die Bilder und die Sprache anpassen. Es gibt große Gegensätze in den unterschiedlichen Berufsbereichen von LKW-Fahrern bis hin zu Bäckern, Waldorflehrern und Reinigungskräften, Chemielaboranten und Lebensmittelchemikern. Jedes Mal ist es eine große Herausforderung, die eigenen inneren Erfahrungen in einen angepassten Stil der Vermittlung zu übersetzen. Daran wurde mir bewusst, wie unterschiedlich die Lautgestaltungsmöglichkeiten in soziale Prozesse integriert werden können.

Hilfe bei der Gestaltung von Entwicklungsprozessen im Unternehmen

Die Vermittlung eurythmischer Bewegungsabläufe ist die eine Seite in der Praxis der Unternehmensbegleitung. Die andere Seite ist die Anwendung in der Beratung. Sie findet im Team und in Einzelgesprächen statt. Ein Unternehmen, in dem ich arbeite, integriert diese «Führung in Entwicklungsprozessen» seit einigen Jahren regelmäßig in seinen Unternehmensablauf. Dabei liegen die Schwerpunkte in der Unternehmensberatung, in der Teamentwicklung und im Einzelcoaching. Durch die «Brille» der Evolutionsreihe ist es möglich, sehr schnell und effizient die Knotenpunkte und Stellen zu entdecken, an denen Fortschritte ins Stocken kommen oder Prozesse immer wieder aus dem Ruder laufen. Sie bietet eine konkrete Hilfe, neue Ideen und Ansätze zu entwickeln, wo eine bewusstere Zusammenarbeit oder eine Wachheit für bestimmte Prozesse fehlt.

Wo kommen Prozesse ins Stocken?

Im Folgenden sollen einige Erfahrungen aus der Praxis geschildert werden, einerseits aus der Wahrnehmung und andererseits aus der konkreten Anwendung der Laute im Prozess der Evolutionsreihe. Es geht nicht darum,

Unternehmensberatung oder Coaching neu zu erfinden, sondern zu zeigen, wie eine wirksame Methode aus der künstlerisch-eurythmischen Arbeit heraus entwickelt werden kann. Ziel ist nicht ein Vergleich oder eine Bewertung verschiedener Methoden. Im Mittelpunkt steht die Entwicklung von Werkzeugen aus den drei Qualitäten der eurythmischen Lautbewegungen heraus.

Situationsgerecht handeln, Gewohnheiten durchbrechen

In der Praxis sind die folgenden Wahrnehmungsqualitäten eine Hilfe, wie man mit einer konkreten Situation umgehen kann. Sie ermöglichen einen Weg, eigene Gewohnheiten und Vorstellungen umzuwandeln. In diesem Sinne sind die folgenden Beispiele als Anregungen und Möglichkeiten gemeint und nicht als starre Regeln, die man schablonenhaft anwendet.

Stärken und Schwächen wahrnehmen, kreative Wege beschreiten

Bei den folgenden Zusammenfassungen der Laute mag alles vielleicht zu einfach oder zu theoretisch klingen. Beides liegt nicht in meiner Absicht. Jede der geschilderten inneren Qualitäten wird im Gespräch entwickelt. Die Schwächen und Stärken eines Menschen sind von der individuell-biografischen Entwicklung, die eines Teams von den Prozessen im Unternehmen abhängig. Für mich ist es wichtig, diese Stärken und Schwächen in einem ersten Schritt wahrzunehmen und zu verstehen, um dann in einem zweiten Schritt für diese Person oder Gruppe kreativ einen Zugang zur bevorstehenden Aufgabe zu finden. Die Abfolge der jeweils drei inneren «Fähigkeitsschritte» eines Lautes ist kein einmalig zu vollziehender Vorgang. Er muss immer wieder aktualisiert und neu erschaffen werden. Damit wird kein theoretisches Konzept abgearbeitet, sondern aus der Situation heraus in einem kreativen Vorgang Neues geschaffen.

Wahrnehmen von Bedürfnissen in der Begegnung

Die folgende Darstellung wird immer mit einer Anwendung der eurythmischen Werkzeuge der Evolutionsreihe meinerseits beginnen. In einem zweiten Schritt folgt dann die Wahrnehmung, wie die Beteiligten darauf reagieren. Der Grund liegt darin, dass ich als Coach mit einem Input beginnen muss. Der Prozess kann auch umgekehrt verlaufen, wenn das Gegenüber oder das Team schon mit ganz klaren Anliegen und Vorstellungen ins Gespräch kommt. Dann ist es selbstverständlich, dass man mit der Wahrnehmung der Bedürfnisse beginnt. Somit wird in jedem Begegnungsprozess neu entschieden, ob man mehr wahrnehmend bezüglich der Initiativen der Mitarbeiter beginnt oder den Versuch macht, den Prozess mit dem eigenen Input zu prägen, um dann in konkrete Vorschläge und Anwendungsangebote überzugehen.

Die Anwendung der Evolutionsreihe in sozialen Prozessen kann man im Grunde genommen nicht schematisch formulieren, weil es sich jedes Mal um eine spezielle, einmalige Situation handelt. Schemen über etwas zu stülpen bringt keinen Fortschritt. Und trotzdem liegt dieser Entwicklungsreihe eine Gesetzmäßigkeit zugrunde, die man in den einzelnen Prozessen entdecken kann. Die große Herausforderung liegt in der freien, adäquaten Anwendung dieser Gesetze. Man muss die Werkzeuge, die die Evolutionsreihe bietet, so stark verinnerlicht haben, dass man sie flexibel einsetzen kann. Dabei kann man auch, wenn es die Situation erfordert, in der Entwicklungsreihe hin und her springen, Qualitäten entdecken und sammeln. Im Idealfall wird man einen inneren Fluss, eine Entwicklung, wie sie in der Reihe als Urbild angelegt ist, zur Gestaltung bringen. Es ist ein lebendiger, ätherischer Entwicklungsfluss.

Gesetzmäßigkeiten in sozialen Prozessen erkennen

B – ERFASSEN DER AUSGANGSSITUATION

Alle Mitarbeiter werden von mir als Gesprächsleiterin oder Coach gleichermaßen unvoreingenommen und aufmerksam wahrnehmend begrüßt. Danach wird der Grund oder die Idee des Treffens sachlich und klar formuliert (gelb). Jede einzelne Person erfährt die gleiche Aufmerksamkeit. Bei konkret zu lösenden Problemen wird jeder Person ein ungestörter Aufmerksamkeits-Raum (blau) gegeben, um ihre Sicht der Lage zum Ausdruck bringen zu können. Jeder wird gleichwertig in seinen Äußerungen erfasst (rot). Es ist wichtig und sollte auch gegenüber den Teilnehmenden formuliert werden, dass die Gesprächsleitung keine Partei für irgendjemanden ergreift. Ich versuche, eine Brücke zu bauen, damit die Beteiligten sich gegenseitig besser verstehen.

Anwendung

In den meisten Situationen schafft dieses Vorgehen eine vertrauensvolle Ausgangslage. Mit anderen Worten: Es sollte eine «B-Stimmung» aufkommen, damit weitere Schritte in einem konstruktiven Prozess gemacht werden können. Wenn bereits dieser Schritt nicht möglich ist, wird deutlich formuliert, dass es ohne diese Grundlage gar keinen Sinn habe, etwas entwickeln oder verändern zu wollen. Entweder kann man die Einsicht im Gespräch herausarbeiten, dass man an einem gemeinsamen Anliegen arbeiten muss, oder es kann notwendig sein, hier Übungen einzubringen, mit denen das Bewusstsein einer gemeinsamen Situation aufgebaut wird. Die Erfahrung zeigt, dass sich hier Ballübungen sehr gut eignen, da sie eine Aufmerksamkeit für das Gegenüber erfordern und durch vielfältige Wurf- und Fangvariationen eine gemeinsame Aktivität entwickelt werden kann.

Wahrnehmung an den Mitarbeitern

Wie finden die Mitarbeiter in eine solche Besprechung hinein? Sind sie aufmerksam (gelb), in sich gekehrt oder einfach zurückhaltend (blau) – oder gar blockiert, frustriert und wütend (rot)?

M – GEMEINSAMER AUSTAUSCH ÜBER DIE PROBLEMATIK

Anwendung

Als Gesprächsleiterin fasse ich die vorangegangenen Phänomene in eine Zielrichtung zusammen (grün), formuliere nochmals die verschiedenen Anliegen (blau) und gebe zum Ausdruck, dass im nun beginnenden Prozess auf alle Anliegen gleichermaßen eingegangen werden soll (violett).

Wahrnehmung an den Mitarbeitern

Ist eine «Faktengrundlage» geschaffen, kann man weitergehen, um die anstehenden Punkte ins Gespräch zu bringen. Wahrnehmung und die Anwendung der Farben des M können sich schon auf dieser Stufe der Besprechung mehrmals abwechseln. Man merkt sehr schnell, wer in der Runde das Gespräch in Bewegung bringen will (grün), was meist von den Temperamenten bestimmt wird. Sanguiniker und Choleriker steigen in der Regel viel schneller in ein Gespräch ein, was nicht heißen soll, dass sie gehaltvollere Beiträge liefern als die langsamer Hinzukommenden. Sach- oder Personenbezüge konkretisieren das Gesprächsthema (blau) – bis hin zu Formulierungen, die die Betroffenheit der Anwesenden zeigen, zum Beispiel Aussagen von Erlebnissen, die «unter die Haut gingen» (violett).

D – DIE BESPRECHUNG AUF EINEN GEMEINSAMEN NENNER BRINGEN

Anwendung

Worauf kommt es in der aktuellen Situation in gerade diesem Unternehmen an (orange)? Was zeichnet die Institution oder das Unternehmen aus, wofür sollen sich das Team oder die einzelnen Mitarbeiter einsetzen (zinnober)? Wird diese Zielrichtung klar, tritt erst einmal eine Entspannung in der Gesprächsrunde ein (lila).

Wahrnehmung an den Mitarbeitern

Auf dieser Stufe kann es sehr hitzig werden. Verschiedene Anliegen, Überzeugungen oder Sichtweisen können unangenehm, uneinig nebeneinanderstehen (orange-zinnober). Wenn die Teilnehmer nach kurzer oder längerer Zeit zu einem gemeinsamen inneren Ziel kommen, wird es wieder ruhiger und entspannter (lila). Oft kommt von einem ruhigeren Mitarbeiter eine Aussage wie: «Hey Leute, eigentlich wissen wir doch, wohin wir wollen. Lasst es uns einfach tun!» Durch das gemeinsame Ringen wird ein bisher scheinbar klares Ziel neu und frisch ergriffen. In komplizierten Fällen ist die Zeit für die Besprechung an diesem Punkt schon zu Ende. Manchmal auch ohne Lösung. Dann kann man den Beteiligten die Aufgabe mitgeben, sich des geforderten Unternehmensziels oder pädagogischen Ziels bewusst zu werden. An diesem Punkt wird dann in der darauffolgenden Sitzung fortgefahren.

Es sind auch schon Leute hoch empört davongelaufen, womit sie deutlich an den Tag legten, dass sie nicht fähig sind, mit anderen einen Konsens zu finden. Die Konsequenzen können dann ganz unterschiedlich ausfallen.

N – DIE NEUEN IMPULSE WACH INTEGRIEREN

Anwendung

Sind eine klare, gemeinsame Grundlage und ein Ziel geschaffen, kann man im weiteren Verlauf die zu Beginn eingebrachten Bedürfnisse miteinbeziehen. Es können auch neue, erweiternde Ideen hinzugefügt werden (gelb-grün). Mein Blick geht dahin, dass die neuen Aspekte sich auch wirklich mit dem schon Vorhandenen verbinden (blau-violett) und nicht künstlich oder oberflächlich angenommen werden. Neues in schon Bestehendes, Bewährtes zu integrieren ist ein sehr anspruchsvoller Prozess. Es muss erprobt und organisch eingebaut werden (lila). Je nach Thema können einige Sitzungen oder eine geraume Zeit verstreichen, bis das Neue integriert ist.

Wahrnehmung an den Mitarbeitern

Ich kann oft beobachten, dass der Wunsch nach Neuem (gelb-grün) gewöhnlich von jüngeren Mitarbeitern kommt. Die ältere Generation reagiert darauf oft mit der Frage: Wie können wir die jungen Menschen mit ins Boot holen (blau-violett)? Ja, wir müssen ihre Ideen integrieren (lila). Es ist auffallend, dass sich Menschen, die sich nicht gerne gedanklich mit den Gegebenheiten auseinandersetzen, kaum bereit sind, sich mit Neuem zu verbinden, und sich mit dem Integrieren noch schwerer tun.

R – NEUES MIT DEM VORHANDENEN IN EINEN DYNAMISCHEN PROZESS BRINGEN

Anwendung

Konnte man dazu anregen, etwas zunächst Unbekanntes zu integrieren, müssen nun Gewohnheiten verändert werden (rot). Gewohnte Muster funktionieren nicht mehr, jedem geht´s ans «Eingemachte». In diesem Ringen hilft die Erkenntnis des Fortschritts (gelb). Wer nicht wagt, der nicht gewinnt. Kreatives Umdenken findet statt, das oft zu einem Chaos führt. Bleibt es ein kreatives Chaos und nicht nur ein Auflösen alter Strukturen, kann man ruhig (grün) den neuen Herausforderungen ins Auge sehen.

Wahrnehmung an den Mitarbeitern

In der Tat gibt es sehr viele Menschen, die kreatives Neuordnen (rot) nicht aushalten. Mit zu vielen Ideen und einem Neu-ausgerichtet-Sein (gelb) sind sie überfordert und bleiben deshalb lieber beim Altbewährten (grün). An diesem Punkt kommt für die Geschäftsleitung die schwierige Herausforderung, abzuwägen, ob man in bestimmten Bereichen die Mitarbeiter in Ruhe lässt und nur ein Teil der Belegschaft diese Entwicklungsschritte mitmacht oder ob ein Umbau der Abteilung oder sogar des ganzen Unternehmens notwendig ist.

L – DIE GEWONNENEN KRITERIEN IN EINEN REAL UMSETZBAREN PROZESS EINBRINGEN

Anwendung

Auf dieser Stufe sind Veränderungen voll im Gange – ob durch ein einmaliges Gespräch oder in einem über längere Zeit dauernden Prozess. Wenn man den Prozess als Coach in einen selbstverständlichen Entwicklungsfluss bringen kann (silbergrau), ist es wichtig, dass das neu Erworbene nicht in eine Gewohnheit oder ein Unbewusstes übergeht, erlahmt oder sogar wieder einschläft (lila). Deshalb bemühe ich mich an dieser Stelle, viel zu loben und immer wieder positive Bemerkungen zur geleisteten Arbeit und Anstrengung zu machen. Das Lob und die ausgesprochenen Wertschätzungen wirken meist positiv und stärkend auf die Motivation (orange).

Wahrnehmung an den Mitarbeitern

Die L-Qualität ist meines Erachtens bei der Mitarbeiterschaft leicht zu beobachten. Wenn es läuft (silbergrau), sind alle mit im Boot. In einer wohltuenden Gelassenheit (lila) werden noch unbeachtete Momente einbezogen und ins Bewusstsein gehoben. Die Arbeitsmotivation ist hoch, alle Beteiligten sind engagiert (orange). Ein kreatives Miteinander-Arbeiten ist die Folge.

G – DAS BESONDERE DES UNTERNEHMENS SELBSTBEWUSST IN DIE WELT STELLEN

Anwendung

Ab der zweiten Hälfte der Evolutionsreihe wird es sehr viel anspruchsvoller, die Gestaltungsqualitäten in der Entwicklungsfolge in ein Team einfließen zu lassen. Meist kommen sie in Geschäftsführersitzungen oder in Einzelcoachings, in denen es speziell um individuelle Entwicklungsschritte geht, zum Einsatz.

Ein Geschäftsführer hat einmal geäußert, sein Unternehmen solle «in die Welt strahlen». Durch ein bewusstes Ergreifen der eigenen Stärken der jeweiligen Person oder des Unternehmens wirken deren Ideen und innere Präsenz nach außen. Ein Wach-Werden für die eigenen Stärken erlaubt es, diese bewusst einzusetzen (gelb). Auch wenn Widerstände, Hindernisse oder Komplikationen aus dem Umkreis kommen, sollen die eigenen inneren Motive mit Ausdauer und Achtsamkeit in die Welt wirken (silbergrau). Das Anspruchsvolle dabei ist, nicht aufdringlich zu sein, aber stetig den eigenen Impuls zu erhalten (blau). In Fragen der Selbst- oder Unternehmensführung kann man die G-Qualität auf diese Weise anwenden.

Wahrnehmung an den Mitarbeitern

Je stärker ein selbstbewusst ergriffenes Motiv (gelb) von einer Person nach außen wirken kann – durch Gespräche, Auftritte und PR (silbergrau) –, kann ein Raum dafür geschaffen werden, der bestehen bleibt (blau).

CH – DIE BESONDERHEIT DES UNTERNEHMENS MIT DER WELT IN EINKLANG BRINGEN

Hat eine einzelne Person oder ein Team innerhalb eines Unternehmens oder gar das Unternehmen als Ganzes diese Schritte geschafft, kann ein befruchten-

Anwendung

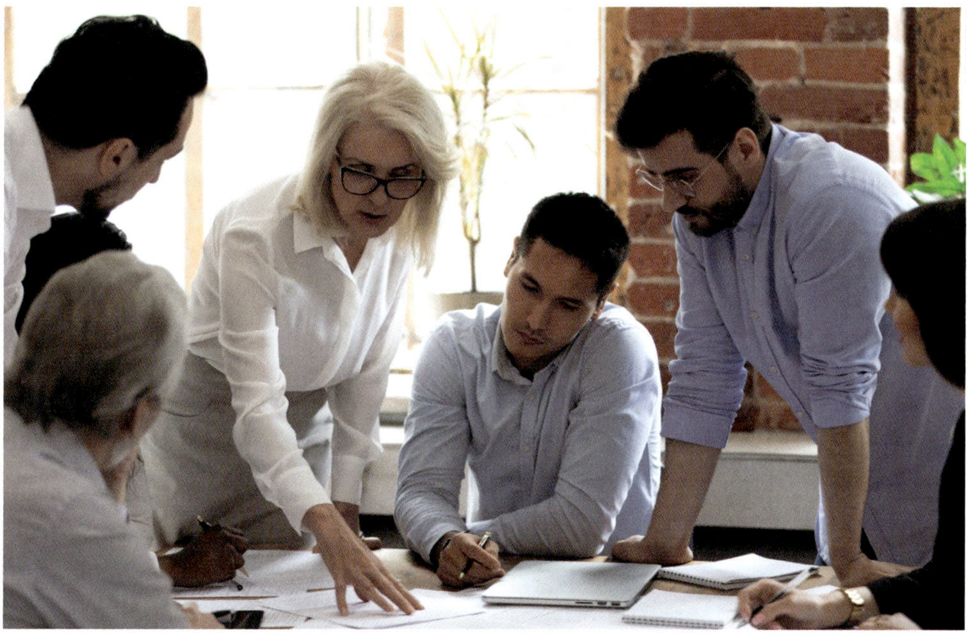

des Gespräch oder ein Austausch mit einem ebenbürtigen Partner stattfinden. Bleibt der Prozess im G stecken, kapselt man sich in seiner eigenen Selbsteinschätzung ab und wird Einzelgänger. Eine lebensbejahende Initiative ist nötig (orange), damit man auf die Welt zugehen und sich mit ihr interessiert, sachlich und offen auseinandersetzen kann (grün-blau). Wichtig ist, innerlich gut abzuspüren, welche Inspirationen für den nächsten Schritt nötig sind, um sich selbst oder das Unternehmen damit zu bereichern oder zu prägen (violett).

Wahrnehmung an den Mitarbeitern

Hat eine Person oder das Unternehmen eine festgefahrene innere Überzeugung (orange), wird es oft als überflüssig oder störend empfunden, sich in der selbst erworbenen Sicherheit etwas Fremdem auszusetzen (grünblau). Dann kann man die Einsicht anregen, dass man mit den neuen Möglichkeiten, die die Welt bietet, am Puls der Zeit bleibt oder seine bisherige innere Sicherheit an der Realität prüft. Die Kraft, immer wieder neue Welterfahrungen in das Innenleben einzugliedern (violett), macht die Individualität oder das Unternehmen viel stärker und weltgewandter.

F – DIE GEWISSHEIT, MIT DEM PRODUKT DES UNTERNEHMENS EINEN FORTSCHRITT IN DER WELT ZU ERMÖGLICHEN

Anwendung

Wird der Schritt vollzogen, die Anregungen zu integrieren, kann die Erfahrung einer gesteigerten, objektiven Weitsicht eintreten, in der sich ein Fortschritt für das Unternehmen und die Kunden (die Welt) zeigt (weiß). Hat das Unternehmen eine allgemeine Idee aufgegriffen (orange), wird der nächste Schritt sein, «Nägel mit Köpfen» zu machen (rot). Einen Realisierungsplan zu erstellen ist hier nötig, um das Neue überzeugend in der Welt zu verankern.

Wahrnehmung an den Mitarbeitern

Diese drei Schritte erfordern ein hohes Maß an Selbst- und Welterkenntnis (weiß). Man muss die Sachlage aufmerksam nach innen und außen prüfen und ergreifen, um nicht in eine seelische Unsicherheit zu geraten. Davor schreckt man oft zurück. Ohne Mut (orange) kommt man an dieser Stelle nicht weiter. Mit viel Engagement, Liebe und Kraft müssen die neuen Pläne umgesetzt und realisiert werden (rot).

S – DAS KREIERTE IN DER WELT ZUR WIRKSAMKEIT BRINGEN

Anwendung

Nun wird geprüft, wo man zwischen Idee (Licht) und Welt (Stoff) steht. Beide Bereiche sollten in jedem Schritt gleichermaßen miteinander verknüpft werden (grau). Dies ist der dynamischste Prozess in der ganzen Reihe, da man verschiedene Aspekte äußerst beweglich in den schöpferischen Akt einbezieht (braun). Das ganze Bewusstsein ist fokussiert auf den Moment, wie, wann und wo *in* der äußeren Sinnlichkeit – im Stofflichen – unwiderruflich ein Neuanfang der Idee-Stoffbeziehung beginnt (schwarz). Das bedeutet ein Loslassen mit Vertrauen darauf, dass *im* Stofflichen Neues entstehen kann.

Die letzten drei Stufen der Evolutionsreihe sind die individuellsten, die am stärksten vom Ich geprägten Schritte. In der Begleitung oder im Coaching muss bezüglich der äußeren Führung ganz losgelassen werden. Mit viel Empathie wird der Prozess von außen mitvollzogen und gespiegelt. Es gibt drei Gefahren, im S-Prozess als Handelnder «danebenzuschießen»:

Wahrnehmung an den Mitarbeitern

- Das Herauszögern bei der Umsetzung (grau), gegebenenfalls bis sich der ganze Prozess in Nichts auflöst, weil Idee und Stoff nicht miteinander verbunden werden.
- Der Wunsch, immer mehr Details mit einbeziehen zu wollen (braun); man verzettelt sich und kann unter Umständen sogar das ganzen Vorhaben zunichte machen.
- Ein zu schneller, nicht sorgfältig geführter Neugriff erstickt im Stofflichen (schwarz).

Diese Stufe ist die dramatischste von allen. Auf ihr herrscht das Prinzip der Kreativität, um neue Zusammenhänge und Lebensprozesse zu schaffen, oder sie bedeutet das frühzeitige Ende eines Weges.

H – DEM GESCHAFFENEN RAUM GEBEN UND BEWUSST LOSLASSEN

Entwicklungsschritte

Stellt sich nach einer gewissen Zeit heraus, dass im Unternehmen ein neuer individueller Griff auf der Stufe des S gelungen ist, kann man beobachten, wie das Geschaffene «sich selbst» in die Welt eingliedert. Hat das neue Produkt oder die Dienstleistung die Außenwelt erreicht, hat man das Bedürfnis bei den Menschen geweckt und damit dem Produktangebot inneren Wert geschenkt (gelb), dann geht das Produkt «seinen eigenen Weg», steht selbstständig für sich mit seiner Wirkung in der Welt (rötlich). Es ist abgelöst vom Erfinder und Produzent, es hat seinen Platz in der Welt gefunden (bläulich).

In dem ganzen Entwicklungsprozess findet hier der größte Freiheitsmoment statt. Wie viele Produkte oder Neuimpulse sind für uns selbstverständlich geworden, bei denen es nicht wichtig ist zu wissen, wer sie kreiert hat.

Wahrnehmung an den Mitarbeitern

Beim S wurde das Vertrauen beschrieben, im H geht es um mehr als Vertrauen. Es erfolgt das bewusste Loslassen eines Vorgangs, der sich frei in der Welt oder im Unternehmen aussprechen darf. Wird aber vom Erfinder des Produkts oder vom Unternehmen betont: Dieses und jenes stammt von uns, wir haben die Idee gehabt! (gelb), nimmt man der Leistung oder dem Produkt die Wirkung (rötlich) – bis dahin, dass das Erreichte, das Produkt, verdrängt wird oder in Vergessenheit gerät (bläulich). Man ist in diesem Entwicklungsstadium aufgerufen, das Kreierte immer wieder neu, wach und konstruktiv loszulassen.

T – DER ÜBERBLICK VERSCHAFFT EIN BEWUSSTSEIN DES GESCHAFFENEN

Entwicklungsschritte

Auf der letzten Stufe nimmt man innerlich etwas Abstand von dem neu Kreierten. Es geht nun darum, sich mit einem wachen, bewussten Griff einen Überblick zu verschaffen (orange) und dabei die Gesamtheit der Vorgänge nicht einfach Revue passieren zu lassen, sondern sie im Rückblick nochmals aktiv zu ergreifen und ihnen nachzuspüren. Ein ich-bewusstes Sich-eins-Fühlen mit dem Hervorgebrachten, um es abgerundet in Ruhe der Welt zu übergeben (grün), bedeutet, es mit innerer Sicherheit und dabei selbstlos zur Verfügung zu stellen. Damit wird dem Prozess ein unegoistischer Impuls mitgegeben, welcher die Kraft in sich trägt, in einen neuen Prozess überzugehen, bei einem selbst oder bei jemand anderem. Dies ist der Keim zum neuen B.

Wahrnehmung an den Mitarbeitern

Dieser Moment des T ist mir öfters bei verschiedenen Menschen offenbar geworden. In Unternehmen ist dieser Vorgang noch viel anspruchsvoller, da immer eine ganze Gruppe von Menschen betroffen ist. Dadurch wird dieser Prozess um ein Vielfaches komplizierter, aber nicht unmöglich. Wird bei einem Entwicklungsprozess dieses Stadium des aktiven Überblick-Verschaffens erreicht (orange) und bleibt man nicht beim fertigen Produkt stehen, kann die Erfahrung einer Intuition bei der betreffenden Person eintreten (rot). Diese als ein Geschenk in die Welt weggeben zu können (grün) ist hier die große Prüfung. Ein egoistisches An-sich-Binden kann im letzten Moment, auf der zwölften Stufe, alles wieder schmälern, manchmal sogar vernichten.

Glücklicherweise gibt es aber viele andere Fälle, bei denen der ganze Prozess gesund zu Ende gestaltet wurde und damit ein individueller wie auch gesellschaftlicher Fortschritt erreicht wurde.

Schlussbemerkung

Selbstverständlich verläuft ein Gespräch oder ein ganzer Prozess in der Unternehmensberatung nie in solch einer «schematischen» Weise. Als Gesprächsleiterin oder Gesprächsleiter sollte man nur erkennen, welcher Beitrag wann eingebracht werden sollte, um einen harmonischen und möglichst effizienten Verlauf des Gesprächs mitgestalten zu können. Es ist ein künstlerischer Vorgang, den jeder Gesprächsleiter oder Coach individuell gestalten kann. Es ist jedoch sehr hilfreich, sich einen Überblick und eine innere Orientierung anhand der Evolutionsreihe zu verschaffen.

Coaching als künstlerisch-individueller Prozess

Der Durchgang durch die Evolutionsreihe bei der Gesprächsleitung ist in dieser Darstellung nur exemplarisch. Er soll bestenfalls eine Anregung sein, um durch diese «Brille» soziale Prozesse differenziert betrachten und gestalten zu können. Alle sozialen Prozesse gehören in den Bereich der sozialen Kunst, die mit Abstand die schwierigste, aber zukunftsträchtigste der Künste ist.

Die Evolutionsreihe in der Eurythmie Massage

Drei Säulen der *Eurythmie Massage*

Ich habe die Methode der *Eurythmie Massage* über einen Zeitraum von 30 Jahren entwickelt und im Herbst 2018 mit einer Masterarbeit in Eurythmietherapie an der Alanus-Hochschule Alfter in eine offiziell anerkannte Form gebracht. Die *Eurythmie Massage* ist eine Form der Eurythmietherapie und auf drei Säulen aufgebaut:

1. Instrumentschulung des Therapeuten; dazu gibt es die von mir entwickelten 21 Instrumentübungen in den Warming-Reihen. Die Warming-Reihen sind drei Bewegungs-Übreihen zu jeweils sieben Bewegungsansätzen am physischen Leib. Die Abfolge dieser drei Reihen entspricht den drei Raumesrichtungen bzw. Dimensionen: 1. Das *Warming-up* beinhaltet sieben Gelenkestufen von unten nach oben. 2. Das *Warming-out* umfasst sieben Beziehungen zwischen Gelenk und Röhrenknochen vom Schlüsselbein bis in die Fingerspitzen. 3. Das *Warming-through* geht durch sieben Schichten von hinten nach vorne durch den menschlichen Körper. Werden diese 21 Übungen am eigenen Instrument (physischer Leib) durchgeführt, dann wird es wie ein Musikinstrument gestimmt und damit optimal vorbereitet, um darauf zu spielen.
2. Differenzierte Farbanwendung der eurythmischen Laute, wie sie im Kapitel «Farbig bewegen» und bei den Lauten der Evolutionsreihe beschrieben wurde.
3. Begleitung des Patienten über sieben Massagestufen. Die Massagestufen bilden in der *Eurythmie Massage* die Grundlage für das Verhältnis zwischen dem Therapeuten und dem Patienten während der Behandlung. Der Patient wird vom Therapeuten von einem Hingegeben-Sein und Empfangen auf der ersten Stufe bis hin zur selbstständig und frei hervorgebrachten therapeutischen Lautbewegung auf der siebten Stufe begleitet. Das Ziel ist, durch Eigenaktivität und Selbstverantwortung den Heilungsvorgang in die Verantwortung des Patienten zu übergeben. Die eurythmischen Laute werden zunächst durch Berührung, dann im weiteren Verlauf

ohne Berührung auf den Patienten übertragen bis dahin, dass dieser zur Selbstbehandlung übergehen kann.

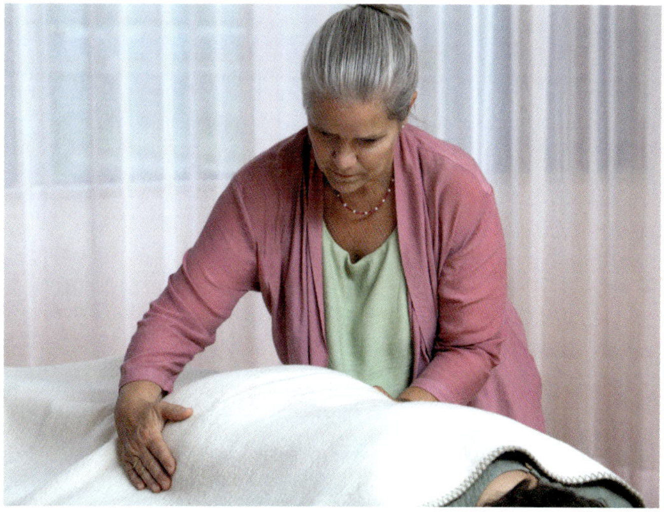

Die Evolutionsreihe kommt bei der *Eurythmie Massage* vor allem in der Diagnose zum Einsatz, indem man langsam den Laut im Berühren als Wahrnehmungshilfe einbezieht. Somit kann die Diagnose differenziert und konkretisiert werden. Nach fortgeschrittener Schulung ist es möglich, am Leib oder der Gesamtkonstellation des Patienten wahrzunehmen, welches «Medikament» (Lautqualität) er benötigt.

In einzelnen Fällen wird mit genügend Zeit und Ruhe auch die ganze Evolutionsreihe als Therapie übertragen. Diese Berührungserfahrung ermöglicht dem Behandelten, in einer entspannten, wahrnehmenden Weise neue Entdeckungen und Erlebnisse am eigenen Leib und im Miterleben zu machen. Die-

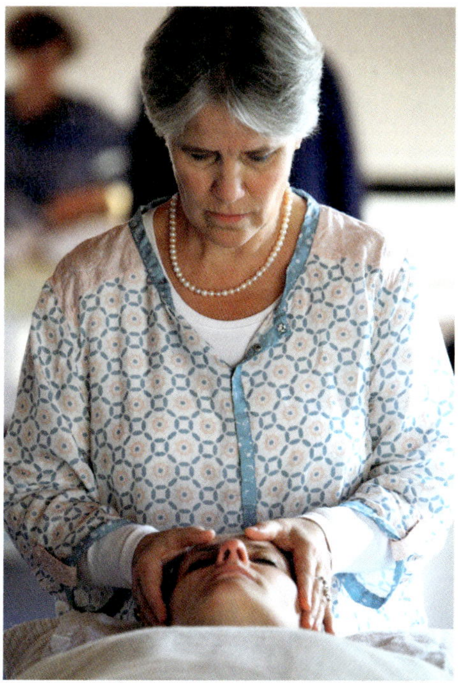

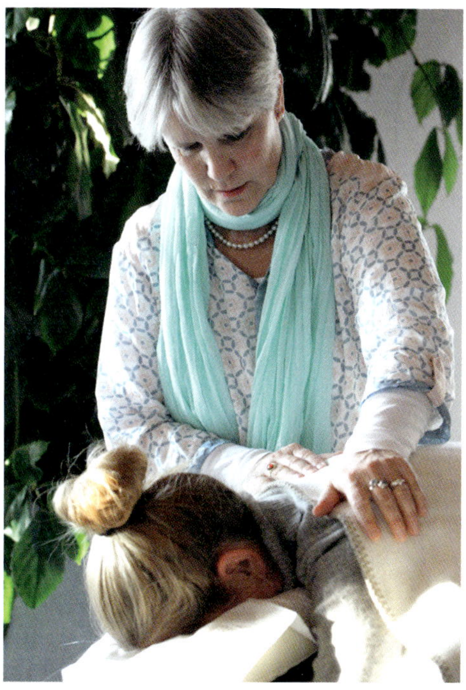

Eurythmie Massage mit den Lauten B (oben), M (unten links) und G (unten rechts)

se gilt es dann, Schritt für Schritt ins Bewusstsein zu heben, damit er in der weiteren Entwicklung die Anwendung der Lautreihe selbst durchführen kann.

Ich habe schon sehr viele Menschen mit der Evolutionsreihe behandelt und begleitet, die bis dahin keine Ahnung von Eurythmie oder der Anthroposophie hatten. Führt man die Menschen an ein eigenes, ihnen nachvollziehbares Erleben heran, zeigt sich immer, wie natürlich und selbstverständlich die Bewegungsqualitäten der eurythmischen Laute ergriffen werden können. Das heißt, dass diese Archetypen von Bewegungen in jedem Menschen schlummern, egal wo auf der Erde der Mensch in einer natürlichen Weise damit konfrontiert wird. Ich fühle mich dazu aufgerufen, vielen Menschen den Zugang zu den in ihnen schon wirkenden Gesundheitskräften zu ermöglichen. Die Kunst ist, jeweils mit einer eigenen, bodenständigen Sprache, die der Betreffende verstehen kann, diese Bewegungsinhalte und -erlebnisse zu vermitteln. Die Evolutionsreihe ist eine salutogenetische Apotheke Gottes, die jeder in sich trägt.

Zugang schaffen zu den eigenen gesundenden Kräften

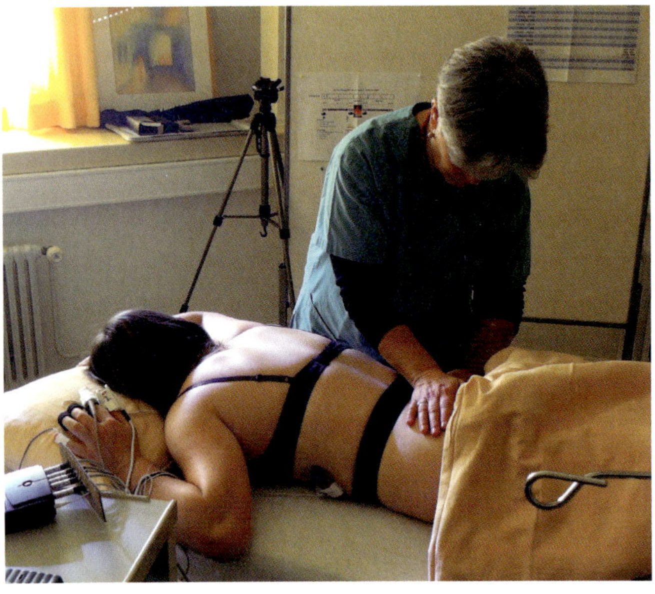

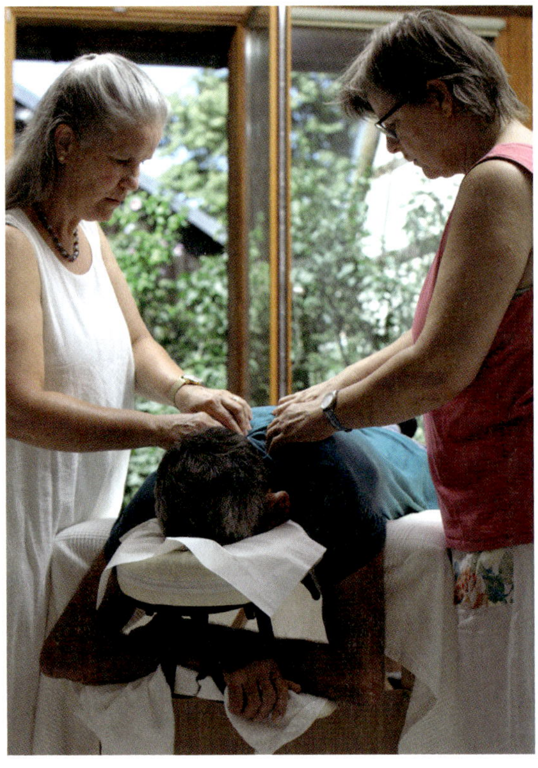

Eurythmie Massage in einer klinischen Studie (unten) und während der Ausbildung (rechts)

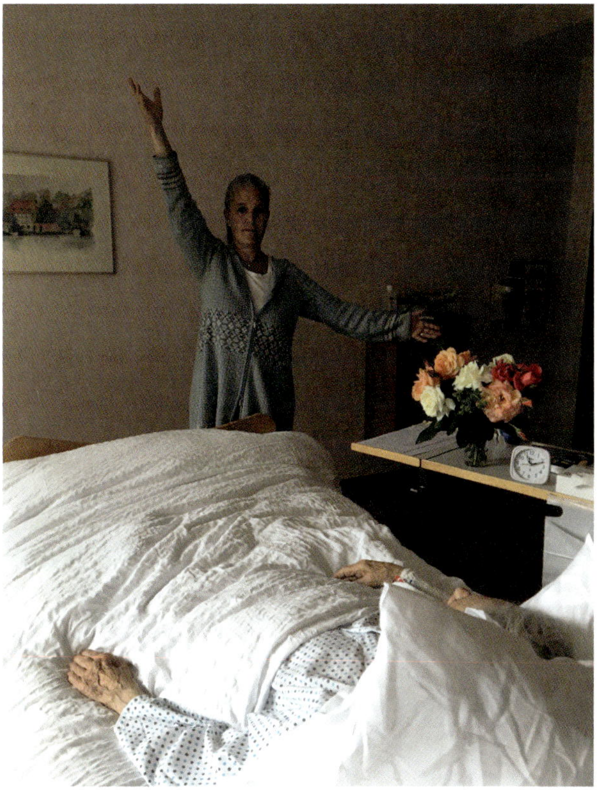

Behandlung älterer Menschen in der Klinik

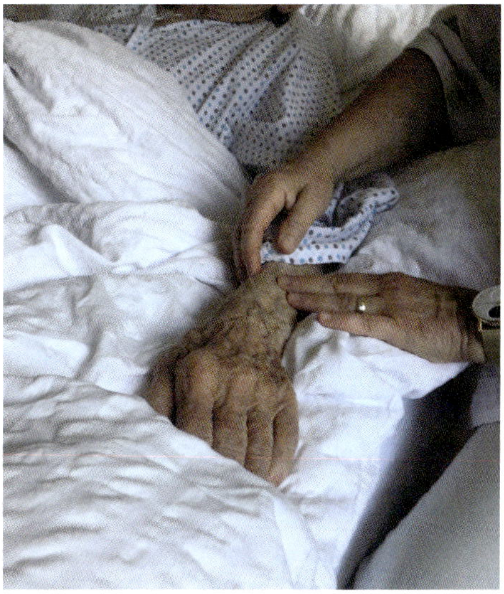

Im Folgenden werden die Qualitäten der jeweils drei Farben eines Lautes für die Handhabung in der *Eurythmie Massage* charakterisiert. Diese ist nicht als festgelegte Rezeptur gedacht, sondern soll verdeutlichen, wie aus den Bewegungsqualitäten der Laute Wirkungen abgeleitet werden können, die in der Berührung übertragbar sind.

LAUT	FARBE[90]	WIRKSAMKEIT UND / ODER QUALITÄT IN DER ANWENDUNG
B	gelb	Aufmerksamkeitsraum bildend, Interesse weckend und hinlenkend
	blau	Schutzraum bildend, abgrenzend, beruhigend, einhüllend, kühlend
	rot	wärmend, kräftigend, Mut machend, bestätigend
M	grün	sich mitgetragen fühlen, lösend, in Bewegung, in Fluss bringend
	blau	belebte und bewegte schützende Hülle, Grenze und Richtung gebend, lenkend
	violett	entkrampfend, sich verstanden fühlen, in die Tiefe der Muskulatur lösend, nährend
D	orange	«dich meine ich», Stoff erfassend, benennend, hindeutend
	zinnoberrot	weckend, stimulierend
	lila	erdend, gelöste Tiefenwirkung, entspannend
N	gelbgrün	Interesse weckend, ins Innerste einer Sache hineinfinden
	blauviolett	befreiend, entlastend
	helllila	Raum gebend, saugend
R	rot	Stoff in Bewegung bringend, Stauungen intensiv lösend
	gelb	durchlüftend, befreiend, Last abgeben, belebend
	grün	geführtes Bewegt-Werden, Halt gebend im Entlasten
L	silbergrau	belebend, durchrieselnd, in Bewegung bringend
	lila	lösend, nährend, beruhigend, entspannend
	orange	impulsierend, den Stoff mitnehmend, kleine Kraftakzente

LAUT	FARBE[90]	WIRKSAMKEIT UND / ODER QUALITÄT IN DER ANWENDUNG	
G	gelb	Innenraum weitend, Selbstbewusstsein stärkend, Klarheit schaffend	
	silbergrau	weitend, Raum ausdehnend, innere Grenzen überschreiten	
	blau	Raum halten können, Abgrenzung, Selbstschutz, Grenze akzeptieren	
CH	orange	impulsierend, ermutigend, belebtes Strömen	
	grünblau	kühlend, beruhigend, erfrischend	
	dunkelviolett	ankommen des Ich im Leib, im Stoff, in sich Ruhe finden. Beim Nach-außen-Bewegen wird das Violett in den Umkreis geleitet, Ich-entlastend	
F	weiß	durchlichtend, belüftend, durchlässig machend	
	orange	stimulierend, wärmend	
	rötlich	bestätigend, kräftigend	
S	grau	ruhig fließendes Verbinden, in Beziehung bringend	
	braun	ganzheitlich einbeziehend, belebend, Ganzheiten bilden	
	schwarz	durchdringend, auf den Grund gehend, den Stoff komplett erfassend, totales Loslassen	
H		ÖFFNENDES H	BÜNDELNDES H
	gelb	öffnend, erleichternd	wach im Umkreis
	schwach rötlich	befreiend, entlastend	zentrierend, kräftigend
	bläulich	abgebend, saugend	zu sich kommen, ankommen, Selbstbewusstsein bündelnd
T	Farben sollten nicht einzeln, sondern im Dreiklang orange-rot-grün behandelt werden: bekräftigend (orange) auf den Punkt bringen (rot) und gefasst ankommen (grün). Die Möglichkeit geben, sich selbstbewusst und gelassen zu ergreifen.		

Die Evolutionsreihe in der Biografie

Eine gute Möglichkeit, sich selbst immer wieder in die Evolutionsreihe hineinzustellen, ist deren Anwendung auf den Alltag. Die Entwicklungsbögen können große biografische Abschnitte sein oder kurze Zeiträume wie zum Beispiel ein Tagesablauf.

Individuelle Hindernisse in einem Entwicklungsprozess erkennen

Ich empfehle Ihnen, einen Ihrer Prozesse aus dem Alltag herauszugreifen, diesen näher anzuschauen, um bewusster mitzuvollziehen, wie sich die Abläufe rückblickend oder vorausblickend darstellen. Ob das nun ein Prozess im Beruf oder im Privaten ist, in dem wir gerade stehen – anhand der Bewegungsqualitäten der Evolutionsreihe können wir erkennen, wo wir immer wieder den Weg verlieren oder etwas als unangenehm empfinden, denn wir haben eindeutig «Lieblinge» in der Evolutionsreihe, aber auch Gestaltungsprinzipien, die wir nicht so angenehm finden. Anhand dieser Bewegungsqualitäten können wir unsere inneren Prozesse und Entwicklungen besser beobachten.

Sensibilisierung für wiederkehrende Blockaden

Die Lautgesten sind, wenn auch in der Ausübung individuell gefärbt, charakteristische Bewegungsmuster. Und wir können diese Muster dort, wo wir ein für uns typisches Problem haben, als Bewusstseinsbrillen anwenden und mit ihrer Hilfe sehen und verstehen, wo wir jeweils stocken, blockiert sind oder scheitern. Jeder kennt wahrscheinlich bei sich den Moment, in dem ihm bestimmte Herausforderungen begegnen und immer am gleichen Punkt eine Schwierigkeit entsteht, die ihn am Weiterkommen hindert. In solchen Momenten können die Laute, wie sie hier beschrieben wurden, zu Helfern werden, um das Problem anzuschauen und zu erkennen. In einem zweiten Schritt können sie Impulse sein, die die Lösung des Problems in Bewegung bringen. Dies ist der Übergang vom Erkennen zum Handeln mithilfe der Evolutionsreihe.

Scheitern verhindern durch Selbstorganisation

Die zwölf Lautbewegungen bzw. Bildekräfte sind also eine konkrete Hilfe, um sich selbst in seinem Verhalten zu beobachten und sich zu verändern. Läuft etwas nicht nach unseren Vorstellungen, muss es keineswegs der Fall sein, dass es uns an Begabung fehlt. Es muss auch nicht unbedingt davon abhängen, ob es uns Spaß macht oder nicht. Vielmehr liegt es in unserer Organisation, dass uns bestimmte Dinge nicht gelingen wollen. Wir können beobachten, dass uns etwas passiert, das wir eigentlich anders wollten, oder dass uns etwas nicht gelingt. Und dieses «Nicht-Gelingen» ist so wenig greifbar, weil wir nicht genau genug hinschauen und entsprechende Perspektiven nicht einnehmen können. So kommt es, dass wir dann innerlich den Bewegungs- und Wahrnehmungsstrom verlassen. Diese fehlenden Perspektiven können wir durch die Laute der Evolutionsreihe einnehmen lernen.

Beispiel Tageslauf

Folgenden Durchgang durch die Evolutionsreihe kann man zum Beispiel für einen einzelnen Tag anwenden:

B	Genügend Zeit, um aufzuwachen. Sich innerlich ergreifen (eventuell mit einem Spruch).
M	Was ziehe ich denn Passendes für heute an? Frühstücken, damit ich eine gute Grundlage für den Morgen habe. Tages-Vorblick: Was erwartet mich heute?
D	Alles fertig machen für die Arbeit, innerliches Vorgreifen, auf den Punkt bringen, was heute zu tun ist.
N	Alle neuen Gegebenheiten und Aufgaben wahrnehmen und in die Arbeit einbeziehen.
R	Aus dem innerlichen Heraufholen der gestrigen Erfahrungen und Ereignisse die neuen Gegebenheiten mit dem bisherigen Prozess verbinden; Bereitschaft, Festgefahrenes zu reflektieren und aufzulösen.
L	In einen neuen, konstruktiven Arbeitsprozess kommen.
G	Was greife ich heute Neues? Kann ich wach und selbstbewusst innere Anliegen verstärkt einbringen?
CH	Mich bewusst neuen Ideen aussetzen und von ihnen inspirieren lassen.
F	Kann ich neu Entdecktes oder Gelerntes erfassen und mit dem Bisherigen verbinden?
S	Diese neuen Elemente Schritt für Schritt mit den «alten» Dingen in Beziehung bringen und versuchen, kreativ immer wieder Neues zu schaffen.
H	Die geleistete Arbeit einem Mitarbeiter, dem Kunden oder Partner zeigen und darauf achten, wie es angenommen wird. Steht mein Beitrag in einem lebendig-realen Bezug zur Welt?

T Im besten Fall schließe ich den Vorgang gelungen ab, gehe nach Hause, erzähle von meinen Erfahrungen (oder arbeite etwas nach), um dann auf das Geleistete zurückzuschauen und daraus Schlüsse zu ziehen, woran ich morgen weiterarbeite.

So schematisch läuft ein Tag in den meisten Fällen nicht ab. Aber vielleicht kann man in solch einem Beispiel bekannte Elemente aus der eigenen Erfahrung wiederentdecken.

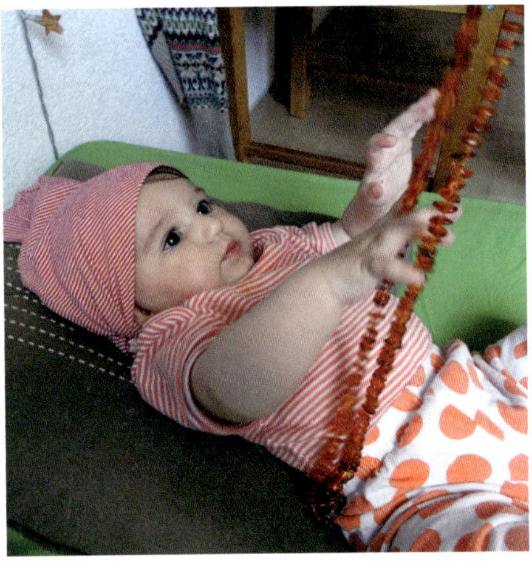

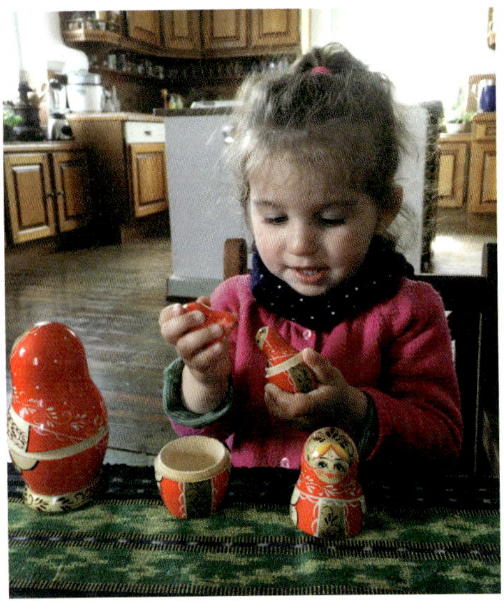

Als Bild eines größeren Bogens soll hier die Entwicklung eines Kindes vom B bis zum T betrachtet werden, bis es selbstbestimmt, ichhaft in der Welt steht:

B In der Schwangerschaft ruht das ungeborene Kind, der Embryo, in der warmen Geborgenheit der Mutter. Es reift heran, um in der Welt leben zu können.

M Das Kind wird geboren. Nun beginnt der Prozess des Welt-Ertastens und -Entdeckens.

D Der Impuls des Kindes, sich durch eigene Anstrengung aufrichten und Fuß fassen zu können, um dann dorthin zu gelangen, wohin es möchte.

N Dadurch kann es ganz neue Erfahrungen machen. Die Neugierde und das Weltinteresse lösen einen erweiterten Lernprozess aus.

R Diese vielen Eindrücke bringen das Innenleben in Bewegung. Es können auch zu viele Eindrücke auf das Kind einstürmen. Dann wird das Seelenleben des Kindes chaotisiert.

L Werden die Anregungen oder aufregenden Erfahrungen fruchtbar im Inneren integriert, entstehen Erfolgserlebnisse, selbst Erarbeite-

M – Ergreifen der Welt (oben)
N – Neues entdecken (unten)

tes (z. B. Schul-Aufführungen, Erlebnisse im Sport, handwerklich Hervorgebrachtes).

G Eine weitere Steigerung kommt hinzu, wenn Eigenimpulse aus dem Kind oder Jugendlichen auftauchen. Das Bedürfnis entsteht, diese Tätigkeit oder diesen Interessensbereich zu vertiefen, worin sich sogar eine erste Berufsvorahnung zeigen kann.

CH Im Austausch mit der Welt und den Mitmenschen kommen anregende, die Entwicklung ergänzende Impulse hinzu (konstruktive Impulse von Lehrern, Eltern oder Freunden).

F Der Jugendliche versteht auf einmal selbst, worum es im Leben geht. Die eigene Urteilsbildung wird immer wichtiger. Zum Beispiel bei naturwissenschaftlichen Phänomenen oder philosophischen Lebensfragen.

S Mit den eigenen Urteilen die Freude an Zusammenhängen entdecken. Unterscheidungsvermögen entwickeln: Was ist für mich wichtig und was nicht (die Entscheidung, ob z. B. Gymnasium oder Berufslehre, im In- oder Ausland etc.)?

H Selbstständig Prozesse in Gang bringen. Sind die angeeigneten Fähigkeiten im Alltag relevant (erste eigene Projekte)?

T Prozesse und Projekte gesund und gereift zu einem Abschluss bringen.

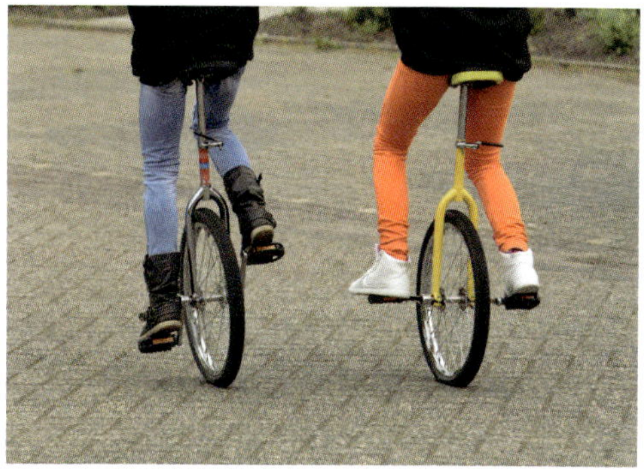

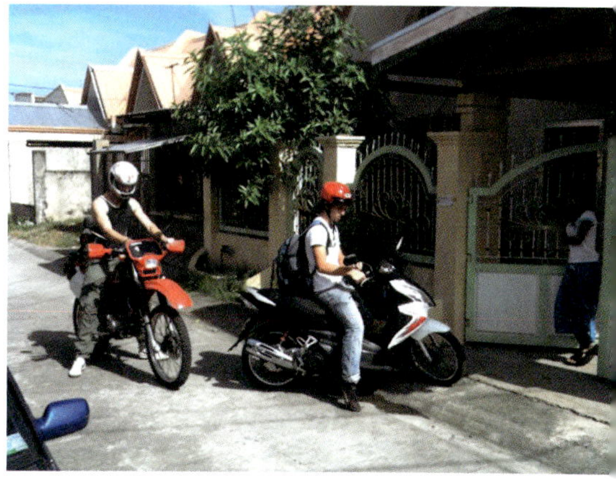

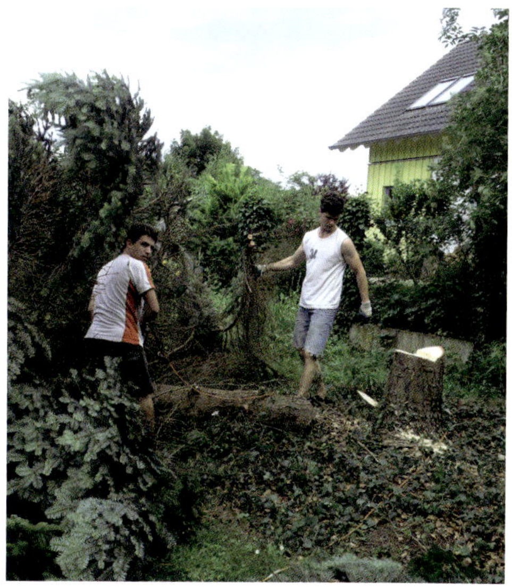

L – Sport und Spiel (oben)
CH – eigene Impulse leben (Mitte)
H bis T – eigene Projekte durchführen (unten)

Der bewusst gewählte Start – eine verbindliche Partnerschaft, die eigene Wohnung und die berufliche Tätigkeit – wäre das neue B.

Nicht jeder Prozess kann bis zum T durchgeführt werden. Wird dieses Ziel nicht erreicht, ist es interessant, wo und aus welchen Gründen der Verlauf abgebrochen wurde. Hat es an Kraft gemangelt, bis zum T-Abschluss zu kommen? War das eigene Anliegen oder das mitbetroffener Personen gar nicht so groß oder wichtig, um bis zu einem Abschluss vordringen zu können? Hat man sich bewusst für einen oder mehrere der (Laut-)Schritte, für eine bestimmte Etappe entschieden? Durch diese Fragen kann einem klarer werden, wo man sich auf seinem Weg befindet. Diffuse Erwartungen von sich selbst oder anderen wirken dann nicht aufwühlend oder lähmend. Jeder möge dies bei sich selbst ausprobieren.

Standortbestimmung mithilfe der Evolutionsreihe

Die Evolutionsreihe gibt uns die Möglichkeit zu sehen, wo wir im Prozess stehen und wie wir besser fokussiert unsere Herausforderungen erkennen und bewusst gestalten können. Wo können wir uns gezielt vornehmen, noch schneller oder auch gründlicher durch einen Prozess hindurchzugehen? So können wir erkennen, mit welchem Bewegungsverhalten, welcher Bewegungsintention wir im weiteren Vorgehen aktiv werden möchten.

Mit der Evolutionsreihe rückblickend oder vorausblickend umzugehen sind zweierlei Prozesse. Rückblickend kann man das Geschehene mit den Qualitäten der Laute abgleichen und ein Bewusstsein davon bilden, wie man sich verhalten hat. Dies kann der Anlass sein, nach vorne schauend ein nächstes Mal den Moment *vorausgreifend* und *wacher* zu gestalten, nicht mit einer fixen Vorstellung in die Zukunft zu gehen, sondern aufmerksam und spontan aus verschiedenen Möglichkeiten heraus zu handeln.

Weitere Beispiele für Anwendungsmöglichkeiten der Evolutionsreihe sind pädagogische und künstlerische Prozesse, Konferenzführung, Gespräche, Ausbildung, krankheitsvorbeugende Maßnahmen, Forschungsprojekte etc.

Die Evolutionsreihe als Impuls für die Malerei

Eine Zusammenarbeit mit der Kunstmalerin Barbara Ramp

Die drei Farb-Bewegungen, die mir durch das eurythmische Tun zu einer täglichen Selbstverständlichkeit geworden sind, bekamen in der Zusammenarbeit mit der Kunstmalerin Barbara Ramp ein vertieftes Erleben durch die bildende Kunst. Dort löst sich der Bewegungsprozess nicht auf wie in den darstellenden Künsten, sondern wird in der Fläche festgehalten. In den bildenden Künsten manifestiert sich der Prozess im Raum.

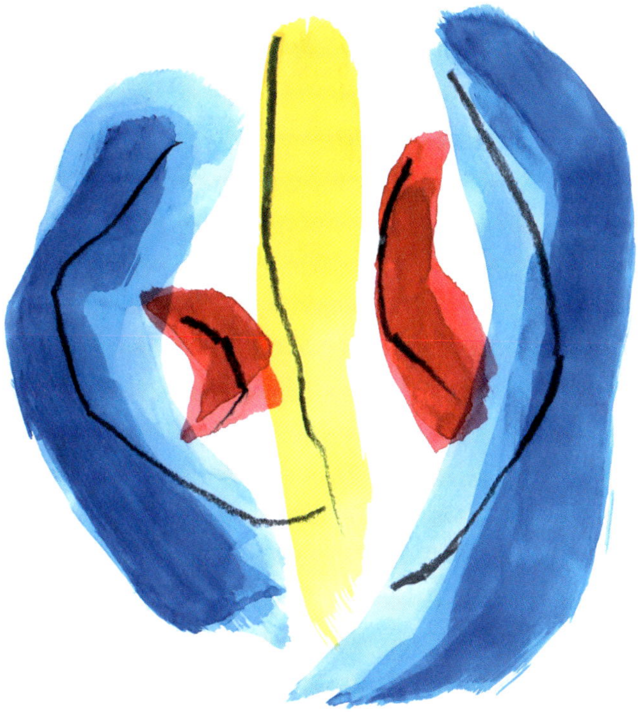

«Lautportrait» zum B

Für dieses Buch wurde für jedes Lautkapitel ein «Lautporträt» gemalt. Hierbei war die Idee, die Farben der jeweiligen Laute, wie sie eurythmisch bewegt werden, malerisch umzusetzen. Es wurde versucht, die drei Farben eines Lautes in ihrer Dynamik so zueinander zuführen, dass daraus ein neuer, malerischer Laut-Klang hervorgeht.

Dieser Austausch war ein «Ping-Pong-Prozess» zwischen Eurythmie und Malerei, bei dem ich die einzelnen Farben in den Lauten konkret bewegt und beschrieben habe und diese dann von Barbara Ramp umgesetzt wurden. Die Herausforderung bestand vor allem in dem Versuch, die Dynamik des Bewegungsprozesses durch die Malerei sichtbar zu machen.

Gesichtspunkte und Erfahrungen aus der Zusammenarbeit

von Barbara Ramp

Da ich die *Eurythmie Massage*-Ausbildung bei Tanja Baumgartner absolviert habe, konnte ich im Anwenden der Laute und ihrer Übertragung Erfahrungen machen, welche mir neue Inspiration gaben, in meiner eigenen Malerei weiter zu forschen. Ich habe mich malerisch mit den jeweiligen Farbangaben zu den Lauten von Rudolf Steiner auseinandergesetzt, dadurch wurde mein Verhältnis zu den Farben ein anderes als vorher. Die Beziehungen der Farben untereinander wurden mir aufgeschlüsselt.

Wenn ich in der *Eurythmie Massage* eine bestimmte Konstitution am Leib wahrnehme, wähle ich einen Laut und entscheide, ob in der entsprechenden Situation die Bewegungsfarbe, die Stimmungsfarbe oder die Charakterfarbe des Lautes angewendet werden soll. Diese differenzierte Anwendung und die daraus gewonnenen Erfahrungen motivierten mich, auch bei der malerischen Umsetzung dieser Laut-Bilder in der Abfolge der Farben zu variieren. Beginne ich mit der Bewegungsfarbe und kommt die Stimmungsfarbe dazu und zum Schluss als übergreifender Griff die Charakterfarbe? Nehme ich zuerst die Stimmungsfarbe, setze dann den Charakter und zum Schluss die Bewegungsfarbe? Oder ich beginne mit der Charakterfarbe und impulsiere das Gesamtbild dadurch. Wird die Charakterfarbe mit einem Graphitstift eher linear angesetzt oder mit Aquarellfarbe eher flächig? Je nachdem, ob linear-dynamisch oder flächig-raumergreifend begonnen wird, bekommt der Prozess eine andere Betonung. Es gibt sehr viele Möglichkeiten und es schafft neue Spielräume, den Farb-Dreiklang in beiden Künsten anzuwenden.

Aus diesem Prozess heraus sind mir enorme Tore geöffnet worden, die Farben in der *Eurythmie Massage* gezielt und differenziert anzuwenden. Deshalb ist mir die *Eurythmie Massage* als eine künstlerische Massage ein großes Anliegen geworden.

Beispiele zur Evolutionsreihe aus Kunst und Natur

Es folgen drei Beispiele, wie man die Lautqualitäten als «Wahrnehmungs- und Erkenntnisbrillen» anwenden kann. Damit ist kein Anspruch auf eine allgemeingültige Zuordnung verbunden, sondern die Beispiele zeigen Möglichkeiten der individuellen Auseinandersetzung.

Geht man mit den «Lautbrillen» durch eine Bilderausstellung, kann man in den Kunstwerken ganz neue Schätze entdecken, welche man vielleicht aus seiner eigenen Veranlagung heraus nicht so schnell gefunden hätte.

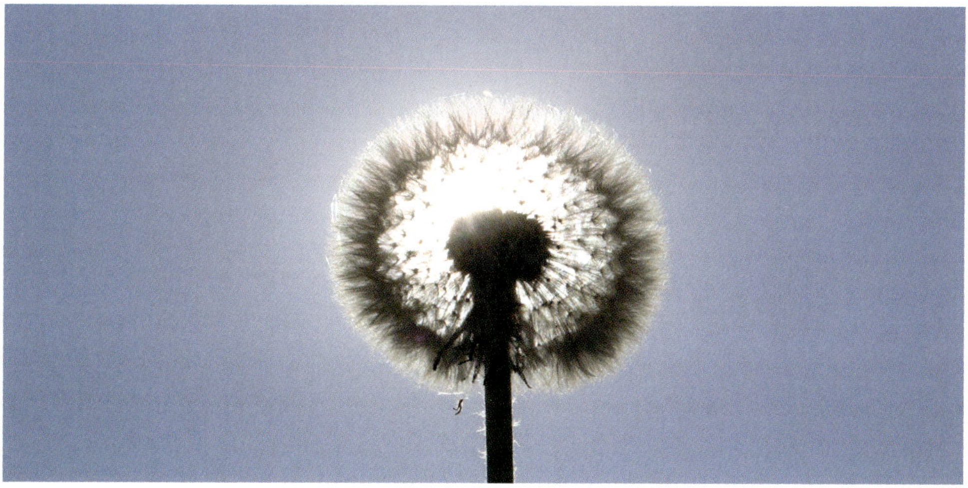

Die Evolutionsreihe bietet auch die Möglichkeit zur Differenzierung bei der Beobachtung der Entwicklung einer Blume am Beispiel des Löwenzahns.

In großartiger Vollkommenheit kann man mit der Evolutionsreihe auch die Entwicklung eines Schmetterlings – hier des Monarchfalters – durch die zwölf Lebensprozesse verfolgen.

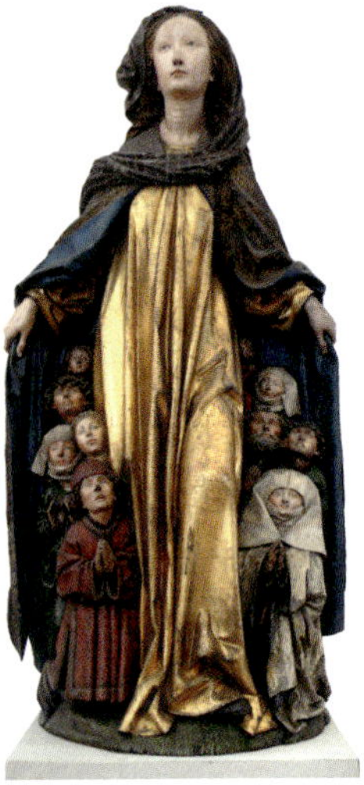

B

Maria mit dem
Schutzmantel
fürsorgliche Hüllebildung

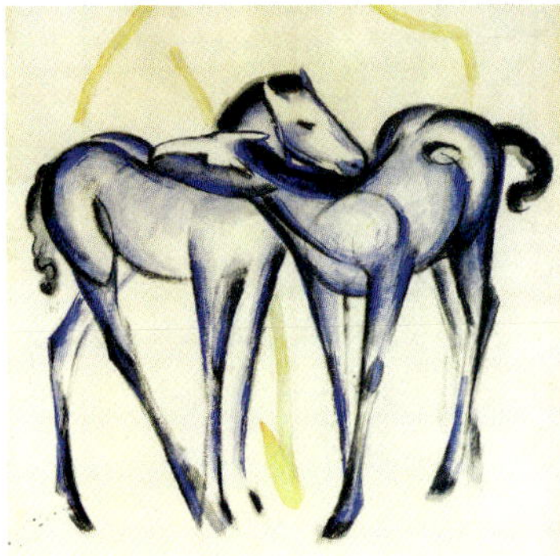

M

Franz Marc:
Zwei blaue Fohlen
einfühlsames Anschmiegen

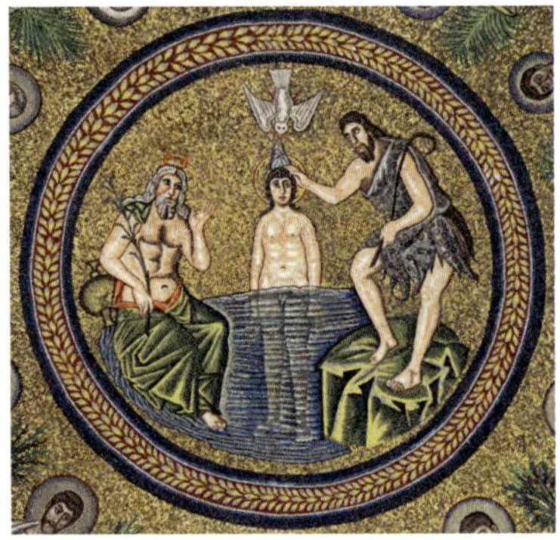

D

Taufe Christi im Baptisterium
der Arianer in Ravenna
«Dies durch dich»

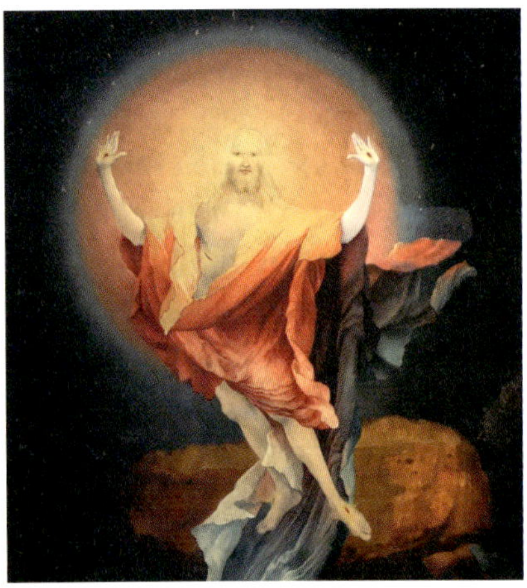

G

Matthias Grünewald:
Isenheimer Altar, Auferstehung
eigenen Lichtraum schaffen

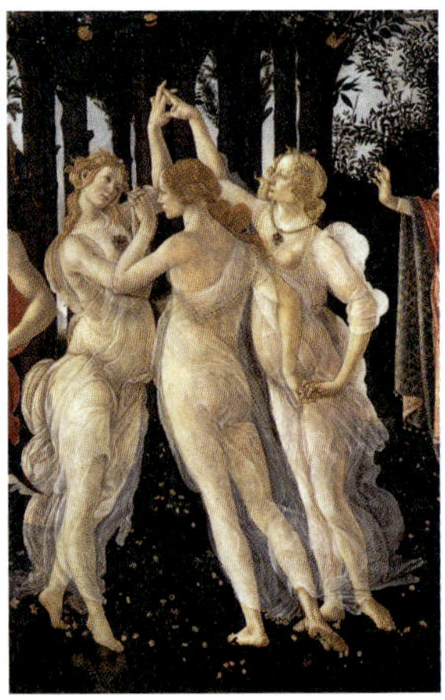

CH

Sandro Botticelli:
Der Frühling (Ausschnitt)
Selbsterfahrung an der Welt

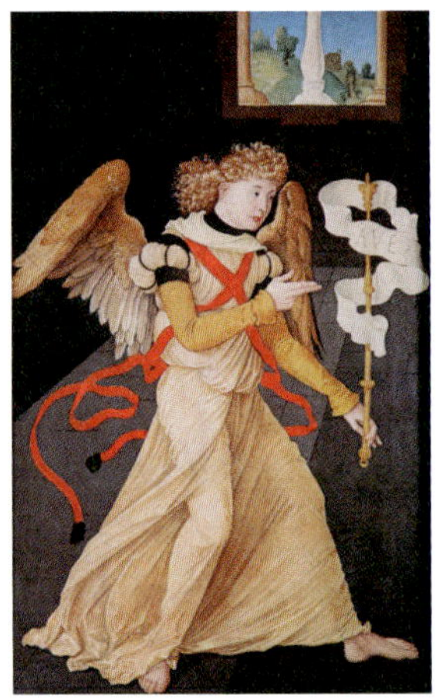

F

Hans Baldung Grien:
Engel der Verkündigung
Ich teile dir etwas mit

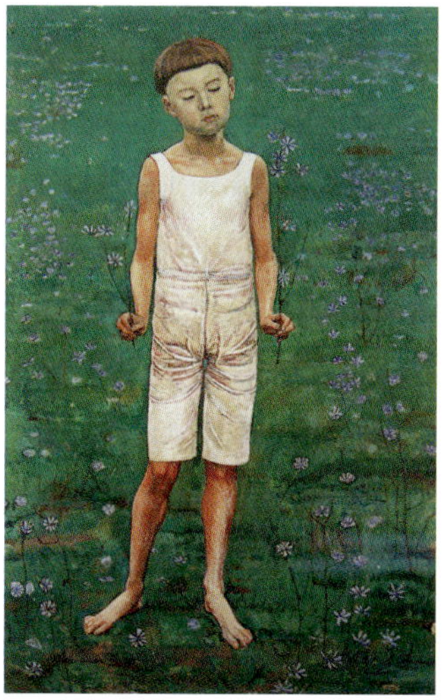

N

Ferdinand Hodler:
Bezauberter Knabe
Schönheit der Welt ergreifen

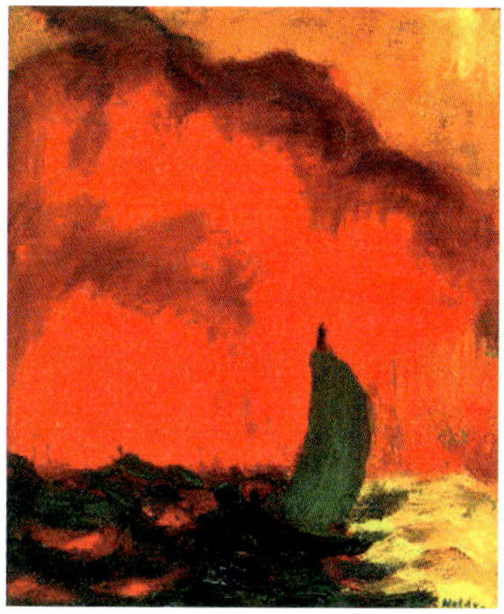

R

Emil Nolde:
Fischkutter – roter Himmel
im Sturm Ruhe bewahren

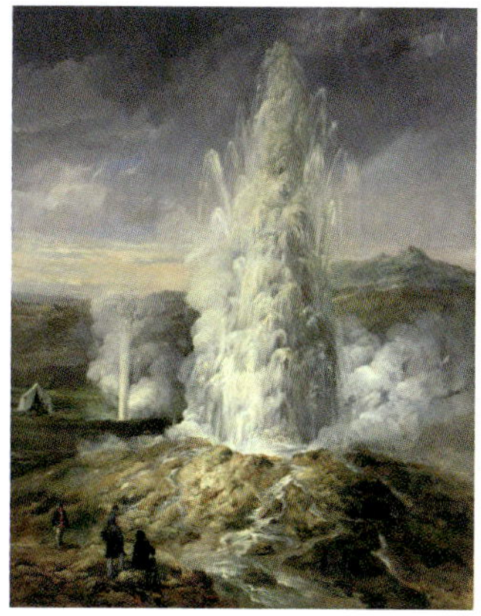

L

Thomas Kerr Fairless:
The Great Geysir
in der Welt aufgehen

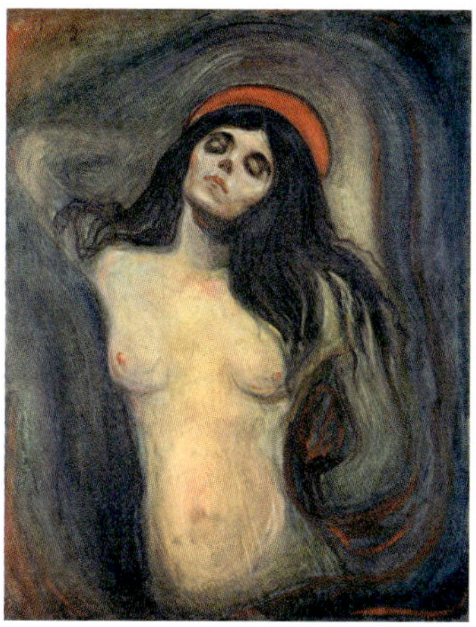

S

Edvard Munch: Madonna
ringend den Blick nach innen wenden

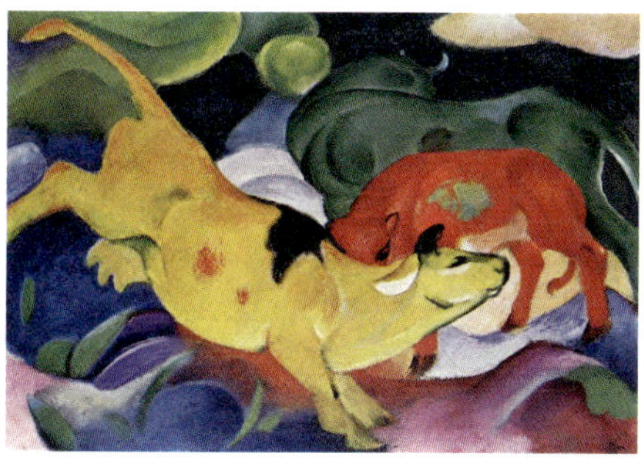

H

Franz Marc:
Kühe, gelb-rot-grün
heiteres Loslassen

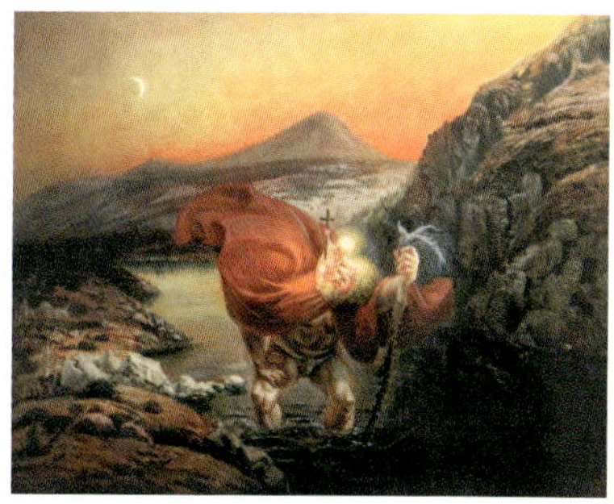

T

Otto Dix:
Christophorus
präsent im Moment

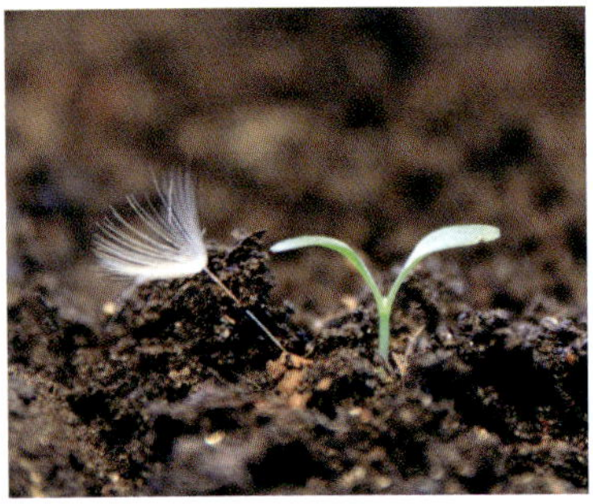

B

Keimung in der Erde

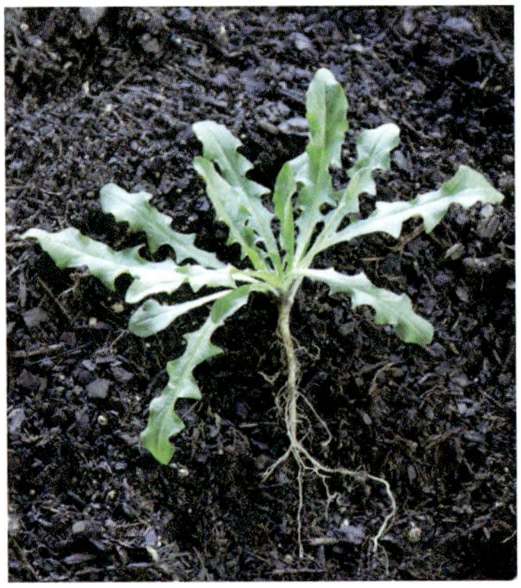

M

Entfaltung nach unten und oben

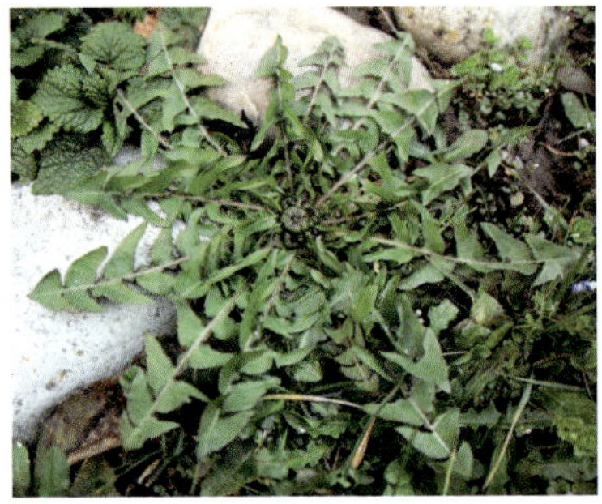

D

Platz eingenommen

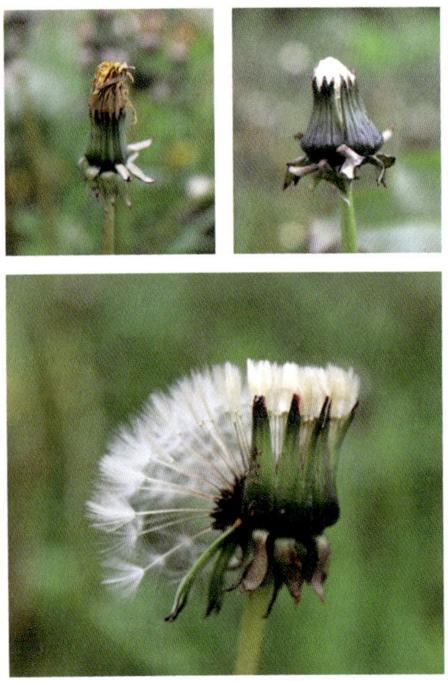

G

Rückkehr in den Innenraum – neuen Raum schaffen

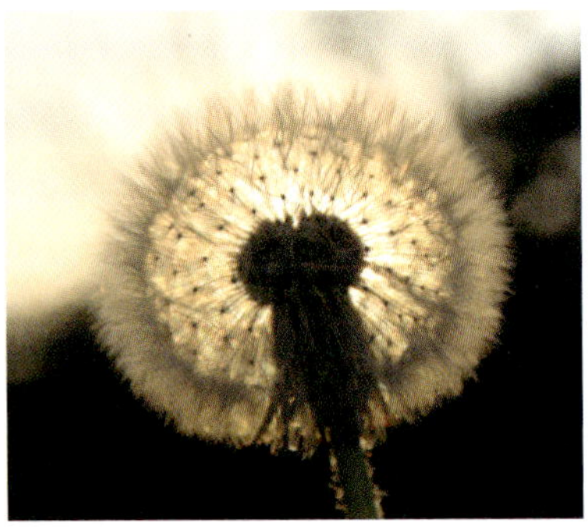

CH

Korrespondenz zwischen innen und außen

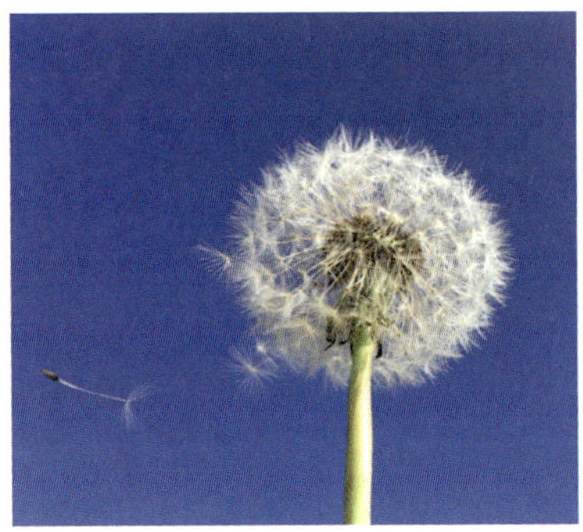

F

Impuls in die Welt hinein

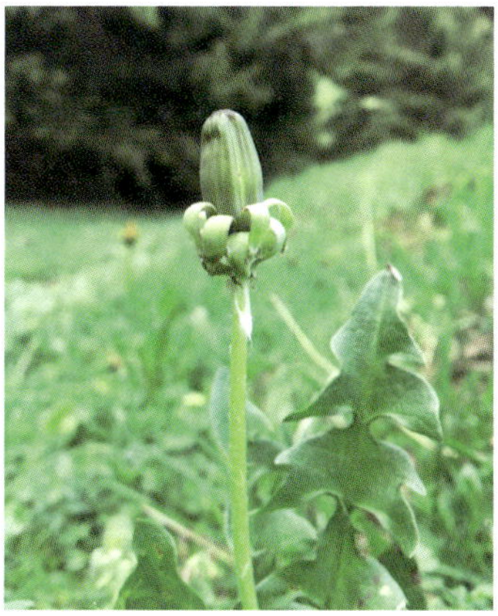

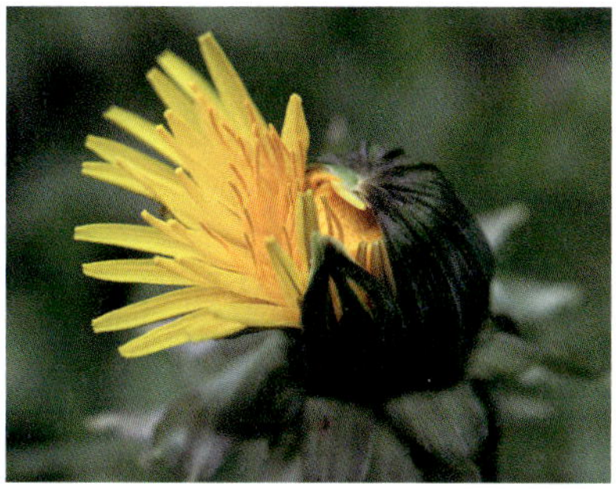

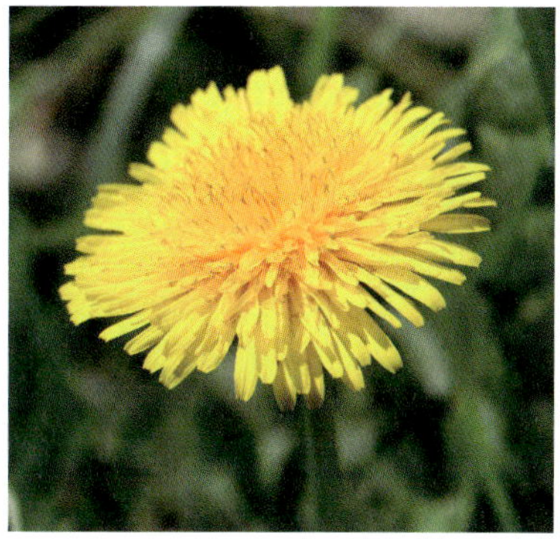

N

Neues regt sich

R

Dialog mit dem Licht

L

volle Entfaltung

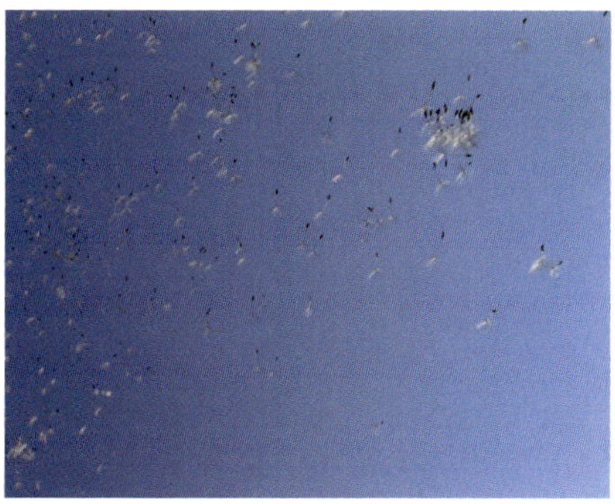

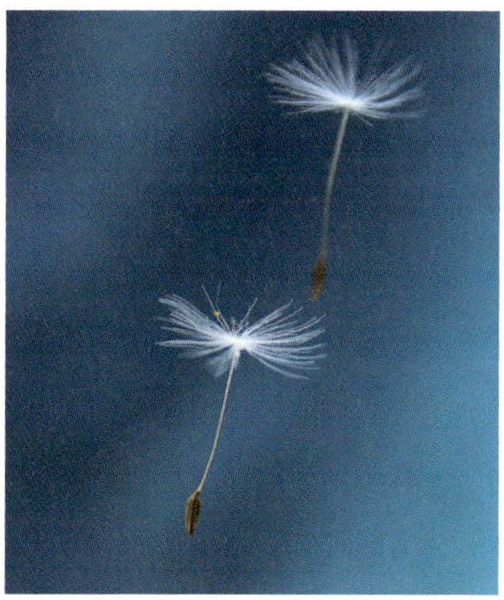

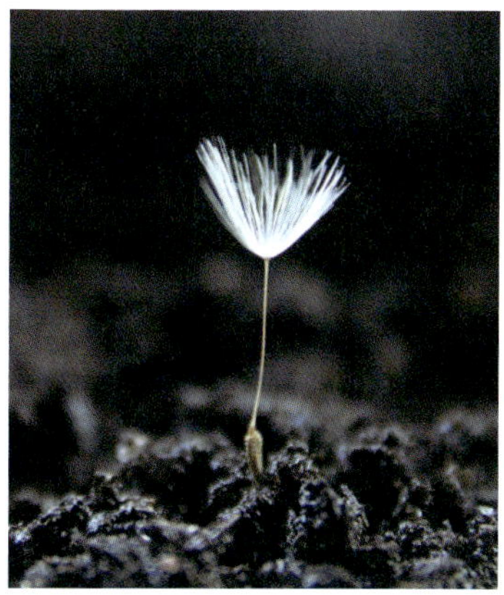

S

Wegsuche

H

Gleichgewicht von Umkreis und Zentrum

T

angekommen

Beispiel «Schmetterling»

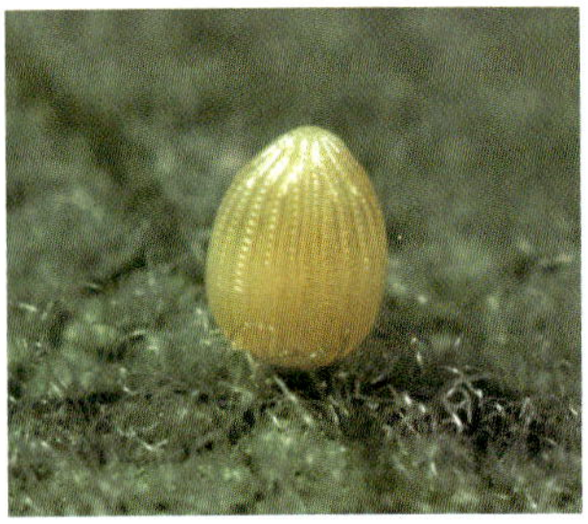

B

das Ei

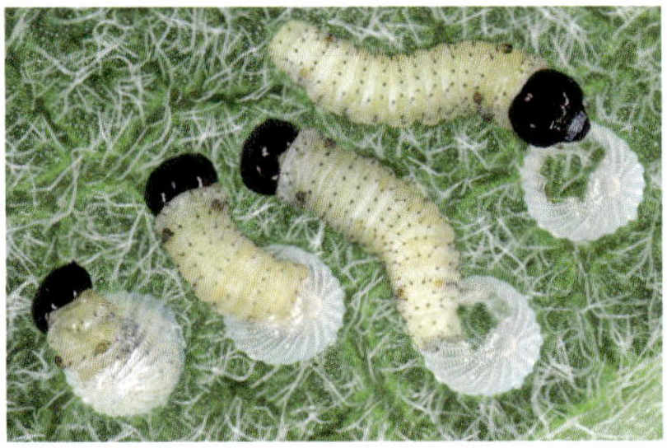

M

schlüpfen

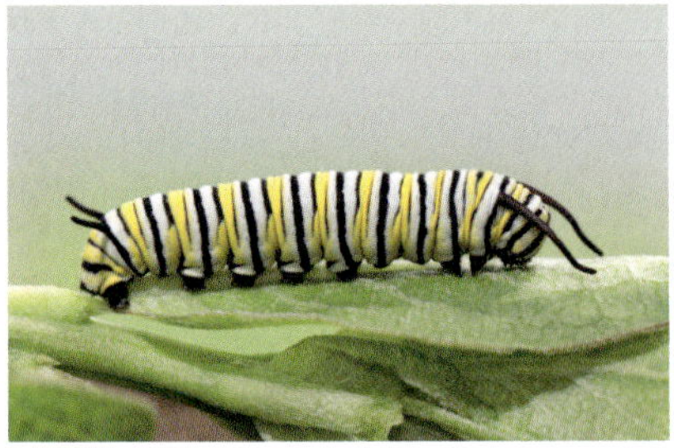

D

ist angekommen

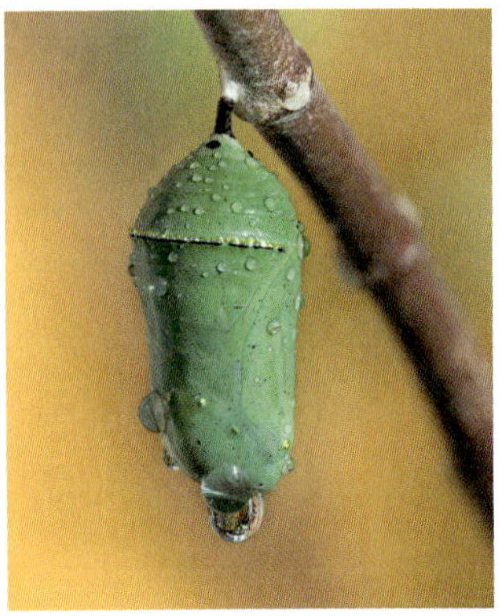

G

Verwandlung

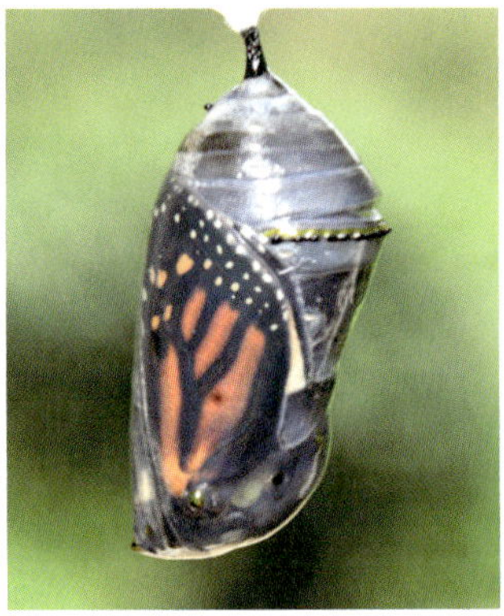

CH

neue Gestalt

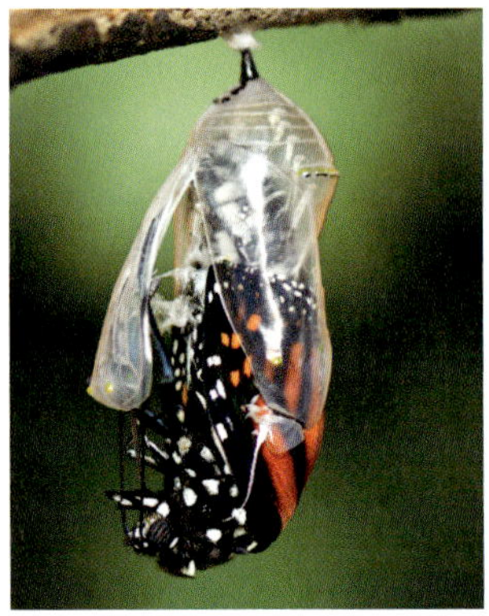

F

Durchbruch

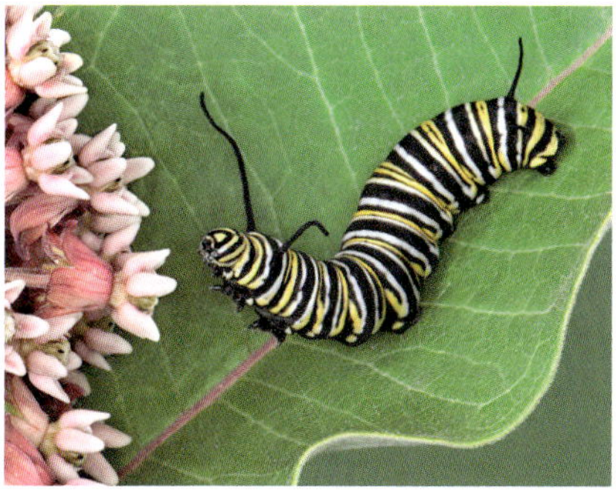

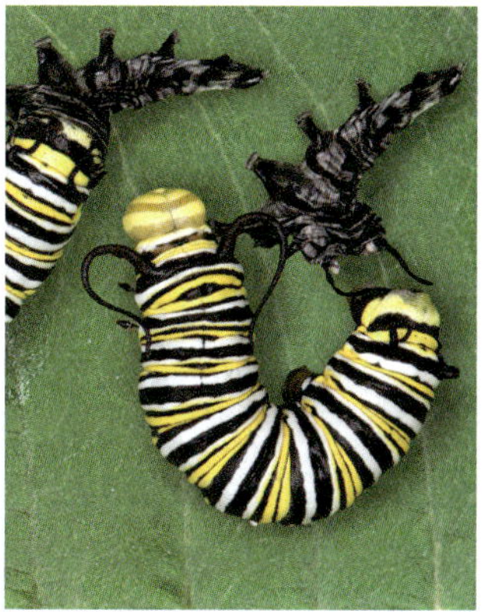

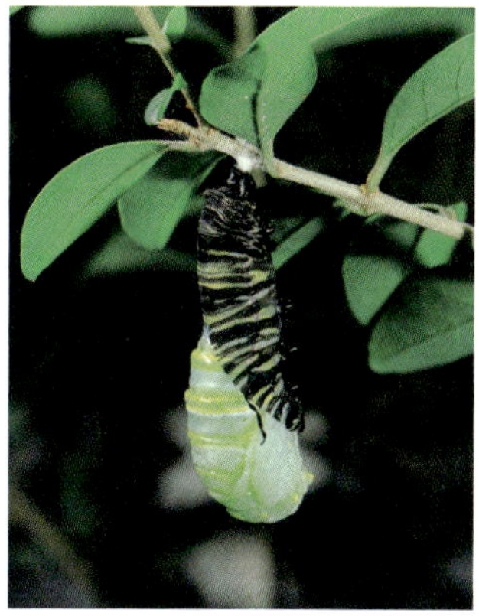

N
entdeckt die Welt

R
Häutung

L
Umhüllung

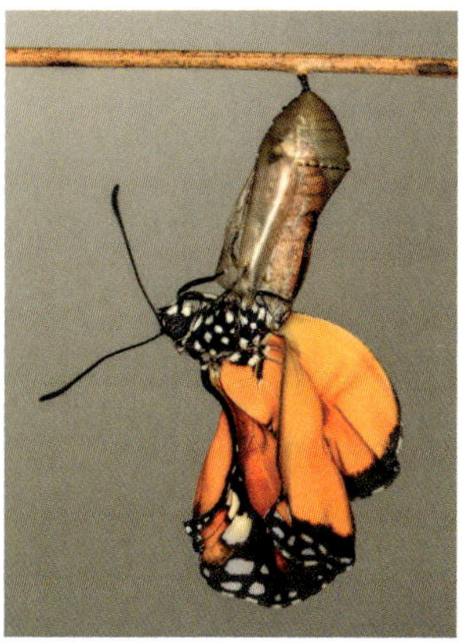

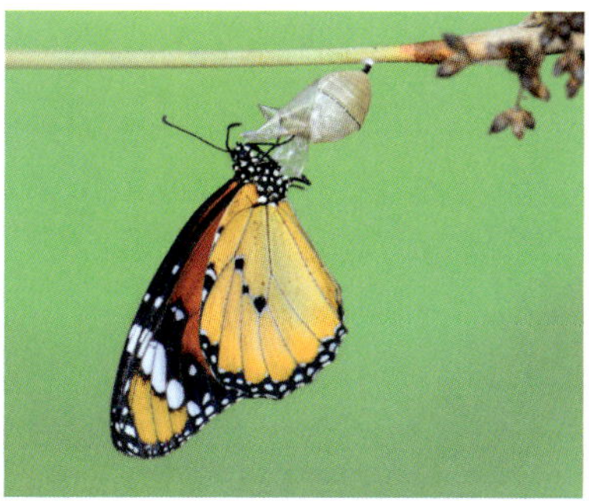

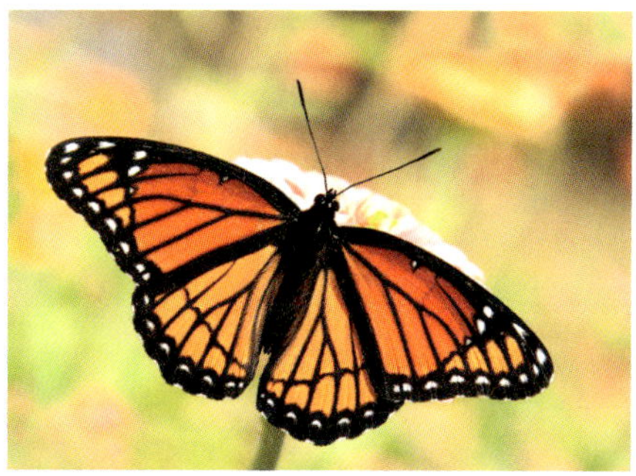

S
Regsamkeit

H
Entfaltung

T
Vollendung

Symbole, Angaben Rudolf Steiners und Alltagsbezüge

LAUT	SYMBOLE	RUDOLF STEINER ÜBER DEN LAUT	BEZUG ZUM ALLTAG	TIERKREISZEICHEN CHARAKTERISIERUNG VON RUDOLF STEINER
B	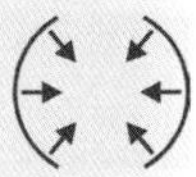	Haus bauen	Ausgangssituation, Schutz, zentrieren	♍ Jungfrau, Ernüchterung
M	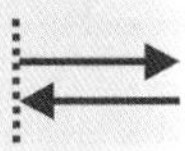	eindringen, verstehen	was mache ich – was macht die Welt? Dialog	♒ Wassermann, der sich im Gleichgewicht befindende Mensch
D	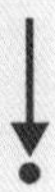	hindeuten, hinstrahlen	eigenen Standpunkt bestimmen, wirken	♌ Löwe, lodernde Begeisterung
N	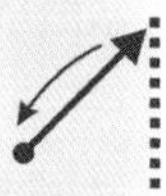	«Ich habe es [schon] inne.»	Neues suchen und finden, Anregung	♓ Fische, Schicksal
R	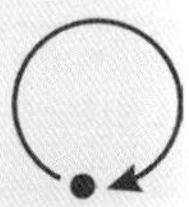	rollen, drehen	das Neue bringt mich in Bewegung, positives Chaos	♉ Stier, Tat
L		die Materie überwinden	ich gestalte den Prozess, sich auf etwas einlassen	♑ Steinbock, Auseinandersetzung des Gedankens mit der Welt

LAUT	SYMBOLE	RUDOLF STEINER ÜBER DEN LAUT	BEZUG ZUM ALLTAG	TIERKREISZEICHEN CHARAKTERISIERUNG VON RUDOLF STEINER
G	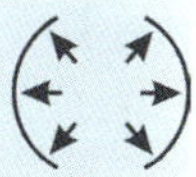	alles Äußere abwehren, innerliches Befestigen	das Eigene zum Strahlen bringen, Raum schaffen	♐ Schütze, Entschluss
CH	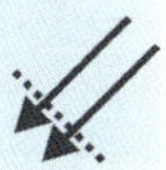	Leichte (Lebendigkeit)	frischer Wind weht herein, Inspiration	♎ Waage, Abwägen der Voraussetzung des Gedankens
F	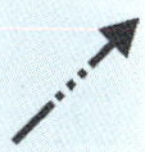	Wisse, dass ich weiß!	das Eigene überzeugt in die Welt bringen, von Ideen getragen	♋ Krebs, Antrieb zur Tat
S	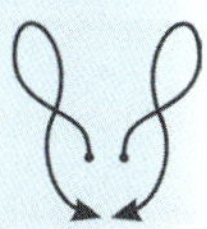	Beruhigung, in etwas Verborgenes bewegend eingreifen	mich und die Welt verknüpfen, Neues erzeugen	♏ Skorpion, Gedanke
H	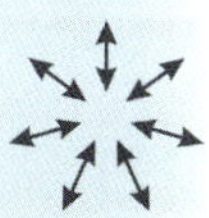	energisches Abstoßen, das Heranwehende	das Alte abwerfen und die neue Situation annehmen, lebensfähig sein	♊ Zwillinge, Fähigkeit zur Tat
T	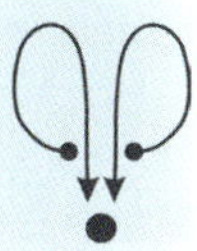	bedeutsam von oben nach unten strahlen	einen neuen Ausgangspunkt setzen, Leben weitergeben	♌ Löwe, lodernde Begeisterung

Anmerkungen

1 Tatiana Kisseleff: *Eurythmie-Arbeit mit Rudolf Steiner,* Basel 1982, S. 46.

2 Siehe Rudolf Steiner und Ita Wegman: *Grundlegendes für eine Erweiterung der Heilkunst* (GA 27), Basel [8]2014.

3 Rudolf Steiner: *Eurythmie als sichtbare Sprache* (Laut-Eurythmie-Kurs) (GA 279), Dornach [5]1990, S. 19.

4 Siehe Rudolf Steiner: *Entwürfe zu den Eurythmiefiguren* (GA K 26), Dornach [2]1984, sowie Rudolf Steiner und Edith Maryon: *Eurythmiefiguren aus der Entstehungszeit,* Basel 2018.

5 Johann Wolfgang Goethe: *Farbenlehre,* Kapitel X: «Dioptrische Farben», § 147. – Zu den Ausführungen in diesem Buch siehe insbesondere § 145 bis 157.

6 Rudolf Steiner: *Eurythmie als sichtbare Sprache* (Laut-Eurythmie-Kurs) (GA 279), Dornach [5]1990, S. 129.

7 Rudolf Steiner: *Laut-Eurythmie-Kurs,* in: *Was in der Anthroposophischen Gesellschaft vorgeht. Nachrichten für deren Mitglieder vom 20. Juli 1926;* abgedruckt in: *Eurythmie als sichtbare Sprache* (GA 279), Dornach [5]1990, S. 258.

8 Ebenda, S. 42.

9 Tatiana Kisseleff: *Eurythmie-Arbeit mit Rudolf Steiner,* Basel 1982, S. 43.

10 Rudolf Steiner: *Die Entstehung und Entwicklung der Eurythmie* (GA 277a), Dornach [3]1998, S. 66.

11 Nach Aussagen von Stefan Hasler, Leiter der Sektion für Redende und Musizierende Künste am Goetheanum (2016), und David Marc Hoffmann, Leiter des Rudolf Steiner Archivs (2017).

12 Rudolf Steiner: *Eurythmie als sichtbare Sprache* (Laut-Eurythmie-Kurs) (GA 279), Dornach [5]1990.

13 Tatiana Kisseleff: *Eurythmie-Arbeit mit Rudolf Steiner,* Basel 1982, S. 46.

14 Ebenda, S. 43.

15 Rudolf Steiner: *Das Wesen der Farben* (GA 291), Dornach [4]1991, S. 44.

16 Rudolf Steiner: *Eurythmie als sichtbare Sprache* (Laut-Eurythmie-Kurs) (GA 279), Dornach [5]1990, S. 83.

17 Ebenda, S. 54.

18 Ebenda, S. 84.

19 Rudolf Steiner: *Die Entstehung und Entwicklung der Eurythmie* (GA 277a), Dornach [3]1998, S. 23.

20 Rudolf Steiner: *Eurythmie als sichtbare Sprache* (GA 279), Dornach [5]1990, S. 69.

21 Ebenda, S. 87 f.

22 Siehe ebenda, S. 65 und 73.

23 Ebenda, S. 86.

24 Ebenda, S. 62.

25 Eduardo Jenaro: *Rudolf Steiners eurythmische Lautlehre. Ein Handbuch für die Praxis,* Stuttgart 1999, S. 172.
26 Rudolf Steiner: *Die Entstehung und Entwicklung der Eurythmie* (GA 277a), Dornach [3]1998, S. 21.
27 Rudolf Steiner: *Eurythmie als sichtbare Sprache* (GA 279), Dornach [5]1990, S. 89.
28 Rudolf Steiner: *Die Entstehung und Entwicklung der Eurythmie* (GA 277a), Dornach [3]1998, S. 23.
29 Eduardo Jenaro: *Rudolf Steiners eurythmische Lautlehre. Ein Handbuch für die Praxis,* Stuttgart 1999, S. 264.
30 Ebenda, S. 266.
31 Rudolf Steiner: *Eurythmie als sichtbare Sprache* (GA 279), Dornach [5]1990, S. 89.
32 Ebenda, S. 61.
33 Ebenda.
34 Rudolf Steiner: *Heileurythmie* (GA 315), Dornach [5]2003, S. 70.
35 Rudolf Steiner: *Eurythmie als sichtbare Sprache* (GA 279), Dornach [5]1990, S. 134.
36 Rudolf Steiner und Marie Steiner-von Sivers: *Methodik und Wesen der Sprachgestaltung* (GA 280), Dornach [4]1983, S. 59.
37 Rudolf Steiner, zitiert von Lory Maier-Smits in Rudolf Steiner: *Die Entstehung und Entwicklung der Eurythmie* (GA 277a), Dornach [3]1998, S. 23.
38 Rudolf Steiner: *Eurythmie als sichtbare Sprache* (GA 279), Dornach [5]1990, S. 133.
39 Rudolf Steiner: *Heileurythmie* (GA 315), Dornach [5]2003, S. 55.
40 Lory Maier-Smits in Rudolf Steiner: *Die Entstehung und Entwicklung der Eurythmie* (GA 277a), Dornach [3]1998, S. 23.
41 Rudolf Steiner: *Heileurythmie* (GA 315), Dornach [5]2003, S. 45.
42 Rudolf Steiner: *Eurythmie als sichtbare Sprache* (GA 279), Dornach [5]1990, S. 133.
43 Ebenda, S. 69.
44 Zitiert nach Eduardo Jenaro: *Rudolf Steiners eurythmische Lautlehre. Ein Handbuch für die Praxis,* Stuttgart 1999, S. 211.
45 Rudolf Steiner, zitiert nach Lory Maier-Smits in Rudolf Steiner: *Die Entstehung und Entwicklung der Eurythmie* (GA 277a), Dornach [3]1998, S. 22.
46 Rudolf Steiner: *Eurythmie als sichtbare Sprache* (GA 279), Dornach [5]1990, S. 240.
47 Zitiert nach Eduardo Jenaro: *Rudolf Steiners eurythmische Lautlehre. Ein Handbuch für die Praxis,* Stuttgart 1999, S. 161.
48 Rudolf Steiner, zitiert nach Ilona Schubert, ebenda, S. 163.
49 Rudolf Steiner und Marie Steiner-von Sivers: *Methodik und Wesen der Sprachgestaltung* (GA 280), Dornach [4]1983, S. 54.
50 Mündliche Angabe von Elena Zuccoli, 1984.
51 Rudolf Steiner: *Eurythmie als sichtbare Sprache* (GA 279), Dornach [5]1990, S. 67 f.

52 Ebenda, S. 87
53 Lory Maier-Smits in Rudolf Steiner: *Die Entstehung und Entwicklung der Eurythmie* (GA 277a), Dornach [3]1998, S. 22.
54 Zitiert nach Eduardo Jenaro: *Rudolf Steiners eurythmische Lautlehre. Ein Handbuch für die Praxis,* Stuttgart 1999, S. 203.
55 Rudolf Steiner: *Eurythmie als sichtbare Sprache* (GA 279), Dornach [5]1990, S. 91.
56 Ebenda, S. 90.
57 Siehe ebenda, S. 192.
58 Siehe Rudolf Steiner: *Ägyptische Mythen und Mysterien im Verhältnis zu den wirkenden Geisteskräften der Gegenwart* (GA 106), Dornach [5]1992, S. 91 f.
59 Zitiert nach Lory Maier-Smits in Rudolf Steiner: *Die Entstehung und Entwicklung der Eurythmie* (GA 277a), Dornach [3]1998, S. 20 f.
60 Rudolf Steiner: *Eurythmie als sichtbare Sprache* (GA 279), Dornach [5]1990, S. 91.
61 Rudolf Steiner: *Heilpädagogischer Kurs* (GA 317), Dornach [8]1995, S. 163.
62 Rudolf Steiner: *Eurythmie als sichtbare Sprache* (GA 279), Dornach [5]1990, S. 75.
63 Mündliche Angabe von Elena Zuccoli.
64 Rudolf Steiner: *Eurythmie als sichtbare Sprache* (GA 279), Dornach [5]1990, S. 60.
65 Rudolf Steiner: *Heileurythmie* (GA 315), Dornach [5]2003, S. 42.
66 Lory Maier-Smits in Rudolf Steiner: *Die Entstehung und Entwicklung der Eurythmie* (GA 277a), Dornach [3]1998, S. 22 f.
67 Rudolf Steiner: *Eurythmie als sichtbare Sprache* (GA 279), Dornach [5]1990, S. 60.
68 Rudolf Steiner: *Die Philosophie der Freiheit. Grundzüge einer modernen Weltanschauung. Seelische Beobachtungsresultate nach naturwissenschaftlicher Methode* (GA 4), Dornach [16]1995, S. 21.
69 Rudolf Steiner: *Eurythmie als sichtbarer Gesang* (Ton-Eurythmie-Kurs) (GA 278), Basel [7]2016, S. 66.
70 Rudolf Steiner, zitiert nach Ilona Schubert in Eduardo Jenaro: *Rudolf Steiners eurythmische Lautlehre. Ein Handbuch für die Praxis,* Stuttgart 1999, S. 324.
71 Rudolf Steiner: *Eurythmie als sichtbare Sprache* (GA 279), Dornach [5]1990, S. 65.
72 Eduardo Jenaro: *Rudolf Steiners eurythmische Lautlehre. Ein Handbuch für die Praxis,* Stuttgart 1999, S. 325.
73 Siehe Rudolf Steiner: *Der menschliche und der kosmische Gedanke* (GA 151), Basel [7]2015, S. 26 ff.
74 Rudolf Steiner: *Eurythmie als sichtbare Sprach*e (GA 279), Dornach [5]1990, S. 241.
75 Ebenda, S. 240 ff.
76 Ebenda, S. 66.

77 Ebenda, S. 59.
78 Rudolf Steiner: *Das Sonnenmysterium und das Mysterium von Tod und Auferstehung* (GA 211) Dornach [3]2006, S. 158.
79 Rudolf Steiner: *Rhythmen im Kosmos und im Menschenwesen. Wie kommt man zum Schauen der geistigen Welt?* (GA 350), Dornach [3]1991, S. 190.
80 Siehe Rudolf Steiner: *Makrokosmos und Mikrokosmos. Die große und die kleine Welt. Seelenfragen, Lebensfragen, Geistesfragen* (GA 119), Dornach [3]1988, S. 176.
81 Rudolf Steiner und Marie Steiner-von Sivers: *Sprachgestaltung und Dramatische Kunst. Dramatischer Kurs* (GA 282), Dornach [4]1981.
82 Rudolf Steiner: *Eurythmie als sichtbare Sprache* (GA 279), Dornach [5]1990, S. 141.
83 Ebenda.
84 Rudolf Steiner und Marie Steiner-von Sivers: *Sprachgestaltung und Dramatische Kunst. Dramatischer Kurs* (GA 282), Dornach [4]1981, S. 348.
85 Rudolf Steiner: *Eurythmie als sichtbare Sprache* (GA 279), Dornach [5]1990, S. 108.
86 Vortrag auf dem ArteNova-Fest 2017, für diese Veröffentlichung leicht überarbeitet.
87 Rudolf Steiner: *Geisteswissenschaftliche Grundlagen zum Gedeihen der Landwirtschaft* (GA 327), Dornach [8]1999, S. 78.
88 Ebenda.
89 Rudolf Steiner: *Eurythmie als sichtbare Sprache* (Laut-Eurythmie-Kurs) (GA 279), Dornach [5]1990, S. 61.
90 Annemarie Bäschlin: *Die Eurythmiefiguren von Rudolf Steiner*, Dornach 2000.

Literatur

Bäschlin, Annemarie: *Die Eurythmiefiguren von Rudolf Steiner,* Dornach [2]2001

Goethe, Johann Wolfgang: *Farbenlehre,* mit Einleitungen und Kommentaren von Rudolf Steiner, hrsg. von Gerhard Ott und Heinrich O. Proskauer, 5 Bände, Stuttgart [6]1997

Jenaro, Eduardo: *Rudolf Steiners eurythmische Lautlehre. Ein Handbuch für die Praxis,* Stuttgart 1999

Kisseleff, Tatiana: *Eurythmie-Arbeit mit Rudolf Steiner,* Basel 1982

Steiner, Rudolf: *Ägyptische Mythen und Mysterien im Verhältnis zu den wirkenden Geisteskräften der Gegenwart* (GA 106), Dornach [5]1992

Steiner, Rudolf: *Das Sonnenmysterium und das Mysterium von Tod und Auferstehung* (GA 211) Dornach [3]2006

Steiner, Rudolf: *Das Wesen der Farben* (GA 291) Dornach [4]1991

Steiner, Rudolf: *Die Entstehung und Entwicklung der Eurythmie* (GA 277a), Dornach [3]1998

Steiner, Rudolf: *Die Philosophie der Freiheit. Grundzüge einer modernen Weltanschauung. Seelische Beobachtungsresultate nach naturwissenschaftlicher Methode* (GA 4), Dornach [16]1995

Steiner, Rudolf: *Eurythmie als sichtbare Sprache* (Laut-Eurythmie-Kurs) (GA 279), Dornach [5]1990

Steiner, Rudolf: *Eurythmie als sichtbarer Gesang* (Ton-Eurythmie-Kurs) (GA 278), Basel [7]2016

Steiner, Rudolf: *Geisteswissenschaftliche Gesichtspunkte zur Therapie* (Zweiter Ärztekurs) (GA 313), Dornach [5]2001

Steiner, Rudolf: *Heileurythmie* (GA 315), Dornach [5]2003

Steiner, Rudolf: *Heilpädagogischer Kurs* (GA 317), Dornach [8]1995

Steiner, Rudolf: *Makrokosmos und Mikrokosmos. Die große und die kleine Welt. Seelenfragen, Lebensfragen, Geistesfragen* (GA 119), Dornach [3]1988

Steiner, Rudolf, und Marie Steiner-von Sivers: *Methodik und Wesen der Sprachgestaltung* (GA 280), Dornach [4]1983

Steiner, Rudolf: *Rhythmen im Kosmos und im Menschenwesen. Wie kommt man zum Schauen der geistigen Welt?* (GA 350), Dornach [3]1991

Steiner, Rudolf, und Marie Steiner-von Sivers: *Sprachgestaltung und Dramatische Kunst. Dramatischer Kurs* (GA 282), Dornach [4]1981

Weißkircher, Annette, und Barbara Tapfer: *Eurythmietherapie. Ein Übungsbuch,* Basel [2]2019

Zuccoli, Elena: *Ton- und Lauteurythmie,* Dornach 1997

VERÖFFENTLICHUNGEN VON TANJA BAUMGARTNER

Arbeitsmaterialien

Heft 1: *Eurythmie und ihre Wirkungen auf Substanzen*

Heft 2: *Eurythmische Bildekraftfelder. Ätherisch-energetische Wirkungen auf Lebewesen*

Heft 3: *Lautwesen – Mensch – Substanz. Die Methode der eurythmischen Behandlung*

Bezugsmöglichkeit: *unternehmen eurythmie* Tanja Baumgartner GmbH, www.unternehmen-eurythmie.ch

Danksagung

Annette Weißkircher verdanke ich den Impuls, meine Bachelor-Arbeit als Buch zu veröffentlichen. Eckart Grundmann danke ich für viele konstruktive Hinweise in der Ausarbeitung des Manuskripts und für das Korrekturlesen. Frau Elena Zuccoli, meiner verehrten Lehrerin, verdanke ich viele Keime und Anregungen während meiner Ausbildung, die dieser Arbeit zugrunde liegen. Sehr dankbar bin ich all meinen Ausbildungsteilnehmern, die durch ihr großes Interesse viele kostbare Beiträge in die intensive Auseinandersetzung mit der Evolutionsreihe eingebracht haben.

Ein besonderer Dank geht an Haiggi Baumgartner, der über viele Jahre wichtige Ideen und Impulse zur praktischen Umsetzung dieser langjährigen Arbeit beigetragen hat.

Barbara Ramp danke ich als Freundin dafür, wie sie die Arbeit über Jahrzehnte eng begleitet und unterstützt, und insbesondere für die sehr wertvolle Zusammenarbeit, die wir eurythmisch-malerisch entwickelt haben.

Das Institut ArteNova, Institut für Eurythmie in Forschung und Kunst, gibt mir seit 2007 das Vertrauen und den Rahmen, diese Arbeit in einen größeren gesellschaftlichen Kontext stellen zu können. Dafür bin ich sehr dankbar!

Ebenso danke ich Claudia Zangger, Jonathan Stauffer vom Futurum Verlag sowie dem Lektor Manfred Christ für die Offenheit, das Interesse und das Vertrauen, dieses spezielle Thema der Evolutionsreihe veröffentlichen zu wollen.

Und ein großer Dank geht an Ursula Piffaretti und Wolfgang Gutberlet für die großzügige finanzielle Unterstützung bei der Produktion dieses Buches.

Institut ArteNova

DER VEREIN

Bereits im Jahr 2000 begann Tanja Baumgartner mit der Erforschung der Wirkungen der Eurythmie auf das Wachstum von Pflanzen. Um den verschiedenen Projekten und beteiligten Menschen einen gemeinsamen Rahmen zu geben, wurde 2007 der Verein Institut ArteNova mit Sitz in Basel gegründet. Er setzt sich zum Ziel, die Entwicklung der Eurythmie in Forschung und Kunst, in Schulung und praktischer Anwendung auf der Grundlage einer Zusammenarbeit mit Menschen und Institutionen mit ähnlichen Zielsetzungen zu fördern.

Vorstand und Beirat treffen sich regelmäßig zur Organisation der Forschungsarbeit. Der Verein führt jedes Jahr im August ein Sommerfest zum gegenseitigen Austausch durch, bei dem aktuelle Projekte vorgestellt werden und Eurythmie in Aufführungen ins Erleben gebracht wird.

DIE ARBEIT

Der Verein Institut ArteNova führt eigenständig Projekte durch, die die Wirkung der Eurythmie aufzeigen sollen. Dabei werden meist durch einen oder mehrere Personen Samen, wachsende Pflanzen oder Substanzen wie Wasser oder Erde eurythmisch behandelt. In unterschiedlichen Verfahren wird dann die Wirkung der Eurythmie dargestellt.

Die Wirkung der Eurythmie zeigt sich quantitativ, z. B. im Längenwachstum, und qualitativ in morphologischen Änderungen, Geschmacks- und Geruchsdifferenzen. Sie kann so zur eigenen Erfahrung werden, wenn Menschen den durch unsere Projekte anschaulich gemachten Phänomenen offen gegenüberstehen.

DIE FINANZIERUNG

Das Institut ArteNova erhält keine staatliche oder sonstige Grundförderung. Der Verein finanziert die Forschungsarbeit über Spenden und Zuwendungen durch Stiftungen. Er ist somit auf die Unterstützung durch Menschen angewiesen, denen es ein Anliegen ist, die Arbeit an den Wirkungen der Eurythmie voranzubringen.

Institut ArteNova, Im Lohnhof 8, CH-4051 Basel, www.institut-artenova.ch

Autoren der Gastbeiträge

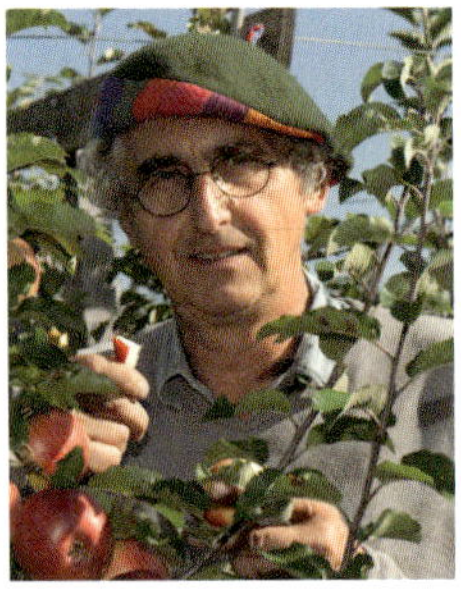

NIKLAUS BOLLIGER

Obstbauer und biologisch-dynamischer Pflanzenzüchter in Hessigkofen. Züchtung neuer Apfelsorten, auch unter Einbeziehung eurythmischer Behandlungen.

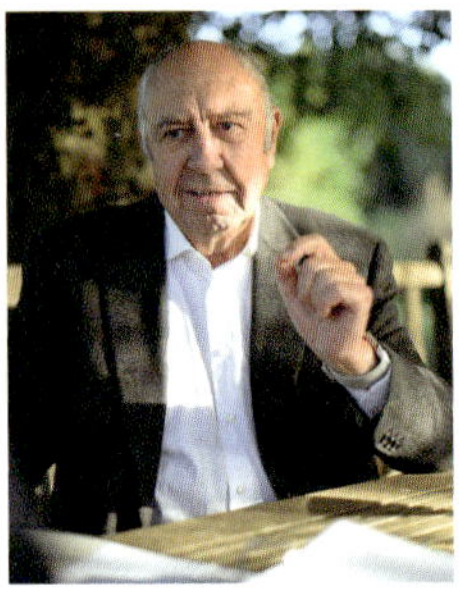

WOLFGANG GUTBERLET

1970 trat er in das väterliche Unternehmen *tegut...* ein, das er bis 2009 leitete. Aktuell Vorsitzender des Aufsichtsrates der W-E-G Stiftung. Mehrmals ausgezeichnet, unter anderem als Ökomanager des Jahres 2005 und Entrepreneur des Jahres 2007 und 2008 mit dem Deutschen Nachhaltigkeitspreis.

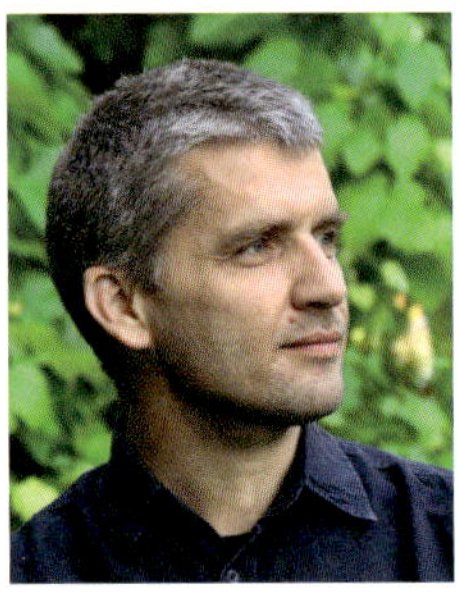

ECKART GRUNDMANN

Agrar-Ingenieur. Arbeitete sieben Jahre beim Forschungsring für Biologisch-Dynamische Wirtschaftsweise, seit 2009 als wissenschaftlicher Mitarbeiter und Geschäftsführer am Institut ArteNova.

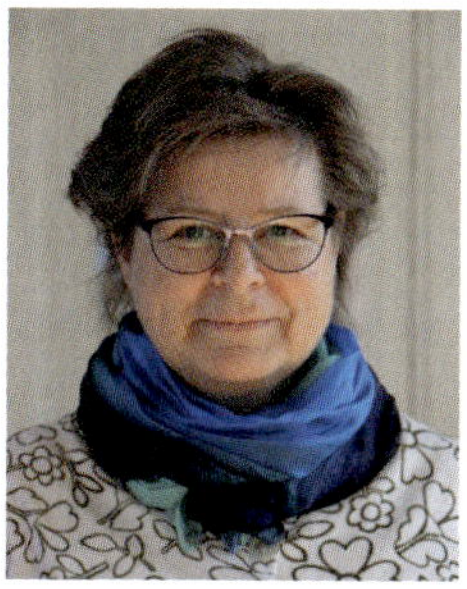

BARBARA RAMP
Freischaffende Kunstmalerin. Unterrichtet Kinder, Jugendliche und Erwachsene in der Kunststatt Pratteln bei Basel. Ausstellungen in verschiedenen Ländern.

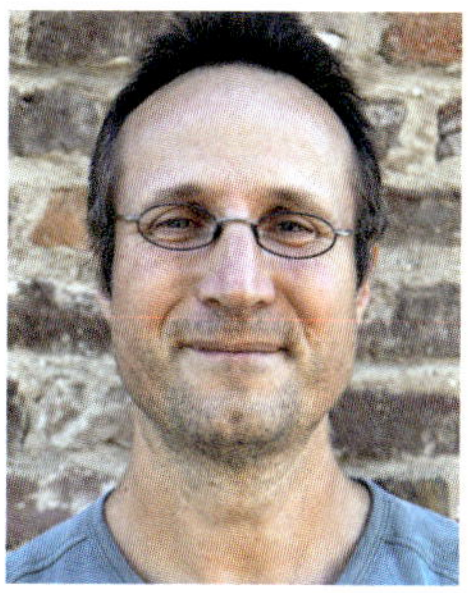

PATRICK SCHMIDT
Pflanzenzüchter und Hofsortenentwickler auf dem biologisch-dynamischen Hof Haus Bollheim (Rheinland). Arbeitet an der Entwicklung neuer Getreidesorten, jahrelange Arbeit mit Konstellationssaaten, Integration eurythmischer Behandlungen in die Züchtungsarbeit.

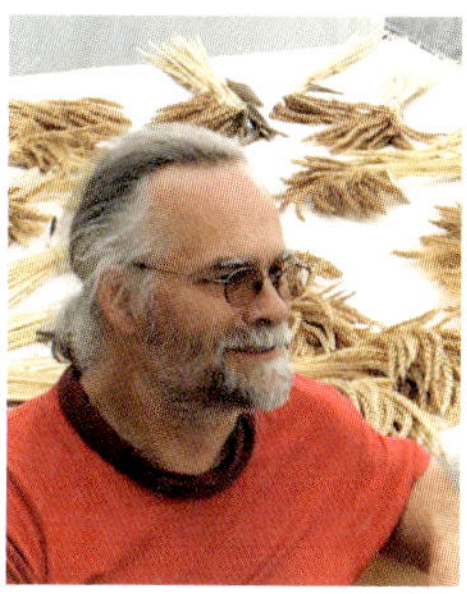

JÜRGEN ZIPPEL
Bäckermeister. Führt seit 30 Jahren eine Demeter-Mühlenbäckerei auf Haus Bollheim. Intensive Auseinandersetzung mit Fragen einer zeitgemäßen Brot-Kultur. Enge Zusammenarbeit mit Patrick Schmidt in der Getreide- und Brotentwicklung. Initiative zur Anwendung der Eurythmie in handwerklichen Berufen.

BILDNACHWEIS

Annemarie Bäschlin (in: *Die Eurythmiefiguren von Rudolf Steiner,* GA K 26a, Dornach [2]2001): S. 25, 29, 36, 37, 43, 49, 53, 57, 61, 65, 71, 75, 79, 83, 89, 93, 95 unten links; *Alexander Baumgartner:* S. 115; *Haiggi Baumgartner:* S. 136, 138, 139, 161 Mitte; *Maike Hufenbach:* S. 153, 154 rechts; *NASA – Gateway to Astronaut Photography:* S. 48; *Monika Schiefer:* S. 169 oben Mitte; *Shutterstock:* Einbandvorderseite oben (Naoki Kim), (Einbandvorderseite unten / S. 4 (chonrawit boonprakob), 14/15 (Marukosu), 33 (weerapong worranam), 56 oben (Cathy Keifer), 66 (annstar14), 78 (Melola), 110/111 (ESB Professional), 147 (fizkes), 162 links oben (defotoberg), 170 oben links (Breck P. Kent), 170 oben Mitte (Cathy Keifer), 170 oben rechts (Sari ONeal), 170 unten links (Leena Robinson), 170 unten Mitte (Michele Zuidema), 170 unten rechts (Melola), 171 oben links und Mitte (Cathy Keifer), 171 oben rechts (Liz Weber), 171 unten links und Mitte (Darkdiamond67), 171 unten rechts (Sari ONeal); *Barbara Ramp (fotografiert von Haiggi Baumgartner):* S. 40, 46, 50, 54, 58, 62, 68, 72, 76, 80, 86, 90, 163; *Rudolf Steiner Archiv:* S. 34, 98, 99. – Alle übrigen Bilder: *Eckart Grundmann* und *Tanja Baumgartner*

Spiegelung und Parallele (S. 104/105): Idee: Tanja Baumgartner, technische Umsetzung: Eckart Grundmann

2. Auflage 2024

www.futurumverlag.com

Satz: Manfred Christ
Druck und Bindung: Florjančič tisk, Maribor
ISBN 978-3-85636-261-4